SHIYONG LINCHUANG
NEIKEXUE XINJINZHAN

实用临床
内科学新进展

张军 等 主编

汕头大学出版社

图书在版编目（CIP）数据

实用临床内科学新进展 / 张军等主编. -- 汕头：
汕头大学出版社, 2020.1
ISBN 978-7-5658-4022-7

Ⅰ . ①实… Ⅱ . ①张… Ⅲ . ①内科学 Ⅳ . ①R5

中国版本图书馆CIP数据核字（2020）第003887号

实用临床内科学新进展
SHIYONG LINCHUANG NEIKEXUE XINJINZHAN

主　　编：张　军　等
责任编辑：宋倩倩
责任技编：黄东生
封面设计：蒲文琪
出版发行：汕头大学出版社
　　　　　广东省汕头市大学路243号汕头大学校园内　　　　邮政编码：515063
电　　话：0754-82904613
印　　刷：三河市嵩川印刷有限公司
开　　本：710 mm×1000 mm　1/16
印　　张：19.5
字　　数：339千字
版　　次：2020年1月第1版
印　　次：2021年6月第1次印刷
定　　价：158.00元
ISBN 978-7-5658-4022-7

内科疾病是临床常见病和多发病，严重危害了人们的身体健康，影响了人们的生活质量，已经成为全球性公共卫生问题。提高内科疾病的诊疗水平，保障人民群众身体健康是内科医护人员的责任和义务。近年来，随着现代医学技术的快速发展，内科疾病发病机制的解析和新型临床诊疗技术都取得了很大进展，涌现出一些新技术、新方法、新思路。为了使临床医生不断提高对内科疾病的诊断、治疗技术水平，使患者减少痛苦、提高生活质量、延长寿命，满足广大医务人员的需求，我们总结自身多年的临床工作经验，结合内科学的最新研究进展，编撰了《实用临床内科学新进展》一书。

由于医学科学的迅速发展，临床研究新成果的不断涌现、循证医学证据的积累、内科疾病诊治指南的更新、新的专家共识的发表等，使临床内科医师目不暇接。因此，本书的任务之一就是尽量把近年关于内科疾病的新的诊断和治疗进展忠实地呈现给读者。

本书以临床疾病为主导，以突出实用性为宗旨，理论阐述力求简明扼要，结构清晰明确，大量地引用了国内外新的循证医学证据、新的临床研究成果、新的指南和专家共识等，使读者能从本书中了解近年来全球范围内内科领域中的新概念、新定义、新的诊断手段和新的治疗技术。本书对消化系统疾病、循环系统疾病、呼吸系统疾病、泌尿系统疾病、血液系统疾病、内分泌系统疾病、代谢性疾病、神经系统疾病等内科常见病、多发病的病因病机、临床表现、诊断依据、检查项目及治疗方法进行了归纳，系统介绍了内科疾病的临床诊疗，有助于临床医师对疾病迅速做出正确的诊断和恰当的处理，是一本不可多得的内科诊疗参考书。

本书由多位具有丰富内科临床经验与教学经验的医师倾力编写而成，注重临床与基础相结合，跟踪内科学发展的前沿，突出科学性和临床实用性。希望本书能对各级临床医师在提高专业知识、基础理论和临床技能方面有所帮助。

由于内科医学研究的快速发展，新的药物和新的技术不断涌现，监测技术不断创新，医学信息海量递增，加之编者水平所限，本书内容难免在宽度和深度方面有不足甚至错漏之处，敬请读者批评指正。

2019 年 4 月

目录 CONTENTS

第一章　消化系统疾病

第一节　胃食管反流病

胃食管反流病（GERD）是指过多的胃、十二指肠内容物异常反流进入食管引起胃灼热等症状，并可导致食管炎和咽、喉、气管等食管以外的组织损害的一种疾病。胃食管反流病是一种十分常见的消化道疾病，在人群中发病率很高，即使是健康人，在不当饮食后有时也会出现胃灼热和反酸的现象，因此该病严重地困扰着人们的工作和学习。

随着现代生活质量的提高，人们的饮食结构发生了变化，肥胖的人群也增加了，这样也会导致胃食管反流病发生率的增高。我国 1999 年在北京、上海两地的流行病学调查显示，胃食管反流病发病率为 8.97%，且有逐年升高趋势。虽然我国对胃食管反流病了解较晚，但是它对人们生活质量造成的负面影响已经超过心脏病，而且以每年超过 15% 的速度在增长。目前已经证明胃食管反流病是导致食管腺癌的罪魁祸首之一，而且食管腺癌的发病率增加幅度位居所有肿瘤的第一位，因此及时预防、治疗胃食管反流病对于积极预防食管腺癌具有重要意义。

一、病因病理

（一）病因

1906 年，美国病理学家 Tileston 认为可能存在贲门功能失调现象。1946 年，英国胸外科医师 Allison 发现膈疝在反流病发生中起重要作用。20 多年后，人们才认识到下食管括约肌功能失调、一过性下食管括约肌松弛增多等可能起着更为重要的作用。现在，人们已认识到反流病是多因素造成的消化道动力障碍性疾病，主要发病机制是抗反流防御机制减弱和反流物对食管黏膜攻击作用的结果。

1. 食管抗反流防御机制减弱

（1）抗反流屏障：是指食管和胃交接的解剖结构，包括食管下括约肌（low esophageal sphincter，LES）、膈肌脚、膈食管韧带、食管胃底建的锐角等，其各部分结构和功能上的缺陷均可造成胃食管反流，其中最主要的是 LES 的功能状态。LES 是指食管末端 3～4 cm 长的环形肌束。正常人静息 LES 压为

— 1 —

1.33～4 kPa，LES 结构受到破坏可使 LES 压下降，如贲门失迟缓症手术后易并发反流行食管炎。一些因素可导致 LES 压降低，如某些激素（如缩胆囊素、胰升糖素、血管活性肠肽等）、食物（如高脂肪、巧克力等）、药物（如钙拮抗药、毛花苷 C）等。一过性 LES 松弛，指非吞咽情况下 LES 自发性松弛，其松弛时间明显长于吞咽时 LES 松弛时间。它是正常人生理性胃食管反流的主要原因，也是 LES 静息压正常的 GERD 患者的主要发病机制。

（2）食管清除作用：在正常情况下，一旦发生胃食管反流，大部分反流物通过 1～2 次食管自发和继发性蠕动性收缩将食管内容物排入胃内，即容量清除，这是食管廓清的主要方式，剩余则由唾液缓慢中和。故食管蠕动和唾液产生异常也参与 GERD 的致病作用。食管裂孔疝，可引起胃食管反流，并降低食管对酸的清除，也可导致 GERD。

（3）食管黏膜屏障：反流物进入食管后，首先可凭借食管上皮表面黏液、不移动水层和表面 HCO_3^-、复层鳞状上皮等构成的屏障，以及黏膜下丰富的血液供应构成的后上皮屏障，发挥其抗反流物中的某些物质（主要是胃酸、胃蛋白酶，其次为十二指肠反流入胃的胆盐和胰酶）对食管黏膜损伤的作用。故导致食管黏膜屏障作用下降的因素如长期吸烟、饮酒以及抑郁等，将使食管不能抵御反流物的损害。

2. 反流物对食管黏膜攻击作用

反流物刺激和损害食管黏膜，与其质和量有关，也与反流物接触黏膜的时间、部位有关。胃酸与胃蛋白酶是反流物中损害食管黏膜的主要成分。胆汁反流时，非结合胆盐和胰酶是主要的攻击因子。

（二）病理

胃食管反流病和反流性食管炎在宏观上是一个概念，但是在程度上不一样。胃食管反流是一种现象，导致反酸、胃灼热等症状，但对黏膜没有损伤，这就是症状性反流。有些人不仅有症状，还有黏膜的损伤，这就叫反流性食管炎。无论是症状，还是反流性食管炎，都称为食管反流病。对于有反流性食管炎的胃食管反流病患者，其病理组织学基本改变可有：复层鳞状上皮细胞层增生；黏膜固有层乳头向上皮腔面延长；固有层内炎症细胞主要是中性粒细胞浸润；糜烂及溃疡；胃食管连接处以上出现 Barrett 食管改变。内镜下不同程度的食管炎则表现为水肿、潮红、糜烂、溃疡、增厚转白、瘢痕狭窄。

Barrett 食管是指食管与胃交界的齿状线 2 cm 以上出现柱状上皮替代鳞状上皮的病理现象。组织学表现为特殊型柱状上皮、贲门型上皮或胃底型上皮。内镜下典型表现为，正常情况呈现均匀粉红带灰白的食管黏膜，出现橘红色的胃黏膜，分布可为环形、舌形或岛状。

二、临床表现

胃食管反流病的临床表现轻重不一，主要的临床症状是反酸、胃灼热、胸骨后疼痛，但有的患者表现为食管以外的症状，给临床诊断带来了误导信息。

（一）胃灼热

胃灼热是反流性食管炎的最常见症状，约50％的患者有此症状。胃灼热是指胸骨后或剑突下烧灼感，常在餐后1小时出现，饮酒、甜食、浓茶、咖啡可诱发；肢体前屈、卧位或腹压增高时加重，可向颈部放射。胃灼热是由于酸反流刺激了食管深层上皮感觉神经末梢所致。

（二）胸骨后疼痛

疼痛常发生在胸骨后或剑突下，向胸部、后背、肩、颈、下颌、耳和上肢放射，此时酷似心绞痛。部分患者不伴有胃灼热、反酸症状，给临床诊断带来了一定困难。

（三）反胃

胃食管反流病患者大多有此症状，胃内容物在无恶心和不用力情况下涌入口腔。空腹时反胃为酸性胃液反流，称为反酸，但此时也可有胆汁和胰液溢出。

（四）吞咽困难和吞咽疼痛

部分患者有吞咽困难，可能由于食管痉挛或食管动力障碍所致，症状呈间歇性。进食固体或液体食物时均可发作。与情绪波动有关。少数患者因食管瘢痕形成后狭窄，吞咽困难呈进行性加重。有食管重度糜烂或并发食管溃疡的患者可见吞咽疼痛。

（五）其他

部分胃食管反流病患者可有食管外的组织损害。如咽部不适，有特异感、阻塞感，称为癔球症，是由酸反流引起上食管括约肌压力升高所致。反流物刺激咽部引起咽炎、声嘶。反流物吸入气管和肺，可反复发生肺炎，甚至出现肺间质纤维化；反流引起的哮喘无季节性，常在夜间发生。婴儿和儿童因反复胃食管反流，可继发呼吸道感染，并发缺铁性贫血和发育障碍。因此，在反流症状不明显时，可因治疗不当而延误病情。

三、检查诊断

本病临床表现复杂且缺乏特异性，仅凭临床症状难以区分生理性或病理性。目前，依靠任何一项辅助检查均很难确诊，必须采用综合诊断技术。凡临床发现不明原因反复呕吐、咽下困难、反复发作的慢性呼吸道感染、难治性哮喘、生长发育迟缓、营养不良、贫血、反复出现窒息、呼吸暂停等症状时都应考虑到本病存在的可能性，必须针对不同情况，选择必要的辅助检查，以明确诊断。

（一）内镜检查

内镜检查是诊断反流性食管炎最准确的方法，并能判断反流性食管炎的严重程度和有无并发症，结合活检可与其他原因引起的食管炎和其他食管病变（如食管癌等）做鉴别。内镜下无反流性食管炎不能排除胃食管反流病。

根据内镜下所见食管黏膜的损害程度进行反流性食管炎分级，有利于病情判断及指导治疗。目前国外采用洛杉矶分级法：正常，食管黏膜没有破损；1 级，一个或一个以上食管黏膜破损，长径小于 5 mm。2 级，一个或一个以上黏膜破损，长径大于 5 mm，但没有融合性病变；3 级，黏膜破损有融合，但小于 75％的食管周径；4 级，黏膜破损融合，至少达到 75％的食管周径。

（二）食管 pH 值监测

食管 pH 值监测是目前已被公认为胃食管反流病的重要诊断方法，已广泛应用于临床并成为诊断胃食管反流性疾病的"金标准"。应用便携式 pH 记录仪在生理状态下对患者进行 24 小时食管 pH 值连续监测，可提供食管是否存在过度酸反流的客观证据，有助于鉴别胸痛与反流的关系。

常用的观察指标：24 小时内 pH＜4 的总百分时间、pH＜4 的次数、持续 5 分钟以上的反流次数以及最长反流时间等指标。但要注意在行该项检查前 3 天应停用抑酸药与促胃肠动力的药物。

（三）钡餐检查

食管吞钡检查能发现部分食管病变，如食管溃疡或狭窄，但亦可能会遗漏一些浅表溃疡和糜烂。气钡双重造影对反流性食管病的诊断特异性很高，但敏感性较差，有报道认为可能有高达 80％的反流性食管病患者因此被遗漏。但因其方法简单易行，设备及技术要求均不高，很多基层医院仍在广泛使用。

（四）食管胆汁动态监测

以往对胃食管反流病的研究集中于酸反流，若同时在食管中监测酸与胆红素，发现有相当部分的患者同时伴有胆汁反流。动物实验证明，胆汁酸造成食管黏膜的损伤远超过单纯胃酸的损害作用。但胆汁酸对人食管黏膜的损伤作用尚有争议。监测食管内胆汁含量可得到十二指肠胃食管反流的频率和量。现有的 24 小时胆汁监测仪可得到胆汁反流的次数、长时间反流次数、最长反流时间和吸收值不低于 0.14 的总时间及其百分比，从而对胃食管反流病作出正确的评价。

有学者对 50 例反流性食管炎患者进行食管 24 小时 pH 值及胆汁联合测定，结果发现单纯酸反流占 30％，单纯胆汁反流占 6％，混合反流占 58％，说明酸和胆汁反流共同参与食管黏膜的损伤，且混合反流发生的比例越高食管损伤程度越重。

（五）食管测压

可测定 LES 的长度和部位、LES 压、LES 松弛压、食管体部压力及食管上括约肌压力等。LES 静息压为 $1.3\sim4$ kPa，如 LES 压低于 0.8 kPa 易导致反流。当胃食管反流病内科治疗效果不好时，可作为辅助性诊断方法。

（六）核素检查

用同位素标记液体，显示在平卧位及腹部加压时有无过多的核素胃食管反流。

（七）激发试验

最常用的食管激发试验为 Bemstein 试验，即酸灌注试验。此试验对于确定食管反流与非典型胸痛之间的关系具有一定价值。此试验可评估食管对酸的敏感性，确定患者的症状是否与反流相关，检查阴性不能排除反流的存在，亦不能区别不同程度的反流。由于其观察时间较短，故敏感性较低。随着 24 小时食管 pH 监测的应用日益广泛，临床上仅在无条件进行 24 小时 pH 值监测时才采用激发试验。

GERD 是一种上消化道运动、功能紊乱性疾病，近几年人们才对其有较深刻的认识和了解。不少医师，尤其是基层医师对其仍认识不足，故易按"常见疾病"进行诊治，加之本病临床表现极不典型，初次接诊的医师未想到本病而造成误诊误治。对每一患者的病史询问不全面、不详细，同时又未能对查体、实验室检查、特殊检查结果进行综合分析，从而不能抓住可疑之处进一步检查，只是急于进行"症状治疗"，也必然造成误诊。

因此，为防止误诊的发生，临床医师全面正确掌握 GERD 的知识是避免和减少误诊误治的关键。多种因素可引起 GERD，如 LES 张力降低、一过性 LES 松弛、食管裂孔疝、食管清除反流胃内容物能力降低、胃排空延迟药物、食管本身的病变及其他因素的影响等。GERD 患者由于胃及十二指肠内容物反流入食管对食管黏膜刺激作用加强，从而导致食管及食管外组织损伤。其主要临床表现有：①咽部异物感、声音嘶哑、胃灼热、反酸、哮喘、胸部不适及胸骨后疼痛，重者可因食管溃疡形成而发生呕血、便血。②由于食管瘢痕形成或发生 Barrett 食管、食管腺癌而出现吞咽困难。③一些患者常以胸痛为主要症状，其胸痛特点酷似心绞痛发作，服硝酸甘油不能完全缓解，且常在夜间发生，故易误诊为"变异性心绞痛"。④部分患者由于反流的食管内容物吸入气管（多在夜间）而出现咳嗽、肺部感染及支气管哮喘。有报道 50% 的患者有非心脏病性胸痛，78% 的患者慢性声嘶，82% 的患者有哮喘，抗 GERD 药物或手术治疗后呼吸道症状可改善。GERD 常和食管裂孔疝同时存在，不少学者还认为 GERD 引起的食管改变在其修复过程中可发生 Barrett 食管，故有较高的癌变率，但也有人认为 Barrett 食管患者不会癌变。

GERD 的诊断依据：①有明确的胃食管反流症状。②内镜检查有典型的反流性食管炎表现，其可分为 4 级，Ⅰ级：呈现孤立糜烂灶、红斑和（或）渗出；Ⅱ级：散在糜烂和溃疡；Ⅲ级：糜烂和溃疡累及食管全周，未见狭窄；Ⅳ级：食管慢性溃疡或损伤，食管纤维化狭窄、短食管、柱状上皮化生。③钡餐造影、食管 pH 监测、食管测压，尤其是后两者对内镜表现不典型、临床高度怀疑 GERD 者的诊断十分重要，而 24 小时食管 pH 监测被人们称为诊断 GERD 的"金标准"（最重要者为 24 小时内 pH<4 的总时间）。④对高度怀疑 GERD 者，如无客观条件进行检查或检查后仍不能确诊时可行诊断性治疗，用强有力的质子泵抑制药如奥美拉唑治疗，1～2 周后症状消失，即可确诊。

四、治疗

可以根据病情轻重酌情采取药物治疗、外科治疗、内镜下治疗几类方法。目前关于本病的药物治疗，主要是应用抑酸剂，包括最强的质子泵抑制药奥美拉唑、兰索拉唑等，有食管炎者应首先选用质子泵抑制药类药物，正规疗程应达到 8 周或以上，宜合用胃肠动力药物。轻中度患者可以选择廉价的 H_2 受体阻滞药，常能控制症状的发生。但是中重度患者药物治疗存在用药有效、停药易复发，长期服药存在不良反应及费用昂贵等问题。对于药物治疗无效的患者适宜选择外科治疗，包括腹腔镜下治疗。但其也属于有创治疗，仅适用于部分严重患者合并有严重食管裂孔疝的患者。内镜下治疗是近三四年开展的新技术，较药物治疗、传统的外科及腹腔镜治疗有其独到的优势，很可能成为中、重度胃食管反流病治疗的主要方法。

（一）一般治疗

生活方式的改变应作为治疗的基本措施。抬高床头 15～20 cm 是简单而有效的方法，这样可在睡眠时利用重力作用加强酸清除能力，减少夜间反流。反流性食管炎患者应少食多餐，低脂少渣饮食，避免进食刺激性食物。肥胖者应减低体重。还应避免弯腰，减少胃、食管反流，防止恶心、呕吐。有 1/4 的患者经上述一般治疗后症状可获改善。

（二）药物治疗

如果通过改变生活方式不能改善反流症状者，应开始系统的药物治疗。治疗目的为减少反流缓解症状，降低反流物质对黏膜的损害，增强食管黏膜抗反流防御功能，达到治愈食管炎，防止复发，预防和治疗重要并发症的作用。

1. H_2 受体拮抗药（H_2-RA）

H_2-RA 是目前临床治疗胃食管反流病的主要药物。西咪替丁，400 mg，每日 2 次或 800 mg，每晚 1 次；雷尼替丁，150 mg/次，每日 2 次；法莫替丁，20 mg/次，每日 2 次等。H_2-RA 能减少 24 小时胃酸分泌 50%～70%，减轻反流物对食管的刺激。适用于轻、中症患者，2次服药疗效优于1次服药，同一种药物大剂量优于小剂量，但随着剂量加大不良反应也增加。一般疗程8～12周。

2. 质子泵抑制药（PPI）

PPI包括奥美拉唑，20 mg/次，每日1～2次；兰索拉唑，30 mg/次，每日1次；潘妥拉唑，20 mg/次，每日1～2次；埃索美拉唑，40 mg/次，每日1次；雷贝拉唑，20 mg/次，每日1～2次。质子泵抑制药有很强的抑酸作用，疗效优于H_2受体拮抗药，适用于中、重度反流性食管病患者，可与促胃肠动力药联合应用。疗程8～12周。

3. 促动力药

胃食管反流病是一种动力障碍性疾病，常存在食管、胃运动功能异常，在上述药物治疗无效时，可应用促动力药。

促动力药治疗胃食管反流的疗效与H_2受体拮抗药相似，但对于伴随腹胀、嗳气等动力障碍症状者效果明显优于抑酸剂。目前临床主要用药如甲氧氯普胺、多潘立酮、西沙必利、左舒必利、红霉素等。可与抑酸剂联合应用。2～3级食管炎患者经西咪替丁1 g/d联合西沙必利40 mg/d治疗12周后，症状的缓解及食管炎的愈合均较单用西咪替丁为佳。长时间的pH值监测显示联用西沙必利和雷尼替丁能有效地减少反流总数、直立位反流及餐后反流，减少GERD的复发。

4. 黏膜保护剂

硫糖铝作为一种局部作用制剂，能通过黏附于食管黏膜表面，提供物理屏障抵御反流的胃内容物，对胃酸有温和的缓冲作用，但不影响胃酸或胃蛋白酶的分泌，对LES压力没有影响。硫糖铝1 g/次，4次/天服用，对胃食管反流病症状的控制和食管炎的愈合与标准剂量的H_2受体拮抗药的疗效相似。但亦有学者认为，硫糖铝对胃食管反流病无效。铝碳酸镁能结合反流的胆酸，减少其对黏膜的损伤，并能作为物理屏障黏附于黏膜表面，现在临床广泛使用。

5. 维持治疗

胃食管反流病具有慢性、复发性的特点，故应进行长期维持治疗，以避免反复发作及由此引起的并发症。上述药物均可作为维持治疗长期使用，其中质子泵抑制药疗效肯定。维持治疗应注重个体化，根据患者的反应，选择适合个体的药物和剂量。质子泵抑制药长期应用应注意抑酸后对胃动力及胃内细菌增生的影响。

（三）手术治疗

凡长期服药无效或须终身服药者，或不能耐受扩张者，或须反复扩张者都可以考虑行外科手术治疗。

（四）内镜治疗

内镜下治疗主要有内镜下缝合治疗、内镜下射频治疗、内镜下注射治疗。内镜下注射法治疗，是在内镜直视下将一种有机物注射入贲门口四周或下食管括约肌内，该方法 2003 年通过美国 FDA 批准，是目前最简便的介入治疗方法。这些新技术主要特点为经胃镜于食管或胃腔内进行治疗，创伤很小、术程短、方便、安全性好，初步的疗效较高，并且术后易修改，一般不影响再次内镜治疗。但各项技术开展时间均较短，手术方式、长期疗效、随机对照等仍在研究总结之中。

第二节　慢性胃炎

慢性胃炎是由各种病因引起的胃黏膜慢性炎症。根据新悉尼胃炎系统和我国 2006 年颁布的《中国慢性胃炎共识意见》标准，由内镜及病理组织学变化，将慢性胃炎分为非萎缩性（浅表性）胃炎及萎缩性胃炎两大基本类型和一些特殊类型胃炎。

一、流行病学

幽门螺杆菌（Hp）感染为慢性非萎缩性胃炎的主要病因。大致上说来，慢性非萎缩性胃炎发病率与 Hp 感染情况相平行，慢性非萎缩性胃炎流行情况因不同国家、不同地区 Hp 感染情况而异。一般 Hp 感染率发展中国家高于发达国家，感染率随年龄增加而升高。我国属 Hp 高感染率国家，估计人群中 Hp 感染率为 40%～70%。慢性萎缩性胃炎是原因不明的慢性胃炎，在我国是一种常见病、多发病，在慢性胃炎中占 10%～20%。

二、病因

（一）慢性非萎缩性胃炎的常见病因

1. Hp 感染

Hp 感染是慢性非萎缩性胃炎最主要的病因，两者的关系符合 Koch 提出的确定病原体为感染性疾病病因的 4 项基本要求，即该病原体存在于该病的患者中、病原体的分布与体内病变分布一致、清除病原体后疾病可好转、在动物模型中该病原体可诱发与人相似的疾病。

研究表明，80%～95% 的慢性活动性胃炎患者胃黏膜中有 Hp 感染，5%～20% 的 Hp 阴性率反映了慢性胃炎病因的多样性；Hp 相关胃炎者，Hp 胃内分布与炎症分布一致；根除 Hp 可使胃黏膜炎症消退，一般中性粒细胞消退较快，但淋巴细胞、浆细胞消退需要较长时间；志愿者和动物模型中已证实 Hp 感染可引起胃炎。

Hp 感染引起的慢性非萎缩性胃炎中胃窦为主全胃炎患者胃酸分泌可增加，

十二指肠溃疡发生的危险度较高；而胃体为主全胃炎患者胃溃疡和胃癌发生的危险性增加。

2. 胆汁和其他碱性肠液反流

幽门括约肌功能不全时含胆汁和胰液的十二指肠液反流入胃，可削弱胃黏膜屏障功能，使胃黏膜遭到消化液作用，产生炎症、糜烂、出血和上皮化生等病变。

3. 其他外源因素

酗酒、服用 NSAID 等药物、某些刺激性食物等均可反复损伤胃黏膜。这类因素均可各自或与 HP 感染协同作用而引起或加重胃黏膜慢性炎症。

（二）慢性萎缩性胃炎的主要病因

1973 年 Strickland 将慢性萎缩性胃炎分为 A、B 两型，A 型是胃体弥漫萎缩，导致胃酸分泌下降，影响维生素 B_{12} 及内因子的吸收，因此常合并恶性贫血，与自身免疫有关；B 型在胃窦部，少数人可发展成胃癌，与 Hp、化学损伤（胆汁反流、非皮质激素消炎药、吸烟、酗酒等）有关，我国 80％以上的属于第二类。

胃内攻击因子与防御修复因子失衡是慢性萎缩性胃炎发生的根本原因。具体病因与慢性非萎缩性胃炎相似，包括 Hp 感染；长期饮浓茶、烈酒、咖啡、过热、过冷、过于粗糙的食物，导致胃黏膜的反复损伤；长期大量服用非甾体类消炎药如阿司匹林、吲哚美辛等可抑制胃黏膜前列腺素的合成，破坏黏膜屏障；烟草中的尼古丁不仅影响胃黏膜的血液循环，还可导致幽门括约肌功能紊乱，造成胆汁反流；各种原因的胆汁反流均可破坏黏膜屏障造成胃黏膜慢性炎症改变。比较特殊的是壁细胞抗原和抗体结合形成免疫复合体，在补体参与下，破坏壁细胞；胃黏膜营养因子（如促胃激素、表皮生长因子等）缺乏；心力衰竭、动脉硬化、肝硬化合并门脉高压、糖尿病、甲状腺病、慢性肾上腺皮质功能减退、尿毒症、干燥综合征、胃血流量不足以及精神因素等均可导致胃黏膜萎缩。

三、病理生理学和病理学

（一）病理生理学

1. Hp 感染

Hp 感染途径为粪—口或口—口途径，其外壁靠黏附素而紧贴胃上皮细胞。

Hp 感染的持续存在，致使腺体破坏，最终发展成为萎缩性胃炎。而感染 HP 后胃炎的严重程度则除了与细菌本身有关外，还决定与患者机体情况和外界环境。如带有空泡毒素（VacA）和细胞毒相关基因（CagA）者，胃黏膜损伤明显较重。患者的免疫应答反应强弱、其胃酸的分泌情况、血型、民族和年龄差异等也影响胃黏膜炎症程度。此外患者饮食情况也有一定作用。

2. 自身免疫机制

研究早已证明，以胃体萎缩为主的 A 型萎缩性胃炎患者血清中，存在壁细胞抗体（PCA）和内因子抗体（IFA）。前者的抗原是壁细胞分泌小管微绒毛膜上的质子泵 H^+-K^+-ATP 酶，它破坏壁细胞而使胃酸分泌减少。而 IFA 则对抗内因子（壁细胞分泌的一种糖蛋白），使食物中的维生素 B_{12} 无法与后者结合被末端回肠吸收，最后引起维生素 B_{12} 吸收不良，甚至导致恶性贫血。IFA 具有特异性，几乎仅见于胃萎缩伴恶性贫血者。

造成胃酸和内因子分泌减少或丧失，恶性贫血是 A 型萎缩性胃炎的终末阶段，是自身免疫性胃炎最严重的标志。当泌酸腺完全萎缩时称为胃萎缩。

另外，近年发现 Hp 感染者中也存在自身免疫反应，其血清抗体能与宿主胃黏膜上皮以及黏液起交叉反应，如菌体 Lewis X 和 Lewis Y 抗原。

3. 外源损伤因素破坏胃黏膜屏障

碱性十二指肠液反流等，可减弱胃黏膜屏障功能。致使胃腔内 H^+ 通过损害的屏障，反弥散入胃黏膜内，使炎症不易消散。长期慢性炎症，又加重屏障功能的减退，如此恶性循环使慢性胃炎久治不愈。

4. 生理因素和胃黏膜营养因子缺乏

萎缩性变化和肠化生等皆与衰老相关，而炎症细胞浸润程度与年龄关系不大。这主要是老龄者的退行性变——胃黏膜小血管扭曲，小动脉壁玻璃样变性，管腔狭窄导致黏膜营养不良、分泌功能下降。

新近研究证明，某些胃黏膜营养因子（促胃激素、表皮生长因子等）缺乏或胃黏膜感觉神经终器对这些因子不敏感可引起胃黏膜萎缩。如手术后残胃炎原因之一是 G 细胞数量减少，而引起胃泌素营养作用减弱。

5. 遗传因素

萎缩性胃炎、低酸或无酸、维生素 B_{12} 吸收不良的患病率和 PCA、IFA 的阳性率很高，提示可能有遗传因素的影响。

（二）病理学

慢性胃炎病理变化是由胃黏膜损伤和修复过程所引起。病理组织学的描述包括活动性慢性炎症、萎缩和化生及异型增生等。此外，在慢性炎症过程中，胃黏膜也有反应性增生变化，如胃小凹上皮过形成、黏膜肌增厚、淋巴滤泡形成、纤维组织和腺管增生等。

近几年对于慢性胃炎尤其是慢性萎缩性胃炎的病理组织学研究，有不少新的进展。以下结合 2006 年 9 月中华医学会消化病学分会的《全国第二次慢性胃炎共识会议》中制订的慢性胃炎诊治的共识意见，论述以下关键进展问题。

1. 萎缩的定义

1996 年新悉尼系统把萎缩定义为"腺体的丧失"，这是模糊而易歧义的定义，反映了当时肠化是否属于萎缩，病理学家间有不同认识。其后国际上一个病理学家的自由组织——萎缩联谊会（Atrophy Club 2000）进行了 3 次研讨会，并在 2002 年发表了对萎缩的新分类，12 位作者中有 8 位也曾是悉尼系统的执笔者，故此意见可认为是悉尼系统的补充和发展，有很高权威性。

萎缩联谊会把萎缩新定义为"萎缩是胃固有腺体的丧失"，将萎缩分为 3 种情况：无萎缩、未确定萎缩和萎缩，进而将萎缩分两个类型：非化生性萎缩和化生性萎缩。前者特点是腺体丧失伴有黏膜固有层中的纤维化或纤维肌增生；后者是胃黏膜腺体被化生的腺体所替换。这两类萎缩的程度分级仍用最初悉尼系统标准和新悉尼系统的模拟评分图，分为 4 级，即无、轻度、中度和重度萎缩。国际的萎缩新定义对我国来说不是新的，我国学者早年就认为"肠化或假幽门腺化生不是胃固有腺体，因此尽管胃腺体数量未减少，但也属萎缩"，并在全国第一届慢性胃炎共识会议做了说明。

对于上述第二个问题，答案显然是肯定的。这是因为多灶性萎缩性胃炎的胃黏膜萎缩呈灶状分布，即使活检块数少，只要病理活检发现有萎缩，就可诊断为萎缩性胃炎。在此次全国慢性胃炎共识意见中强调，需注意取材于糜烂或溃疡边缘的组织易存在萎缩，但不能简单地视为萎缩性胃炎。此外，活检组织太浅、组织包埋方向不当等因素均可影响萎缩的判断。

"未确定萎缩"是国际新提出的观点，认为黏膜层炎症很明显时，单核细胞密集浸润造成腺体被取代、移置或隐匿，以致难以判断这些"看来似乎丧失"的腺体是否真正丧失，此时暂先诊断为"未确定萎缩"，最后诊断延期到炎症明显消退（大部分在 Hp 根除治疗 3～6 个月后），再取活检时做出。对萎缩的诊断采取了比较谨慎的态度。

目前，我国共识意见并未采用此概念。因为：①炎症明显时腺体被破坏、数量减少，在这个时点上，病理按照萎缩的定义可以诊断为萎缩，非病理不能。②一般临床希望活检后有病理结论，病理如不作诊断，会出现临床难出诊断、对治疗效果无法评价的情况。尤其在临床研究上，设立此诊断项会使治疗前或后失去相当一部分统计资料。慢性胃炎是个动态过程，炎症可以有两个结局：完全修复和不完全修复（纤维化和肠化），炎症明显期病理无责任预言今后趋向哪个结局。可以预料对萎缩采用的诊断标准不一，治疗有效率也不一，采用"未确定萎缩"的研究课题，因为事先去除了一部分可逆的萎缩，萎缩的可逆性就低。

2. 肠化分型的临床意义与价值用

AB-PAS 和 HID-AB 黏液染色能区分肠化亚型，然而，肠化分型的意义并未明了。传统观念认为，肠化亚型中的小肠型和完全型肠化生无明显癌前病变意义，而大肠型肠化的胃癌发生危险性增高，从而引起临床的重视。支持肠化分型有意义的学者认为化生是细胞表型的一种非肿瘤性改变，通常在长期不利环境作用下出现。这种表型改变可以是干细胞内出现体细胞突变的结果，或是表现遗传修饰的变化导致后代细胞向不同方向分化的结果。胃内肠化生部位发现很多遗传改变，这些改变甚至可出现在异型增生前。他们认为肠化生中不完全型结肠型者，具有大多数遗传学改变，有发生胃癌的危险性。但近年越来越多的临床资料显示其预测胃癌价值有限而更强调重视肠化范围，肠化分布范围越广，其发生胃癌的危险性越高。10多年来罕有从大肠型肠化随访发展成癌的报道。另一方面，从病理检测的实际情况看，肠化以混合型多见，大肠型肠化的检出率与活检块数有密切关系，即活检块数越多，大肠型肠化检出率越高。客观地讲，该型肠化生的遗传学改变和胃不典型增生（上皮内瘤）的改变相似。因此，对肠化分型的临床意义和价值的争论仍未有定论。

3. 关于异型增生

异型增生（上皮内瘤变）是重要的胃癌癌前病变。分为轻度和重度（或低级别和高级别）两级。异型增生和上皮内瘤变是同义词，后者是 WHO 国际癌症研究协会推荐使用的术语。

4. 萎缩和肠化发生过程是否存在不可逆转点

胃黏膜萎缩的产生主要有两种途径：一是干细胞区室和（或）腺体被破坏；二是选择性破坏特定的上皮细胞而保留干细胞。这两种途径在慢性 Hp 感染中均可发生。

萎缩与肠化的逆转报道已经不在少数，但是否所有病患均有逆转可能，是否在萎缩的发生与发展过程中存在某一不可逆转点，这一转折点是否可能为肠化生？已明确 Hp 感染可诱发慢性胃炎，经历慢性炎症→萎缩→肠化→异型增生等多个步骤最终发展至胃癌（Correa 模式）。可否通过根除 Hp 来降低胃癌发生危险性始终是近年来关注的热点。多数研究表明，根除 Hp 可防止胃黏膜萎缩和肠化的进一步发展，但萎缩、肠化是否能得到逆转尚待更多研究证实。

Mera 和 Correa 等最新报道了一项长达 12 年的大型前瞻性随机对照研究，纳入 795 例具有胃癌前病变的成人患者，随机给予他们抗 Hp 治疗和（或）抗氧化治疗。他们观察到萎缩黏膜在 Hp 根除后持续保持阴性 12 年后可以完全消退，而肠化黏膜也有逐渐消退的趋向，但可能需要随访更为长时间。他们认为通过抗 Hp 治疗来进行胃癌的化学预防是可行的策略。

但是，部分学者认为在考虑萎缩的可逆性时，需区分缺失腺体的恢复和腺体内特定细胞的再生。在后一种情况下，干细胞区室被保留，去除有害因素可使壁细胞和主细胞再生，并完全恢复腺体功能。当腺体及干细胞被完全破坏后，腺体的恢复只能由周围未被破坏的腺窝单元来完成。

当萎缩伴有肠化生时，逆转机会进一步减小。如果肠化生是对不利因素的适应性反应，而且不利因素可以被确定和去除，此时肠化生有可能逆转。但是，肠化生还有很多其他原因，如胆汁反流、高盐饮食、乙醇。这意味着即使在 Hp 感染个体，感染以外的其他因素亦可以引发或加速化生的发生。如果肠化生是稳定的干细胞内体细胞突变的结果，则改变黏膜的环境也许不能使肠化生逆转。

1992—2002 年文献 34 篇，根治 Hp 后萎缩可逆和无好转的基本各占一半，主要是由于萎缩诊断标准、随访时间和间隔长短、活检取材部位和数量不统一所造成的。建议今后制订统一随访方案，联合各医疗单位合作研究，以得到大宗病例的统计资料。根治 Hp 可以产生某些有益效应，如消除炎症，消除活性氧所致的 DNA 损伤，缩短细胞更新周期，提高低胃酸者的泌酸量，并逐步恢复胃液维生素 C 的分泌。在预防胃癌方面，这些已被证实的结果可能比希望萎缩和肠化生逆转重要得多。

实际上，国际著名学者对有否此不可逆转点也有争论。如美国的 Correa 教授并不认同它的存在，而英国 Aberdeen 大学的 Emad Munir El-Omar 教授则强烈认为在异型增生发展至胃癌的过程中有某个节点，越过此则基本处于不可逆转阶段，但至今为止尚未明确此点的确切位置。

四、临床表现

流行病学研究表明，多数慢性非萎缩性胃炎患者无任何症状。少数患者可有上腹痛或不适、上腹胀、早饱、嗳气、恶心等非特异性消化不良症状。某些慢性萎缩性胃炎患者可有上腹部灼痛、胀痛、钝痛或胀闷且以餐后为著，以及食欲缺乏、恶心、嗳气、便秘或腹泻等症状。内镜检查和胃黏膜组织学检查结果与慢性胃炎患者症状的相关分析表明，患者的症状缺乏特异性，且症状之有无及严重程度与内镜所见及组织学分级并无肯定的相关性。

伴有胃黏膜糜烂者，可有少量或大量上消化道出血，长期少量出血可引起缺铁性贫血。胃体萎缩性胃炎可出现恶性贫血，常有全身衰弱、疲软、神情淡漠、隐性黄疸，消化道症状一般较少。

体征多不明显，有时上腹轻压痛，胃体胃炎严重时可有舌炎和贫血。

慢性萎缩性胃炎的临床表现不仅缺乏特异性，而且与病变程度并不完全一致。

五、辅助检查

（一）胃镜及活组织检查

1. 胃镜检查

随着内镜器械的长足发展，内镜观察更加清晰。内镜下慢性非萎缩性胃炎可见红斑（点状、片状、条状）、黏膜粗糙不平、出血点（斑）、黏膜水肿及渗出等基本表现，尚可见糜烂及胆汁反流。萎缩性胃炎则主要表现为黏膜色泽白，不同程度的皱襞变平或消失。在不过度充气状态下，可透见血管纹，轻度萎缩时见到模糊的血管，重度时看到明显血管分支。内镜下肠化生黏膜呈灰白色颗粒状小隆起，重者贴近观察有绒毛状变化。肠化生也可以呈平坦或凹陷外观的。如果喷撒亚甲蓝色素，肠化区可能出现被染上蓝色，非肠化黏膜不着色。

胃黏膜血管脆性增加可致黏膜下出血，谓之壁内出血，表现为水肿或充血胃黏膜上见点状、斑状或线状出血，可新鲜和陈旧性出血相混杂。如观察到黑色附着物常提示糜烂等致出血

值得注意的是，少数 Hp 感染性胃炎可有胃体部皱襞肥厚，甚至宽度达到 5 mm 以上，且在适当充气后皱襞不能展平，用活检钳将黏膜提起时，可见帐篷征，这是和恶性浸润性病变鉴别点之一。

2. 病理组织学检查

萎缩的确诊依赖于病理组织学检查。萎缩的肉眼与病理之符合率仅为 38%～78%，这与萎缩或肠化甚至 Hp 的分布都是非均匀的，或者说多灶性萎缩性胃炎的胃黏膜萎缩呈灶状分布有关。当然，只要病理活检发现有萎缩，就可诊断为萎缩性胃炎。但如果未能发现萎缩，却不能轻易排除之。如果不取足够多的标本或者内镜医生并未在病变最重部位（这也需要内镜医生的经验）取活检，则势必可能遗漏病灶。反之，当在糜烂或溃疡边缘的组织活检时，即使病理发现了萎缩，却不能简单地视为萎缩性胃炎，这是因为活检组织太浅、组织包埋方向不当等因素均可影响萎缩的判断。还有，根除 Hp 可使胃黏膜活动性炎症消退，慢性炎症程度减轻。一些因素可影响结果的判断，如：①活检部位的差异。②Hp 感染时胃黏膜大量炎症细胞浸润，形如萎缩；但根除 Hp 后胃黏膜炎症细胞消退，黏膜萎缩、肠化可望恢复。然而在胃镜活检取材多少问题上，病理学家的要求与内镜医生出现了矛盾。从病理组织学观点看，5 块或更多则有利于组织学的准确判断；然而，就内镜医生而言，考虑到患者的医疗费用，主张 2～3 块即可。

（二）Hp 检测

活组织病理学检查时可同时检测 Hp，并可在内镜检查时多取 1 块组织做快速尿素酶检查以增加诊断的可靠性。其他检查 Hp 的方法包括：①胃黏膜直接涂片或组织切片，然后以 Gram 或 Giemsa 或 Warthin-Starry 染色（经典方法），甚至 HE 染色；免疫组化染色则有助于检测球形 Hp。②细菌培养，为"金标准"；需特殊培养基和微需氧环境，培养时间 3～7 天，阳性率可能不高但特异性高，且可做药物敏感试验。③血清 Hp 抗体测定，多在流行病学调查时用。④尿素呼吸试验，是一种非侵入性诊断法，口服 ^{13}C 或 ^{14}C 标记的尿素后，检测患者呼气中的 $^{13}CO_2$ 或 $^{14}CO_2$ 量，结果准确。⑤聚合酶链反应法（PCR 法），能特异地检出不同来源标本中的 HP。

根除 Hp 治疗后，可在胃镜复查时重复上述检查，亦可采用非侵入性检查手段，如 ^{13}C 或 ^{14}C 尿素呼气试验、粪便 Hp 抗原检测及血清学检查。应注意，近期

使用抗生素、质子泵抑制药、铋剂等药物，因有暂时抑制 Hp 作用，会使上述检查（血清学检查除外）呈假阴性。

（三）X 线钡剂检查

气钡双重造影可很好地显示胃黏膜相。对于萎缩性胃炎，常常可见胃皱襞相对平坦和减少。但依靠 X 线诊断慢性胃炎价值不如胃镜和病理组织学。

（四）实验室检查

1. 胃酸分泌功能测定

非萎缩性胃炎胃酸分泌常正常，有时可以增高。萎缩性胃炎病变局限于胃窦时，胃酸可正常或低酸，低酸是由于泌酸细胞数量减少和 H^+ 向胃壁反弥散所致。测定基础胃液分泌量（BAO）及注射组胺或五肽胃泌素后测定最大泌酸量（MAO）和高峰泌酸量（PAO）以判断胃泌酸功能，有助于萎缩性胃炎的诊断及指导临床治疗。A 型慢性萎缩性胃炎患者多无酸或低酸，B 型慢性萎缩性胃炎患者可正常或低酸，往往在给予酸分泌刺激药后，亦不见胃液和胃酸分泌。

2. 胃蛋白酶原（PG）测定

胃体黏膜萎缩时血清 PG Ⅰ 水平及 PG Ⅰ/Ⅱ 比例下降，严重时可伴餐后血清 G-17 水平升高；胃窦黏膜萎缩时餐后血清 G-17 水平下降，严重时可伴 PG Ⅰ 水平及 PG Ⅰ/Ⅱ 比例下降。然而，这主要是一种统计学上的差异（图 1-1）。

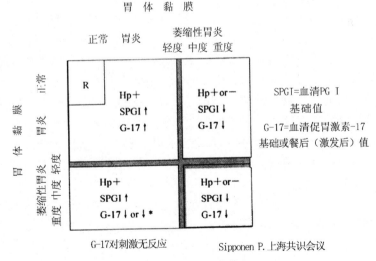

图 1-1　胃蛋白酶原测定

日本学者发现无症状胃癌患者，本法 85％ 阳性，PG Ⅰ 或比值降低者，推荐进一步胃镜检查，以检出伴有萎缩性胃炎的胃癌。该试剂盒用于诊断萎缩性胃炎和判断胃癌倾向在欧洲国家应用要多于我国。

3. 血清胃泌素测定

如果以放射免疫法检测血清胃泌素，则正常值应低于 100 pg/mL。慢性萎缩性胃炎胃体为主者，因壁细胞分泌胃酸缺乏、反馈性地 G 细胞分泌胃泌素增多，致胃泌素中度升高。特别是当伴有恶性贫血时，该值可达 1000 pg/mL 或更高。注意此时要与胃泌素瘤相鉴别，后者是高胃酸分泌。慢性萎缩性胃炎以胃窦为主时，空腹血清胃泌素正常或降低。

4. 自身抗体

血清 PCA 和 IFA 阳性对诊断慢性胃体萎缩性胃炎有帮助，尽管血清 IFA 阳性率较低，但胃液中 IFA 的阳性，则十分有助于恶性贫血的诊断。

5. 血清维生素 B_{12} 浓度和维生素 B_{12} 吸收试验

慢性胃体萎缩性胃炎时，维生素 B_{12} 缺乏，常低于 200 ng/L。维生素 B_{12} 吸收试验（Schilling 试验）能检测维生素 B_{12} 在末端回肠吸收情况且可与回盲部疾病和严重肾功能障碍相鉴别。同时服用 ^{58}Co 和 ^{57}Co（加有内因子）标记的氰钴素胶囊。此后收集 24 小时尿液。如两者排出率均大于 10% 则正常，若尿中 ^{58}Co 排出率低于 10%，而 ^{57}Co 的排出率正常则常提示恶性贫血；而二者均降低的常常是回盲部疾病或者肾衰竭者。

六、诊断和鉴别诊断

（一）诊断

鉴于多数慢性胃炎患者无任何症状，或即使有症状也缺乏特异性，且缺乏特异性体征，因此根据症状和体征难以作出慢性胃炎的正确诊断。慢性胃炎的确诊主要依赖于内镜检查和胃黏膜活检组织学检查，尤其是后者的诊断价值更大。

按照悉尼胃炎标准要求，完整的诊断应包括病因、部位和形态学 3 方面。例如，诊断为"胃窦为主慢性活动性 HP 胃炎""NSAIDs 相关性胃炎"。当胃窦和胃体炎症程度相差 2 级或以上时，加上"为主"修饰词，如"慢性（活动性）胃炎，胃窦为主"。当然这些诊断结论最好是在病理报告后给出，实际的临床工作中，胃镜医生可根据胃镜下表现给予初步诊断。病理诊断则主要根据新悉尼胃炎系统，见图 1-2。

对于自身免疫性胃炎诊断，要予以足够的重视。因为胃体活检者甚少，或者很少开展 PCA 和 IFA 的检测，诊断该病者很少。为此，如果遇到以全身衰弱和贫血为主要表现，而上消化道症状往往不明显者，应做血清胃泌素测定和（或）胃液分析，异常者进一步做维生素 B_{12} 吸收试验，血清维生素 B_{12} 浓度测定可获确诊。注意不能仅仅凭活检组织学诊断本病，特别标本数少时，这是因为 Hp 感染性胃炎后期，胃窦肠化，Hp 上移，胃体炎症变得显著，可与自身免疫性胃炎表现相重叠，但后者胃窦黏膜的变化很轻微。另外淋巴细胞性胃炎也可出现类似情况，而其并无泌酸腺萎缩。

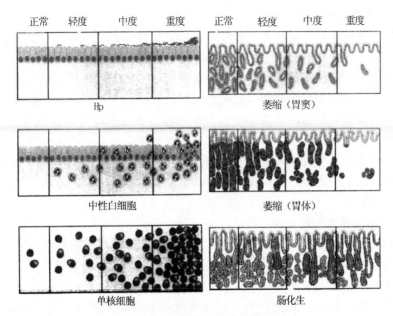

图 1-2　新悉尼胃炎系统

A 型、B 型萎缩性胃炎特点如下表（表 1-1）。

表 1-1　A 型和 B 型慢性萎缩性胃炎的鉴别

项目		A 型慢性萎缩性胃炎	B 型慢性萎缩性胃炎
部位	胃窦	正常	萎缩
	胃体	弥漫性萎缩	多然性
血清胃泌素		明显升高	不定，可以降低或不变
胃酸分泌		降低	降低或正常
自身免疫抗体（内因子抗体和壁细胞抗体）阳性率		90%	10%
恶性贫血发生率		90%	10%
可能的病因		自身免疫，遗传因素	Hp、化学损伤

（二）鉴别诊断

1. 功能性消化不良

2006 年《我国慢性胃炎共识意见》将消化不良症状与慢性胃炎做了对比，一方面慢性胃炎患者可有消化不良的各种症状；另一方面，一部分有消化不良症状者如果胃镜和病理检查无明显阳性发现，可能仅仅为功能性消化不良。当然，少数功能性消化不良患者可同时伴有慢性胃炎。这样在慢性胃炎与消化不良症状功能性消化不良之间形成较为错综复杂的关系。但一般来说，消化不良症状的有无和严重程度与慢性胃炎的内镜所见或组织学分级并无明显相关性。

2. 早期胃癌和胃溃疡

几种疾病的症状有重叠或类似，但胃镜及病理检查可鉴别。重要的是，如遇到黏膜糜烂，尤其是隆起性糜烂，要多取活检和及时复查，以排除早期胃癌。这是因为即使是病理组织学诊断，也有一定局限性。原因主要是：①胃黏膜组织学变化易受胃镜检查前夜的食物（如某些刺激性食物加重黏膜充血）性质、被检查者近日是否吸烟、胃镜操作者手法的熟练程度、患者恶心反应等诸种因素影响。②活检是点的调查，而慢性胃炎病变程度在整个黏膜面上，并非一致，要多点活检才能做出全面估计，判断治疗效果时，尽量在黏膜病变较重的区域或部位活检。如系治疗前后比较，则应在相同或相近部位活检。③病理诊断易受病理医师主观经验的影响。

3. 慢性胆囊炎与胆石症

其与慢性胃炎症状十分相似，同时并存者亦较多。对于中年女性诊断慢性胃炎时，要仔细询问病史，必要时行胆囊 B 超检查，以了解胆囊情况。

4. 其他

慢性肝炎和慢性胰腺疾病等，也可出现与慢性胃炎类似症状，在详询病史后，行必要的影像学检查和特异的实验室检查。

七、预后

慢性萎缩性胃炎常合并肠化生。慢性萎缩性胃炎绝大多数预后良好，少数可癌变，其癌变率为 1%～3%。目前认为慢性萎缩性胃炎若早期发现，及时积极治疗，病变部位萎缩的腺体是可以恢复的，其可转化为非萎缩性胃炎或被治愈，改变了以往人们对慢性萎缩性胃炎不可逆转的认识。根据萎缩性胃炎每年的癌变率为 0.5%～1%，那么，胃镜和病理检查的随访间期定位多长才既提高早期胃癌的诊断率，又方便患者和符合医药经济学要求？这也一直是不同地区和不同学者分歧较大的问题。在我国，城市和乡村有不同的胃癌发生率和医疗条件差异。如果纯粹从疾病进展和预防角度考虑，一般认为，不伴有肠化和异型增生的萎缩性胃炎可 1～2 年做内镜和病理随访 1 次；活检有中重度萎缩伴有肠化的萎缩性胃炎 1 年左右随访 1 次。伴有轻度异型增生并剔除取于癌旁者，根据内镜和临床情况缩短至 6～12 个月随访 1 次；而重度异型增生者需立即复查胃镜和病理，必要时手术治疗或内镜下局部治疗。

八、治疗

慢性非萎缩性胃炎的治疗目的是缓解消化不良症状和改善胃黏膜炎症。治疗应尽可能针对病因，遵循个体化原则。消化不良症状的处理与功能性消化不良相同。无症状、HP 阴性的非萎缩性胃炎无须特殊治疗。

（一）一般治疗

慢性萎缩性胃炎患者，不论其病因如何，均应戒烟、忌酒，避免使用损害胃黏膜的药物如 NSAID 等，以及避免对胃黏膜有刺激性的食物和饮品，如过于酸、甜、咸、辛辣和过热、过冷食物，浓茶、咖啡等，饮食宜规律，少吃油炸、烟熏、腌制食物，不食腐烂变质的食物，多吃新鲜蔬菜和水果，所食食品要新鲜并富于营养，保证有足够的蛋白质、维生素（如维生素 C 和叶酸等）及铁质摄入，精神上乐观，生活要规律。

（二）针对病因或发病机制的治疗

1. 根除 Hp

慢性非萎缩性胃炎的主要症状为消化不良，其症状应归属于功能性消化不良范畴。目前国内外均推荐对 Hp 阳性的功能性消化不良行根除治疗。因此，有消化不良症状的 Hp 阳性慢性非萎缩性胃炎患者均应根除 Hp。另外，如果伴有胃黏膜糜烂，也该根除 Hp。大量研究结果表明，根除 Hp 可使胃黏膜组织学得到改善；对预防消化性溃疡和胃癌等有重要意义；对改善或消除消化不良症状具有费用-疗效比优势。

2. 保护胃黏膜

关于胃黏膜屏障功能的研究由来已久。1964 年美国密歇根大学 Horace Willard Davenport 博士首次提出"胃黏膜具有阻止 H^+ 自胃腔向黏膜内扩散的屏障作用"。1975 年，美国密歇根州 Upjohn 公司的 A. Robert 博士发现前列腺素可明显防止或减轻 NSAID 和应激等对胃黏膜的损伤，其效果呈剂量依赖性。从而提出细胞保护的概念。1996 年加拿大的 Wallace 教授较全面阐述胃黏膜屏障，根据解剖和功能将胃黏膜的防御修复分为 5 个层次——黏液-HCO_3^- 屏障、单层柱状上皮屏障、胃黏膜血流量、免疫细胞-炎症反应和修复重建因子作用等。至关重要的上皮屏障主要包括胃上皮细胞顶膜能抵御高浓度酸、胃上皮细胞之间紧密连接、胃上皮抗原呈递、免疫探及并限制潜在有害物质，并且它们大约每 72 小时完全更新一次。这说明它起着关键作用。

近年来，有关前列腺素和胃黏膜血流量等成为胃黏膜保护领域的研究热点。这与 NSAID 药物的广泛应用带来的不良反应日益引起学者的重视有关。美国加州大学戴维斯分校的 Tarnawski 教授的研究显示，前列腺素保护胃黏膜抵抗致溃疡及致坏死因素损害的机制不仅是抑制胃酸分泌。当然表皮生长因子（EGF）、成纤维生长因子（bFGF）和血管内皮生长因子（VEGF）及热休克蛋白等都是重要的黏膜保护因子，在抵御黏膜损害中起重要作用。

然而，当机体遇到有害因素强烈攻击时，仅依靠自身的防御修复能力是不够的，强化黏膜防卫能力，促进黏膜的修复是治疗胃黏膜损伤的重要环节之一。具有保护和增强胃黏膜防御功能或者防止胃黏膜屏障受到损害的一类药物统称为胃黏膜保护药，包括铝碳酸镁、硫糖铝、胶体铋剂、地诺前列酮、替普瑞酮、吉法酯、谷氨酰胺类、瑞巴派特等药物。另外，合欢香叶酯能增加胃黏膜更新，提高细胞再生能力，增强胃黏膜对胃酸的抵抗能力，达到保护胃黏膜作用。

3. 抑制胆汁反流

促动力药如多潘立酮可防止或减少胆汁反流；胃黏膜保护药，特别是有结合胆酸作用的铝碳酸镁制剂，可增强胃黏膜屏障、结合胆酸，从而减轻或消除胆汁反流所致的胃黏膜损害。考来烯胺可络合反流至胃内的胆盐，防止胆汁酸破坏胃黏膜屏障，方法为每次 3～4 g，每天 3～4 次。

（三）对症处理

消化不良症状的治疗由于临床症状与慢性非萎缩性胃炎之间并不存在明确关系，因此症状治疗事实上属于功能性消化不良的经验性治疗。慢性胃炎伴胆汁反流者可应用促动力药（如多潘立酮）和（或）有结合胆酸作用的胃黏膜保护药（如铝碳酸镁制剂）。

（1）有胃黏膜糜烂和（或）以反酸、上腹痛等症状为主者，可根据病情或症状严重程度选用抗酸药、H_2 受体拮抗药或质子泵抑制药（PPI）。

（2）促动力药如多潘立酮、马来酸曲美布汀、莫沙必利、盐酸伊托必利主要用于上腹饱胀、恶心或呕吐等为主要症状者。

（3）胃黏膜保护药如硫糖铝、瑞巴派特、替普瑞酮、吉法酯、依卡倍特适用于有胆汁反流、胃黏膜损害和（或）症状明显者。

（4）抗抑郁药或抗焦虑治疗：可用于有明显精神因素的慢性胃炎伴消化不良症状患者，同时应予耐心解释或心理治疗。

（5）助消化治疗：对于伴有腹胀、食欲缺乏等消化不良症而无明显上述胃灼热、反酸、上腹饥饿痛症状者，可选用含有胃酶、胰酶和肠酶等复合酶制剂治疗。

（6）其他对症治疗：包括解痉止痛、止吐、改善贫血等。

（7）对于贫血，若为缺铁，应补充铁剂。大细胞贫血者根据维生素 B_{12} 或叶酸缺乏分别给予补充。

（四）中药治疗

1. 辨证论治

辨证要点：本病辨证重在辨寒热虚实和在气在血。一般来讲，胃脘冷痛，喜温畏寒，舌淡苔薄，脉弦紧或沉细，为寒证；胃脘灼痛，喜凉恶热，舌红苔黄，脉弦数，为热证；病程较长，胃痛隐隐，痛处喜按，神疲乏力，为虚证；病程较短，痛势急迫，痛处拒按，体质壮实，为实证；胃脘胀痛，痛处不定，时发时止，嗳气则舒，为气滞；胃脘刺痛，痛有定处，入夜痛甚，舌质紫黯或有瘀斑，为血瘀。

（1）肝胃不和。

证候：胃脘胀痛，攻窜不定，连及胁肋，嗳气痛减，情志不畅则加重，喜叹息，苔薄白，脉弦。

治法：疏肝和胃。

方药：柴胡疏肝散加减。炒柴胡 9 g，炒白芍 15 g，炒枳壳 9 g，香附 9 g，陈皮 9 g，延胡索 9 g，川楝子 9 g，佛手 9 g，苏梗 9 g，甘草 3 g。

若气郁化火，急躁易怒，口苦，反酸，苔黄，合左金丸加象贝母 10 g 以清肝泄热；嗳气较著，加代赭石（先煎）30 g、刀豆壳 15 g、柿蒂 15 g 以降气止逆；气滞血瘀，舌有淤点瘀斑，加莪术 9 g、炙五灵脂 10 g、九香虫 6 g 以活血止痛。

中成药：气滞胃痛冲剂，每次 1 袋（10 g），每日 2～3 次，开水冲化服。

（2）脾胃虚弱。

证候：胃脘隐痛，喜温喜按，纳呆少食，食后胃脘痞满，口淡不渴，大便溏薄，神疲乏力，舌质淡，舌边有齿印，脉沉细。

治法：益气健脾。

方药：六君子汤加减。党参 15 g，炒白术 9 g，茯苓 9 g，法半夏 9 g，陈皮 6 g，薏苡仁 15 g，山药 15 g，炒枳壳 9 g，炙甘草 3 g。

若脾胃虚寒，畏寒肢冷，取黄芪建中汤加减，或在前方基础上加黄芪 15 g、桂枝 6 g、白芍 15 g、干姜 3 g 以温中健脾；脾虚不运，食后饱胀，加炒麦芽 18 g、炒谷芽 18 g、神曲 15 g 以健脾助运；气虚下陷，腹部坠胀，加升麻 6 g、柴胡 6 g 以升举清阳；久痛入络，气虚血瘀，加丹参 15 g、红花 6 g 以活血通络；气血两虚，加炒当归 10 g、炒白芍 15 g 以补气养血。

中成药：养胃冲剂，每次 1 包（15 g），每日 3 次，空腹时开水冲化服。

（3）胃阴不足。

证候：胃脘隐痛或灼痛，饥不欲食，口干不欲饮，大便干燥，手足心热，舌红少津有裂纹，舌苔花剥或无苔，脉细数。

治法：养阴益胃。

方药：益胃汤加减。麦冬 15 g，玉竹 15 g，北沙参 15 g，生地黄 15 g，石斛 15 g，百合 30 g，炒白芍 20 g，佛手 9 g，绿萼梅 6 g，炙甘草 3 g。

若气阴两虚，疲劳乏力，加太子参 15 g、山药 15 g 以益气养阴；肝阴不足，脘痛连胁，加枸杞子 12 g、川楝子 9 g 以柔肝和络；不思纳谷，食后脘胀，加炙鸡内金 9 g、炒谷芽 18 g、乌梅 6 g 以运脾开胃；阴虚络滞，脘痛如刺，加桃仁 9 g、当归 9 g 以活络止痛。

中成药：养胃舒胶囊，每次 3 粒（每粒 0.04 g），每日 2 次。

（4）脾胃湿热。

证候：胃脘灼热胀痛，脘腹痞闷，不思饮食，口苦口黏，渴不欲饮，大便不爽，舌质红，苔黄腻，脉弦滑。

治法：清热化湿。

方药：芩连平胃散加减。黄芩9g，黄连3g，炒苍术9g，厚朴6g，陈皮6g，薏苡仁18g，藿香9g，砂仁（后下）3g，冬瓜子15g，蒲公英15g，甘草3g。

若恶心呕吐者，加竹茹6g、生姜6g、炙枇杷叶（包煎）9g以和胃止呕；食欲缺乏，加法半夏9g、白蔻仁（后下）3g、神曲15g以消食开胃；脘腹痞满，舌苔垢腻，加石菖蒲6g、槟榔9g以芳化泄浊；兼有脾胃虚弱，神疲乏力，加炒白术9g、茯苓9g、党参12g以健脾化湿。

中成药：三九胃泰胶囊，每次2粒（每粒0.5g），每日3次。

（5）胃络淤血。

证候：胃脘刺痛，痛有定处拒按，日久不愈，或有吐血、黑便史，舌质黯红或紫黯或有瘀斑，脉弦涩。

治法：活血化瘀。

方药：丹参饮合失笑散加减。丹参15g，炙五灵脂15g，桃仁9g，红花6g，赤芍15g，炒当归9g，川芎9g，檀香（后下）3g，佛手9g。

若属病程日久，气虚血瘀，加黄芪15g、党参12g以益气和络；阴虚络涩，血行不畅，加麦冬15g、玉竹15g以养阴活络；血瘀气滞，疼痛较剧，加延胡索9g、郁金9g以行气止痛；络损血溢，吐血、黑便，去破瘀活血之品，加参三七9g、白及15g、仙鹤草15g以化瘀止血。

中成药：荜铃胃痛冲剂，每次1袋（20g），每日3次。7天为一个疗程。

2. 辨病治疗

（1）胃苏冲剂：由紫苏梗、香附、陈皮、佛手等组成。功效理气通降，和胃，消胀止痛。适用于气滞型慢性胃炎。每袋15g，无糖型每袋5g。口服，每次1袋，每日3次。

（2）胃复春：由人参、菱角三七、枳壳等组成。功效健脾益气，活血解毒。用于治疗慢性萎缩性胃炎，肠腺化生，肠上皮不典型增生，胃癌手术后的辅助治疗。每片0.35g。口服，每次4片，每日3次。

（3）健胃消炎颗粒：由党参、丹参、白芍、青黛等组成。功效：健脾和胃，活血化瘀，疏肝理气，消肿生肌。用于各种类型慢性胃炎引起的上腹痛，胀满，纳差。每包20g。口服，每次1包，每日3次。

（4）摩罗丹：由茵陈、鸡内金等组成。功效和胃降逆，健脾消胀，通络止痛。用于慢性萎缩性胃炎，胃痛，胀满痞闷，纳呆，嗳气，胃灼热等。每丸重9g。每次1～2丸，每日3次，饭前服用。3个月为一个疗程。

（5）温胃舒冲剂：由党参、白术、山楂、黄芪、肉苁蓉等组成。功效扶正固本，温胃养胃，行气止痛，助阳暖中。用于慢性萎缩性胃炎、慢性胃炎所引起的胃脘痛、胀气、嗳气、纳差、胃寒无力等症。

3. 针灸治疗

（1）体针。①肝胃不和。主穴：内关、中脘、阳陵泉、足三里、太冲。配穴：期门、解溪、胃俞。用泻法，留针 15～20 分钟。②脾胃虚寒。主穴：脾俞、胃俞、中脘、足三里、内关。配穴：气海俞、三阴交、公孙。用补法，留针 15～30 分钟。③胃阴不足。主穴：三阴交、足三里、胃俞、脾俞、章门、中脘、内庭、太溪。配穴：照海、合谷、支沟。用补法，留针 30 分钟。每日或隔日治疗一次，10 次为一个疗程。

（2）耳针。取穴：脾、胃、肝、交感、神门、皮质下。每次选用 2～3 个穴，疼痛剧烈时用强刺激，疼痛缓解时用轻刺激，每日或隔日一次，10 次为一个疗程。

第三节　消化性溃疡

一、概述

消化性溃疡（perpticulcer，PU），是指在各种致病因子的作用下，黏膜发生的炎症与坏死性病变，病变深达黏膜肌层，常发生于胃酸分泌有关的消化道黏膜，其中以胃、十二指肠最为常见，包括胃溃疡（gastriculcer，GU）及十二指肠溃疡（duodenalulcer，DU），是一种常见病、多发病，总发病率占人口总数的 10%～20%。但在不同国家、地区，其发病率有较大差异。20～50 岁为高发年龄，10 岁以下、60 岁以上较少见。男女比例为（2～5）：1，PU 与 GU 比例为 3：1。

PU 病的发病机制主要与胃十二指肠黏膜的损害因素和黏膜自身防御-修复因素之间失平衡有关。黏膜防御因子包括黏液/碳酸氢盐屏障、黏膜屏障、黏膜血流、细胞更新、前列腺素、表皮生长因子等。黏膜损害因素包括胃酸、胃蛋白酶、胃泌素、幽门螺杆菌感染、乙醇、胆汁酸、吸烟、磷脂酰胆碱、非甾体消炎药物等。正常情况下，防御因子与损害因素处于平衡状态，因此不发生溃疡病。当防御因子减弱或损害因素增强，这种平衡被打破，易发生 GU 或 PU。

GU 和 DU 在发病机制上有所不同，前者主要是自身防御-修复因素的减弱，而后者主要是侵袭因素的增强。近 20 年的研究和临床资料充分证明了幽门螺杆菌感染是 PU 的主要病因，但最终形成均由于胃酸和胃蛋白酶自身消化所致。

(一) 胃酸在 PU 病的发病中的重要作用

1910 年 Schwartz 提出"无酸、无溃疡"的概念，这是对消化性溃疡病因认识的起点，也是消化性溃疡治疗的理论基础之一，是现代医学对 PU 认识的第 1 次飞跃。PU 的最终形成是由于胃酸-胃蛋白酶自身消化所致，而胃蛋白酶的活性受到胃酸制约，胃酸的存在是溃疡发生的决定因素。许多 PU 患者都存在基础酸排量 (BAO)、夜间酸分泌、五肽胃泌素刺激的最大酸排量、十二指肠酸负荷等增高的情况。GU 患者往往存在胃排空障碍，食物在胃内潴留促进胃窦部分分泌胃泌素，从而引起胃酸分泌增加。

(二) 幽门螺杆菌感染为 PU 病最重要的发病原因之一

幽门螺杆菌 (Helicobacter pylori, Hp) 感染是损害胃十二指肠黏膜屏障导致 PU 形成的最常见病因。1983 年 Warren、Marshell 发现，并提出"无 Hp、无溃疡"，成为现代医学对 PU 认识的第二次飞跃。1990 年悉尼会议命名为 Hp。1994 年洛杉矶会议，明确为致病菌。其致病能力取决于引起组织损伤的毒力因子、宿主遗传易感性和环境因素。消化性溃疡患者中 Hp 感染率高，Hp 是慢性胃窦炎主要病因，几乎所有 DU 均有慢性胃窦炎，大多数 GU 是在慢性胃窦炎基础上发生的。大量临床研究已证实，90％以上的 PU，80％～90％GU 患者存在 Hp 感染，而根除 HP 后溃疡复发率明显下降。由此认为 HP 感染是导致 PU 病的主要病因之一。

HP 的毒力包括空泡毒素 (VacA) 蛋白、细胞毒素相关基因 (CagA) 蛋白、鞭毛的动力、黏附因子、脂多糖、尿素酶、蛋白水解酶、磷脂酶 A 和过氧化氢酶等。Hp 依靠其毒力因子的作用，在胃型黏膜 (胃黏膜和有胃窦化生的十二指肠黏膜) 定居繁殖，诱发局部炎症和免疫反应，损害局部黏膜的防御-修复机制，同时也可通过侵袭因素的增强而致病。不同部位的 Hp 感染引起溃疡的机制有所不同。在以胃窦部感染为主的患者中，Hp 通过抑制 D 细胞活性，从而导致高胃泌素血症，引起胃酸分泌增加。同时，Hp 也可直接作用于肠嗜铬样细胞 (ECL 细胞)，后者释放组胺引起壁细胞分泌增加，这种胃窦部的高酸状态易诱发 PU。在以胃体部感染为主的患者中，Hp 直接作用于泌酸细胞，引起胃酸分泌减少，过低的胃酸状态易诱发胃腺癌。Hp 感染者中仅 15％发生消化性溃疡病，说明除细菌毒力外，遗传易感性也发挥一定的作用，研究发现，一些细胞因子的遗传多态性与 Hp 感染引发的 PU 病密切相关。

(三) NSAIDs 是 PU 的主要致病因素之一

NSAIDs 和阿司匹林等药物应用日趋广泛，常作用于抗感染镇痛、风湿性疾病、骨关节炎、心血管疾病等，然而其具有多种不良反应。流行病学调查显示，在服用 NSAIDs 的人群中，15％～30％可患 PU，其中 GU 发生率为 12％～

30％，十二指肠发生率为2％～19％。NSAIDs使溃疡出血、穿孔等并发症发生的危险性增加4～6倍，而老年人中，PU病及并发症发生率和病死率均与NSAIDs有关。NSAIDs溃疡发生的危险性除与所服的NSAIDs种类、剂量大小、疗程长短有关外，还与患者年龄（大于60岁）、Hp感染、吸烟及合并使用糖皮质激素药物或抗凝剂、伴心血管疾病或肾病等因素有关。

（四）其他

药物，如糖皮质激素药物、抗肿瘤药物和抗凝药的使用也诱发PU，也是上消化道出血不可忽视的原因之一。遗传因素、精神因素（应激、焦虑等）、胃十二指肠运动异常（PU时胃排空加快，GU时胃排空延缓和十二指肠-胃反流）、吸烟等因素在PU的发生中也起一定的作用。

二、诊断

病史中典型的周期性和节律性上腹痛是诊断的主要线索，确诊靠内镜检查和X线钡餐检查。

（一）临床表现

典型的PU有慢性、周期性、节律性上腹痛的特点：①慢性过程呈反复发作，病史可达几年，甚至十几年。②发作呈周期性、季节性（秋季、冬春之交发病），可因精神情绪不良或服NSAIDs诱发。③发作时上腹痛呈节律性。中上腹痛、反酸是PU的典型症状。

腹痛发生与餐后时间的关系认为是鉴别胃与PU的临床依据。GU的疼痛特点为："进食→疼痛→舒适"；十二指肠球部溃疡的特点为："疼痛→进食→舒适"。"疼痛→进食→缓解"及"夜间痛"是PU重要诊断线索。PU体征缺乏特异性。

（二）相关检查

1. 胃镜检查及胃黏膜活组织检查

胃镜检查与X线钡餐检查可相互补充，胃镜检查是PU检查的金标准。内镜检查多为圆或椭圆形直径多小于1 cm边缘整齐的溃疡，底部充满灰黄色或白色渗出物，周围黏膜充血，水肿，皱襞向溃疡集中。胃镜检查过程中应注意溃疡的部位、形态、大小、深度、病期及溃疡周围黏膜的情况，可发现X检查难以发现的表浅溃疡及愈合期溃疡，并可对溃疡进行分期（活动期、愈合期、瘢痕期），结合直视下黏膜活检及刷检，对判断溃疡的良、恶性有较大的价值。

（1）活动期（A，active stage）：A_1期，溃疡的苔厚而污秽，周围黏膜肿胀，无黏膜皱襞集中。A_2期，溃疡苔厚而清洁，溃疡四周出现上皮再生所形成的红晕，周围黏膜肿胀而逐渐消失，开始出现向溃疡集中的黏膜皱襞。

（2）愈合期（H，healing stage）：愈合期的特征为溃疡苔变薄，溃疡缩小，四周有上皮再生形成的红晕，并有黏膜皱襞向溃疡集中，H_1 与 H_2 的区别在于后者溃疡已接近完全愈合，但仍有少许薄白苔残留。

（3）瘢痕期（S，scarring stage）：S_1，溃疡苔消失，中央充血，瘢痕呈红色，又称红色瘢痕期。S_2，红色完全消失，又称白色瘢痕期。溃疡治疗理想的愈合指标。必须指出，溃疡的形态改变对病变性质的鉴别都没有绝对界限。因此，对 GU 应常规进行活组织检查，对不典型或难愈合溃疡，要分析其原因，必要时行超声内镜检查或黏膜大块活检，以明确诊断。

2. X 线钡餐检查

适用于对胃镜检查有禁忌或不愿意接受胃镜检查者（在 PU 的诊断，良、恶性溃疡的鉴别诊断的准确性方面，胃镜检查优于 X 线钡餐检查）。直接征象——龛影；间接征象——局部压痛，十二指肠球部激惹，球部畸形，胃大弯侧痉挛性切迹。

3. Hp 感染的检测

对消化性溃疡病鼓励常规进行尿素酶试验或核素标记 C 呼气等试验，以明确是否存在 Hp 感染。其他检测方法包括血清抗 Hp 抗体检查，聚合酶链反应（PCR）测定 Hp-DNA，细菌培养（金标准）。

4. 胃液分析和血清胃泌素测定

疑有 Zollinger-Ellison 综合征时做鉴别诊断用。

三、鉴别诊断

（一）功能性消化不良

多见于青年妇女，检查可完全正常或只有轻度胃炎，与消化性溃疡的鉴别有赖于 X 线和胃镜检查。

（二）慢性胆囊炎和胆石症

疼痛与进食油腻食物有关，疼痛位于右上腹、并放射至背部，莫菲征阳性，症状不典型者需借助 B 超检查或内镜下逆行胆管造影检查。

（三）胃癌

X 线内镜活组织病理检查，恶性溃疡。龛影多＞2.5 cm 位于胃腔之内，边缘不整，周围胃壁强直，结节状，有融合中断现象；内镜下恶性溃疡形状不规则，底凹凸不平，污秽苔边缘呈结节状隆起，见表 1-2。

四、并发症

（一）上消化道出血

上消化道出血为本病最常见的并发症，其发生率为 20％～25％，也是上消化道出血的最常见原因。临床表现为呕血及黑便，如出血量大，可出现头晕、心悸、出汗、血压下降、昏厥，甚至休克。

表 1-2　**胃良性溃疡与恶性溃疡的鉴别**

	良性溃疡	恶性溃疡
年龄	青中年居多	多见于中年以上
病史	较长	较短
临床表现	周期性胃痛明显	呈进行性发展
	无上腹包块	可有上腹包块
	全身表现轻，抗酸药可缓解疼痛，内科治疗效果良好	全身表现（如消瘦）明显，抗酸药一般效果差，内科治疗无效，或仅暂时有效
粪便隐血	可暂时阳性	持续阳性
胃液分析	胃酸正常或偏低，但无真性缺酸	缺酸者较多
X 线钡餐检查	龛影直径，＜2.5 cm，边不整，位于胃腔轮廓之外；龛影周围胃壁柔软，可呈星状聚合征	龛影直径，＜2.5 cm，边不整，位于胃腔轮廓之内；龛影周围胃壁强直，呈结节状，向溃疡聚集的皱襞有融合中断现象。
胃镜检查	溃疡呈椭圆形，底平滑，边光滑，白或灰白苔，溃疡周围黏膜柔软，可见皱襞向溃疡集中	溃疡形态不规则，底凹凸不平，边缘结节隆起，污秽苔，溃疡周围癌性浸润而增厚，强直，可有结节、糜烂、易出血

（二）穿孔

急性穿孔-急性腹膜炎（前壁多见）；慢性穿孔-穿透性溃疡；亚急性穿孔-局限性腹膜炎（后壁多见）。

（三）幽门梗阻

幽门炎症水肿和幽门痉挛——急性，暂时性梗阻；幽门瘢痕收缩——慢性，持久性梗阻。

（四）癌变

GU 可发生癌变，故需要定期复查胃镜及病理。而 PU 则不会发生癌变。

五、治疗

（一）治疗目的

1. 近期目标

缓解症状。

2. 阶段性目标（DU6 周；GU8 周）

愈合溃疡，强调治疗后胃镜复查。

3. 中长期目标

预防并发症。

4. 预防复发

3 种维持治疗方案（正规维持治疗、间断全剂量治疗、按需短程治疗）。

（二）西药治疗

PU 是自愈性疾病，在针对可能的病因治疗同时，要注意饮食、休息等一般治疗。在 PU 活动期，要注意休息，减少不必要的活动，避免刺激性饮食，但无须少量多餐，每日正常进餐即可。

PU 的内科治疗主要是药物治疗。目前治疗 PU 的疗法是在传统的酸中和、酸抑制、保护并促进溃疡面愈合、调节胃动力等基础上与抗菌药物联用。近年来，随着医疗科技工作者对胃壁细胞的泌酸功能和胃黏膜防御功能的深入研究，近 10 年来由于新型胃酸抑制药的不断出现，如 H_2 受体抑制药、PPI（奥美拉唑、兰索拉唑、泮托拉唑、雷贝拉唑等）等，几乎所有的 PU（恶性溃疡除外）都可经药物治愈。其中对单纯的溃疡来说，作用于壁细胞的抗胃酸分泌药和防御因子增强药已成为治疗的主要药物；而对由 HP 感染引起的 PU，则必须同时应用抗 Hp 药物。

1. 抗酸药

目前，公认胃内 pH 维持在 $3.5\sim4$ 以上是满意的溃疡愈合环境和必备的治疗条件。因此，抑制胃酸分泌，提高胃内 pH，是 PU 治疗的基础。抗酸药可以和盐酸作用生成盐和水，从而使胃酸度减低。目前常使用含铝、碳酸钙及碳酸镁的复方制剂。有研究表明，含铝等的抗酸剂能保护胃黏膜免受各种攻击因子的损伤，使胃黏膜释放前列腺素增加起到促使溃疡愈合的作用。抗酸剂目前主要用作溃疡治疗的辅助用药。

2. H_2 受体阻滞药（H_2RA）

H_2RA 有助于缓解 PU 病腹痛、反酸等症状，促进溃疡愈合。H_2RA 可以特异性地与壁细胞膜上的 H_2 受体结合而阻断组织胺与 H_2 受体结合，从而发挥较强的抑制胃壁细胞分泌盐酸的作用，能拮抗胃泌素和乙酰胆碱受体刺激的胃酸分泌，对应激性溃疡和上消化道出血也有明显疗效。目前应用于临床的共有 3 代 H_2RA，即第一代的西咪替丁，第二代的雷尼替丁，第三代的法莫替丁、罗沙替丁、尼扎替丁等。不同的 H_2RA 抑制胃酸的程度不同。H_2RA 治疗溃疡最初主张分次口服，近年来则多主张睡前一次服用，疗效与前者相仿，这是因为夜间胃酸分泌多，对 PU 的发生有重要关系，从而能发挥最大效果，且这种夜间适度抑酸，干扰胃肠生理功能较小，不影响患者的正常生活。H_2RA 治疗溃疡，其溃疡愈合率低于 PPI，内镜下溃疡愈合率在 $65\%\sim85\%$。H_2RA 的不良反应较小，发生率小于 3%。不良反应有白细胞减少，谷丙转氨酶（GPT）增高，男性性功能障碍和乳房增大，以及困倦、迟钝、定向障碍、幻觉、躁动等精神症状。其中第二代、第三代相对第一代 H_2RA 的不良反应要小得多。

3. 质子泵抑制药（PPI）

PPI是治疗酸相关性溃疡的首选药物。其特点为作用快、持续时间长、抑酸效果好。与 H_2RA 相比较，PPI通过抑制胃酸的最后分泌过程，抑制胃酸作用更强，可使溃疡愈合时间缩短 $1/3\sim1/2$。PPI为苯并咪唑的衍生物，能迅速穿过胃壁细胞膜，聚积在强酸性分泌小管中，转化为次磺胺类化合物，后者可与壁细胞分泌小管和囊泡内 H^+-K^+-ATP酶（又称质子泵）结合，使其不可逆地失去活性，使壁细胞内的 H^+ 不能移到胃腔中，从而阻滞胃酸的最后分泌过程。胃内酸度降低与溃疡愈合有直接的关系。如果抑制胃酸分泌，使胃内 pH 升高大于3，每天维持 $18\sim20$ 小时，则可使几乎所有 PU 在4周内愈合。PU 病治疗通常采用标准剂量的 PPI，每日1次，早餐前半小时服药。治疗 PU 疗程为4周，GU 为 $6\sim8$ 周，通常内镜下溃疡愈合率均在90％以上。PPI与抗 HP 抗生素联合应用，可明显提高 HP 的根治率。PPI 发展较快，其第一代（奥美拉唑）药动学和药效学存在一定的缺陷。奥美拉唑的血药浓度与给药剂量呈非线性关系，在不同患者中具有明显差异，导致了该药对不同患者临床抑酸疗效的差异。给药时间、食物和抗酸药的存在均对第一代 PPI 的药效影响较明显。而第二代（兰索拉唑、尼扎拉唑），第三代（雷贝拉唑）PPI 这方面的影响较小。另外，第一代 PPI 还存在起效较慢，只有在多次给药后才能发挥最大的抑酸作用。此外，还存在着某些局限性，如促进愈合和症状缓解作用不稳定、胃排空延迟、壁细胞肿胀及给药后有明显的胃酸高峰等，影响了相关疾病的治疗效果。

近年来问世的新一代 PPI 雷贝拉唑，已在不同程度上克服了原有同类产品的某些缺陷。其主要特点有：①临床抑酸效果好。②抑酸作用起效快。③昼夜均可维持较高的抑酸水平。④疗效确切，个体差异小。⑤与其他药物之间无相互影响。⑥不良反应小。新一代 PPI 与第一代 PPI 比较，能够更强、更快地发挥抑酸作用。

对 NSAIDs 溃疡的预防及治疗应首选 PPI，通过它高效抑制胃酸分泌作用，显著改善患者的胃肠道症状、预防消化道出血、提高胃黏膜对 NSAIDs 的耐受性等作用，并能促进溃疡愈合。PPI 疗程与剂量同消化性溃疡病。H_2RA 仅能预防 NSAIDs PU 的发生，但不能预防 NSAIDs GU 的发生。

PPI 治疗中存在的问题：①长期抑酸导致黏膜增生旺盛，有可能发展为高胃泌素血症。②动物实验有可能发生类癌样变，但人类如何尚不清楚。③长期应用使胃处于无酸状态，有利于胃内细菌繁殖，有亚硝酸胺等致癌物质增加的危险。④治疗原则是恢复胃的正常功能，过度抑酸处于非生理状态，因此认为，使用 PPI 治疗一般疗程不宜太长，剂量不宜太大。此外，类似药物还有潘托拉唑、拉贝拉唑等。

4. 根除 Hp 的药物治疗

根除 Hp 应为 PU 的基本治疗，它是溃疡愈合及预防复发的有效防治措施。Hp 与 PU 的发生与预后密切相关，且有证据显示 Hp 感染与胃体、胃窦腺癌相关联。对 Hp 阳性的胃及 PU，无论是初发还是复发，应全部接受 Hp 的根除治疗。理想的 Hp 根除方案应符合安全、有效（根除率超过 90%）、简便、经济的标准。目前推荐的各类根除 Hp 治疗方案中最常用的是以 PPI 为基础的三联治疗方案（PPI、阿莫西林、克拉霉素），3 种药物均采用常规剂量，疗程 7～14 天。Hp 根除率在 70%～90%，为提高根除率，在治疗 PU 时建议采用 10 天疗法。1994 年 4 月，中华医学会消化病学会 HP 专题共识会的推荐方案如下。

（1）质子泵抑制药（PPI）＋两种抗生素：①PPI 标准剂量＋克拉霉素 0.5 g ＋阿莫西林 1 g，均每日 2 次×1 周。②PPI 标准剂量＋阿莫西林 1 g＋甲硝唑 0.4 g，均每日 2 次×1 周。③PPI 标准剂量＋克拉霉素 0.25 g＋甲硝唑 0.4 g，均每日 2 次×1 周。

（2）铋剂＋两种抗生素：①铋剂标准剂量＋阿莫西林 0.5 g＋甲硝唑 0.4 g，均每日 2 次×1 周。②钵剂标准剂量＋四环素 0.5 g＋甲硝唑 0.4 g，均每日 2 次×1 周。③铋剂标准剂量＋克拉霉素 0.25 g＋甲硝唑 0.4 g，均每日 2 次×1 周。

（3）其他方案：雷尼替丁枸橼酸钠（RBC）0.4 g 替代推荐方案如下。①PPI 或 H_2 受体阻滞药（H_2RA）或 PPI＋推荐方案。②组成四联疗法，疗程 1 周。

近年来，Hp 耐药率迅速上升，甲硝唑为 30% 以上，克拉霉素 5%～10%，常导致 Hp 清除失败。对于首次根除失败者，应采用二线、三线方案进行治疗。二线、三线方案常用四联疗法，可根据既往用药情况并联合药敏试验，采取补救治疗措施 PPI＋2 种抗生素（如呋喃唑酮、左氧氟沙星等）。

2007 年 8 月，中华医学会消化病学会 Hp 学组"第三次全国幽门螺杆菌感染若干问题共识意见"。会议推荐治疗方案以桐城的共识意见为基础，借鉴了 2005 年欧洲 Maastricht 的意见，并且许多方案是以我国的多中心随机研究为依据，方案的制订严格的遵照循证医学的原则，加入了近年来 Hp 研究新进展：如鉴于甲硝唑耐药率普遍增高，PPI 三联疗法随着时间的变迁 Hp 的根除率越来越低，为了达到一个理想的 Hp 根除率，防止继发耐药，建议 PPI 三联＋铋剂的四联疗法可以用于一线治疗。推荐在补救治疗中加入呋喃唑酮、喹诺酮类抗生素，对于反复治疗失败的患者建议进行药物敏感试验。

序贯疗法治疗 Hp 感染具有疗效高、耐受性和依从性好等优点。目前推荐的序贯疗法为 10 天：前 5 天，PPI＋阿莫西林，后 5 天，PPI＋克拉霉素＋替硝唑；或前 5 天，PPI＋克拉霉素，后 5 天，PPI＋阿莫西林＋呋喃唑酮。据报道序贯疗法有效率达 90% 以上，且对耐药菌株根除率较其他方案为高。但对序贯疗法国内仍需积累更多的临床经验。

5. 黏膜保护剂

PU 的愈合质量，要求愈合溃疡的瘢痕较厚，黏膜腺体结构较为正常，腺体间结缔组织较少。良好的愈合质量是预防溃疡复发的重要先决条件之一，为保证消化性溃疡的愈合质量，在根除 Hp 和抑酸的同时应给予黏膜保护剂，此类药物多有中和胃酸和促进黏膜自身防御-修复因素的作用。联合应用黏膜保护剂可提高 PU 的愈合质量，有助于减少溃疡的复发率。主要有硫糖铝、铝碳酸镁、胶体铋、麦滋林、替普瑞酮和前列腺素类等药物。

(1) 硫糖铝：是一种含有 8 个硫酸根的蔗糖铝盐，其主要作用是口服后在酸性环境中，离子化形成硫酸蔗糖复合阴离子，紧密黏附在溃疡基底带正电荷的坏死组织的蛋白上，形成一层保护膜，阻止胃酸和胃蛋白酶对溃疡的消化作用。与胆盐和胃蛋白酶结合，降低其对黏膜的损伤作用，促进黏液和碳酸氢盐的分泌，增加黏液屏障，促进局部前列腺素的合成和释放，增加表皮生长因子的分泌，改善黏膜血流而起到保护黏膜的作用。常用剂量为 10 mL/次，3 次/天，餐前口服。长期服用可出现便秘。

(2) 铝碳酸镁：可覆盖溃疡形成保护膜、增加碳酸氢盐及黏液糖蛋白分泌、促进前列腺素释放、增加胃黏膜血流、清除氧自由基系统、增加 EGF 及 bFGF 释放，该药物尚有抗酸及吸附胆汁酸盐的作用，更适合伴有胆汁反流的患者。

(3) 胶体铋：胶体次枸橼酸铋（CBS）是氢氧化铋和枸橼酸的络合盐。其主要作用是在酸性环境下形成不溶性铋盐，覆盖于溃疡表面，阻断胃酸、胃蛋白酶的侵袭作用，促进前列腺素的合成并延缓其降解，刺激黏液和碳酸氢盐的分泌并增加黏膜血流量，可使表皮生长因子聚集于溃疡部位，促进愈合，杀灭 HP。因 CBS 含有铋剂，不宜长期服用。

(4) 麦滋林：有效成分为 L-谷氨酰胺，是从卷心菜中分离出的氨基酸，作用为促进前列腺素合成、营养胃黏膜，促进细胞增生。不良反应偶有 GPT 升高、颜面潮红、便秘、腹泻等。

(5) 替普瑞酮：为萜的衍生物，作用为促进胃黏液分泌，促进黏液糖蛋白及磷脂的合成、促进前列腺素合成、改善胃黏膜血流量，有时有便秘、腹泻、肝脏 GPT 升高、胆固醇升高、头痛等。

6. 药物维持治疗

PU 维持治疗的目的是：①预防和减少复发。②有效地控制或改善症状。③预防出现并发症。有临床观察提示，十二指肠球部溃疡经抗溃疡药物短期治疗后，给予或不给予持续性维持治疗，溃疡复发率差别很大。在药物选择上，凡是对溃疡病治疗有效的药物均可用于维持治疗。而最常用的为 H₂ 受体阻滞药及 PPI 维持治疗方式为：①连续性维持治疗，即溃疡愈合后每日半量服药。②间歇全程给药，即出现症状给 4～8 周的全量治疗。③症状性自我疗法，症状出现时给药，症状消失即停药。以连续性维持治疗疗法最常用。根除 Hp 后，溃疡复发率显著低于单用抑酸剂治疗组和未根除治疗组，提示 Hp 是导致溃疡复发的主要因素，这其中包括未进行 Hp 根除治疗和根除治疗后 Hp 再次转为阳性，后者包括再燃和再感染两种可能。近年来多个研究表明，再燃可能是 Hp 感染复发的主要因素，应对 Hp 再次进行根除治疗。长期服用 NSAIDs 是导致消化性溃疡病复发的另一重要因素，如因原发的病情需要不能停药者，可更换环氧合酶(COX)-2 抑制药，并同时服用 PPI。

7. NSAIDs 溃疡的治疗

对 NSAIDs 溃疡的预防及治疗应首选 PPI，通过它高效抑制胃酸分泌作用，显著改善患者的胃肠道症状、预防消化道出血、提高胃黏膜对 NSAIDs 的耐受性等作用，并能促进溃疡愈合。PPI 疗程与剂量同消化性溃疡病。H_2RA 仅能预防 NSAIDs Pu 的发生，但不能预防 NSAIDs GU 的发生。

(三) 中医中药治疗

1. 辨证施治

辨证论治采用中医药治疗 PU，是一种有效的方法。单纯中药抗 Hp 已在研究中，如大黄、黄连、吴茱萸等药物在体外确实对 Hp 有抑制作用。运用中药配合治疗可减少西药不良反应，使其抑制胃酸的作用持久，提高溃疡的愈合速度、质量及愈合率。提高 Hp 的根除率，减少西药的不良反应和耐药性，提高患者对抗 Hp 治疗的依从性。如何服用便利的中成药治疗及提高溃疡愈合质量、预防溃疡病复发正成为新的临床研究热点。

2. 中成药

(1) 健胃愈疡片：用于肝郁脾虚，肝胃不和型的消化性溃疡活动期。一次 4～5 片，4 次/天。

(2) 胃力康颗粒：行气活血，泄热和胃。用于胃脘痛、气滞血瘀兼肝胃郁热证，症见胃脘疼痛、胀闷、灼热、嗳气、泛酸、烦躁易怒、口干口苦等，消化性溃疡见上述证候者。一次 10 g，3 次/天。孕妇禁用，脾虚便溏者慎服。

六、有关问题

抗消化溃疡药已有多年的临床应用及研究，从抗酸药到最新的 PPI，从单一用药到联合用药，使 PU 的治愈率大大提高、复发率显著降低，同时也使某些难治性溃疡得以根治。根治 Hp 已成为当前重要的研究课题，HP 根治后的年复发率可降至 10% 以下。1990 年末，Tarnawski 等提出愈合质量 (quality ulcer healing，QUH) 的概念，使人们对 PU 复发和控制的认识发生了改变，更多的学者开始重视 PU QUH 的研究。完全治愈的溃疡复发率很低，QUH 的高低是影响其复发的重要因素之一。新的抗溃疡药的发展和药物的联合治疗，将会在人们治愈溃疡病和防止溃疡复发方面发挥更大的作用。

第四节　肝硬化

肝硬化是一种常见的由不同病因引起的慢性、进行性、弥漫性肝病。是在肝细胞广泛变性和坏死基础上产生肝纤维组织弥漫性增生，并形成再生结节和假小叶，导致正常肝小叶结构和血管解剖的破坏。病变逐渐进展，晚期出现肝衰竭、门脉高压和多种并发症，是严重和不可逆的肝疾病。在我国肝硬化是消化系统常见病，并发症的病死率高，主要由感染乙型肝炎病毒引起，近年来乙醇性肝病比例有上升趋势。

一、病因和发病机制

引起肝硬化的病因很多，不同地区的主要病因也不相同。欧美以乙醇性肝硬化为主，我国以肝炎病毒性肝硬化多见，其次为血吸虫病肝纤维化，乙醇性肝硬化亦逐年增加。研究证实，两种病因先后或同时作用于肝脏，更易产生肝硬化。如血吸虫病或长期大量饮酒者合并乙型病毒性肝炎等。

二、临床表现

起病常隐匿，早期可无特异性症状、体征，根据是否出现黄疸、腹腔积液等临床表现和食管静脉出血、肝性脑病等并发症，可将肝硬化分为代偿期和失代偿期。

（一）代偿期肝硬化

代偿期肝硬化患者无特异性症状，常在体检或手术中发现。可有食欲缺乏、乏力、消化不良、腹泻等非特异性症状。临床表现同慢性肝炎，鉴别常需依赖肝病理。

（二）失代偿期肝硬化

1. 症状

食欲缺乏，有时伴恶心、呕吐、乏力、腹胀、腹痛，常为肝区隐痛、腹泻、体重减轻，可出现牙龈、鼻腔出血、皮肤黏膜紫斑或出血点，女性常有月经过多等出血倾向。内分泌系统失调：男性有性功能减退，男性乳房发育，女性常有闭经及不孕；糖尿病发病率增加，表现为高血糖、糖耐量试验异常、高胰岛素血症和外周性胰岛素抵抗。进展性肝硬化伴严重肝细胞功能衰竭患者常发生低血糖。出现昼夜颠倒、嗜睡、兴奋等神经精神症状。

2. 体征

常呈慢性病容，面色黝黑，面部有毛细血管扩张、口角炎等。皮肤表现常见血管蛛、肝掌，可出现男性乳房发育，胸、腹壁皮下静脉可显露或曲张，甚至脐周静脉突起形成水母头状，静脉可听到静脉杂音。黄疸常提示病程已达到中期，随着病变进展而加重。1/3 患者常有不规则发热，与病情活动及感染有关。腹腔积液、肝性胸腔积液、下肢水肿常发生在晚期患者。肝在早期肿大，晚期坚硬缩小、肋下常不易触及。35%～50%患者有脾大，常为中度，少数重度。

三、辅助检查

(一) 血常规检查

代偿期多在正常范围。失代偿期，由于出血、营养不良、脾功能亢进可发生轻重不等的贫血。有感染时白细胞计数可升高，脾功能亢进者白细胞计数和血小板计数均减少。

(二) 尿常规

一般在正常范围，乙型肝炎肝硬化合并乙肝相关性肾炎时尿蛋白阳性。胆汁淤积引起的黄疸尿胆红素阳性，尿胆原阴性。肝细胞损伤引起的黄疸，尿胆原亦增加。

(三) 粪常规

消化道出血时出现肉眼可见的黑便，门脉高压性胃病引起的慢性出血，粪潜血试验阳性。

(四) 肝功能试验

1. 血清胆红素

失代偿期可出现结合胆红素和总胆红素升高，胆红素的持续升高是预后不良的重要指标。

2. 蛋白质代谢

在肝功能明显减退时，清蛋白合成减少。肝硬化时常有球蛋白升高，蛋白电泳也可显示清蛋白降低，γ 球蛋白显著增高和 β 球蛋白轻度升高。

3. 凝血酶原时间

晚期肝硬化及肝细胞损害时凝血酶原时间明显延长，如用维生素 K 后不能纠正，更说明有功能的肝细胞减少。

4. 血清酶学检查

(1) 谷丙转氨酶（ALT）和谷草转氨酶（AST）：肝细胞受损时，ALT 升高，肝细胞坏死时，AST 升高；肝硬化患者这两种转氨酶不一定升高，但肝硬化活动时可升高；乙醇性肝硬化患者 AST/ALT≥2。

(2) γ-谷氨酰转肽酶（γ-GT）：90%肝硬化患者可升高，尤其以 PBC 和乙醇性肝硬化升高更明显，合并肝癌时明显升高。③血清碱性磷酸酶（ALP）：70%的肝硬化患者可升高，并发肝癌时常明显升高。

5. 反映肝纤维化的血清学指标

（1）Ⅲ型前胶原氨基末端肽（PⅢP）：测定血清中PⅢP可以间接了解肝脏胶原的合成代谢。肝硬化活动时，PⅢP升高。

（2）Ⅳ型胶原：肝纤维化时Ⅳ型胶原升高，两者相关性优于其他指标。

（3）玻璃酸：肝硬化患者血清玻璃酸升高。

（4）层粘连蛋白：与肝纤维化有良好的相关性。

6. 脂肪代谢

代偿期患者，血中胆固醇正常或偏低，失代偿期总胆固醇特别是胆固醇酯明显降低。

7. 定量肝功能试验

（1）吲哚菁试验（ICG）：检测肝细胞对染料清除情况以反映肝细胞储备功能，是临床初筛肝病患者较有价值和实用的试验。

（2）利多卡因代谢产物生成试验（MEGX）：本试验反映肝细胞代谢功能，能预测患者预后。

（五）血清免疫学检查

1. 甲胎蛋白（AFP）

肝硬化活动时，AFP可升高。并发原发性肝癌时明显升高，如转氨酶正常而AFP持续升高，须怀疑原发性肝癌。

2. 病毒性肝炎标记的测定

疑肝硬化者须测定乙、丙、丁肝炎标记以明确病因。肝硬化有活动时应做甲、乙、丙、丁、戊型标记及CMV、EB病毒抗体测定，以明确有无重叠感染。

3. 血清抗线粒体抗体、抗平滑肌抗体、抗核抗体

前者在PBC患者阳性率95%，后两者阳性提示自身免疫性肝病。

（六）影像学检查

1. 超声检查

B超检查可发现肝表面不光滑或凹凸不平，肝叶比例失调，多呈右叶萎缩和左叶、尾叶增大，肝实质回声不均匀增强，肝静脉管腔狭窄、粗细不等。门脉高压症声像图改变，表现为脾大、门静脉扩张和门腔侧支开放，部分患者还可探及腹腔积液。多普勒检查可发现门腔侧支开放、门静脉血流速率降低和门静脉血流倒逆等改变。

2. CT

CT表现为肝叶比例失调、肝裂增宽和肝门区扩大，肝脏密度高低不均。还可见脾大、门静脉扩张和腹腔积液等门脉高压症表现。

3. 放射性核素显像

^{99m}Tc-经直肠放射性核素扫描测定的心/肝比值能间接反映门静脉高压和门体

分流程度，对诊断有一定意义，正常值为0.26。肝硬化患者一般在0.6以上，伴门脉高压者常＞1。

4. 上消化道钡剂摄片

本检查可发现食管及胃底静脉曲张征象，食管静脉曲张呈蚀状或蚯蚓状充盈缺损，胃底静脉曲张呈菊花样缺损。但诊断的敏感性不如胃镜检查。

（七）特殊检查

1. 胃镜检查

本检查可直接观察并确定食管及胃底有无静脉曲张，了解其曲张程度和范围，并可确定有无门脉高压性胃病。

2. 腹腔镜检查

本检查可见肝表面高低不平，有大小不等的结节和纤维间隔，边缘锐利不规则，包膜增厚，脾大，圆韧带血管充血和腹膜血管曲张。

3. 肝活组织检查

本检查对肝硬化，特别是早期肝硬化确定诊断和明确病因有重要价值。

4. 门静脉测压

经颈静脉测定肝静脉楔入压以及肝静脉游离压，两者差为HVPG，可代表门静脉压力。正常值0.7～0.8 kPa（5～6 mmHg），肝硬化门脉高压患者一般为2.7 kPa（20 mmHg），食管静脉曲张及出血者均＞1.6 kPa（12 mmHg），腹腔积液者均＞1.1 kPa（8 mmHg）。门静脉压力的测定是评价降门脉压力药物疗效的金标准。

5. 腹腔积液检查

检查腹腔积液的性质，包括颜色、比重、蛋白含量、细胞分类、腺苷脱氨酶（ADA）、血与腹腔积液LDH、细菌培养及内毒素测定。还应测定血清－腹腔积液清蛋白梯度（SAAG），如＞11 g/L提示门静脉高压。

四、诊断和鉴别诊断

（一）诊断

主要依据为：①有病毒性肝炎、长期饮酒等有关病史。②有肝功能减退和门静脉高压症的临床表现。③肝质地坚硬有结节感。④肝功能试验常有阳性发现。⑤肝活组织检查见假小节形成。

（二）鉴别诊断

1. 肝、脾大与血液病、代谢性疾病的肝脾大鉴别

早期肝硬化与慢性肝炎的鉴别须做肝活检。

2. 腹腔积液的鉴别诊断

（1）肝硬化腹腔积液为漏出液。SAAG＞11 g/L，患者常有血管蛛、肝掌、

腹壁静脉曲张、脾大，合并自发性腹膜炎为渗出液，以中性粒细胞增多为主。

（2）结核性腹膜炎为渗出液。腹腔积液白细胞增多，以淋巴细胞为主，腹腔积液蛋白＞3.5 g/L，伴 ADA 增高。SAAG％11 g/L，抗酸杆菌可阳性，患者常有发热、严重营养不良、CT、B 超提示腹膜增厚，腹膜活检可确诊。

（3）肿瘤性腹腔积液比重介于渗出液和漏出液之间。腹腔积液 LDH/血 LDH＞1，可找到肿瘤细胞。腹腔积液可为血性，SAAG％11 g/L，扪及脐部硬结节及左锁骨上淋巴结均提示恶性肿瘤转移。

（4）恶性乳糜性腹腔积液：常常提示转移性癌，特别是淋巴瘤。

（5）缩窄性心包炎：患者常有奇脉、X 线片可见心包钙化、心脏超声可诊断。

（6）肾病综合征：引起腹腔积液者常有全身水肿、蛋白尿。

（7）胰性腹腔积液：量较少、伴急性胰腺炎，腹腔积液淀粉酶＞100 U/L。

（三）并发症的诊断和鉴别诊断

1. 胃底食管静脉破裂出血

表现为呕血、黑便，常为上消化道大出血。在大出血暂停、血压稳定后，急症胃镜检查（一般在入院后 6 小时内）可以明确出血部位和原因，鉴别是胃底食管静脉破裂出血还是门静脉高压性胃病或溃疡病引起。

2. 感染

发热的肝硬化患者需要确定有无感染以及感染的部位和病原。应摄 X 线胸片、做痰培养、中段尿培养、血培养，有腹腔积液者进行腹腔积液检查，以明确有无肺部、胆管、泌尿道及腹腔积液感染。患者在短期内腹腔积液迅速增加，伴腹痛、腹胀、发热、腹腔积液检查白细胞计数＞500/mm³ 或中性白细胞计数＞250/mm³，就应高度怀疑自发性细菌性腹膜炎（SBP），腹腔积液和血鲎试验及血细菌培养可阳性，常为革兰氏阴性菌。少数患者可无腹痛，患者可出现低血压或休克（革兰氏阴性菌败血症）。

3. 肝肾综合征

顽固性腹腔积液患者出现少尿、无尿、氮质血症、低血钠、低尿钠，考虑出现肝肾综合征。应当注意的是应与利尿药、乳果糖过度使用、非甾体类消炎药、环孢素 A 和氨基糖苷类药物的应用引起的医源性肾衰竭区分开来。

4. 原发性肝癌

患者出现肝进行性大、质地坚硬伴结节、肝区疼痛、有或无血性腹腔积液、无法解释的发热要考虑此症，血清甲胎蛋白持续升高或 B 超提示肝占位病变时应高度怀疑，CT 有助确诊。

五、治疗

（一）一般治疗

代偿期患者可参加轻工作，失代偿期尤其出现并发症患者卧床休息。营养疗法对于肝硬化患者特别是营养不良者降低病残率及病死率有作用。应给予富含维生素、易消化的食物，严禁饮酒。可食瘦肉、河鱼、豆制品、牛奶、豆浆、蔬菜和水果。食管静脉曲张者应禁食坚硬粗糙食物。

（二）药物治疗

目前尚无肯定有效的逆转肝硬化的药物。活血化瘀软坚散的中药，如丹参、桃仁提取物、虫草菌丝以及丹参、黄芪为主的复方和甘草酸制剂均可用于早期肝硬化的抗纤维化治疗，并已取得一定疗效。

（三）腹腔积液治疗

（1）寻找诱发因素：新近出现腹腔积液或腹腔积液量显著增加时首先要寻找诱发因素，例如，过多摄入钠盐、用利尿药依从性不好、重叠感染、肝功能损害加重、门静脉血栓形成、原发性肝癌等，找到诱发因素后，可作相应处理。

（2）控制水和钠盐的摄入：对有轻度钠潴留、尿钠排泄 $>25~\mu mol/d$、肾功能正常、新近出现腹腔积液者，钠的摄入量限制在 800 mg（2 g NaCl）可达到钠的负平衡而使腹腔积液减少。应用利尿药时，可适度放开钠摄入，中重度钠潴留者理论上应限钠 <20 mmol/d。低钠血症（<125 mmol/L）患者，应限制水的摄入（$800\sim1000$ mL/d）。

（3）利尿药的应用：经限钠饮食和卧床休息腹腔积液仍不消退者须应用利尿药，利尿药选用醛固酮拮抗药——螺内酯 100 mg/d 加上襻利尿药呋塞米 40 mg/d作为起始剂量，服药后 7 天起调整剂量，体重减轻 <1.5 kg/w 应增加利尿药量，直到螺内酯 400 mg/d、呋塞米 160 mg/d。利尿药也不应过量使用，一般而言对于有腹腔积液并有外周水肿者用利尿药后体重下降不能 <1 kg/d，仅有腹腔积液者，体重下降不能 >0.5 kg/d。利尿药的不良反应有水电解质紊乱、肾衰竭、肝性脑病、男性乳房发育等。如出现肝性脑病、低钠血症（血钠 <120 mmol/L），肌酐 >120 mmol/L 应停用利尿药。

（4）提高血浆胶体渗透压：低蛋白血症患者，每周定期输注清蛋白、血浆可提高血浆胶体渗透压，促进腹腔积液消退。

（5）对于难治性大量腹腔积液患者，如无其他并发症（肝性脑病、上消化道出血、感染）、肝储备功能为 Child A、B 级，无出血倾向（凝血酶原时间 $>40\%$，血小板计数 $>40\times10^9/L$）可于 $1\sim2$ 小时内抽排腹腔积液 $4\sim6$ L，同时补充人血清蛋白 $6\sim8$ g/L 腹腔积液，以维持有效血容量，防止血液循环紊乱。一次排放后仍有腹腔积液者可重复进行，该方法腹腔积液消除率达 96.5%。排放腹腔积液后用螺内酯维持治疗者腹腔积液再出现率明显低于不用者。

（6）自身腹腔积液浓缩回输：在严格无菌情况下，将腹腔积液尽可能多地抽到无菌输液器，经特殊装置，去除腹腔积液中水分及小分子毒性物质，回收腹腔积液中清蛋白等成分通过外周静脉回输给患者，一般可浓缩 $7\sim10$ 倍。

（四）并发症的治疗

胃底食管静脉破裂出血是肝硬化严重并发症和死亡的主要原因，应予以积极抢救。措施如下：①密切监测生命体征及出血情况。必要时输血。用缩血管药物，降门脉压力，从而达到止血效果。常用药物为神经垂体素（VP）0.4 U/min 静脉点滴，有心血管疾病者禁用，合并使用硝酸甘油（舌下含化或静脉滴注）可减少不良反应，增加降门脉压力作用。施他宁、奥曲肽止血率较高，不良反应较少。②气囊压迫术。使用三腔管对胃底和食管下段作气囊填塞。常用于药物止血失败者。这项暂时止血措施，可为急救治疗赢得时间，应在止血后 12 小时内转入内镜治疗。③内镜治疗。经过抗休克和药物治疗血流动力学稳定者应立即送去做急症内镜，以明确上消化道出血原因及部位。如果仅有食管静脉曲张，还在活动性出血者，应予以内镜下注射硬化剂止血。止血成功率 90%，明显优于单纯用药治疗者。如果已无活动性出血，可对食管中下段曲张的静脉用皮圈进行套扎。如果是胃底静脉出血，宜注射组织黏合剂。④急症手术。上述急症治疗后仍出血不止，患者肝脏储备功能为 Child-Pugh A 级者可行断流术。⑤介入治疗。上述患者如无手术条件者可行 TIPS 作为救命的措施。术后门脉压力下降，止血效果好，但易发生肝性脑病和支架堵塞。

第二章 循环系统疾病

第一节 不稳定型心绞痛

一、定义

临床上将原来的初发型心绞痛、恶化型心绞痛和各型自发性心绞痛广义地统称为不稳定型心绞痛（UAP）。其特点是疼痛发作频率增加、程度加重、持续时间延长、发作诱因改变，甚至休息时亦出现持续时间较长的心绞痛。含化硝酸甘油效果差，或无效。本型心绞痛介于稳定型心绞痛和急性心肌梗死之间，易发展为心肌梗死，但无心肌梗死的心电图及血清酶学改变。

不稳定型心绞痛是介于稳定型心绞痛和急性心肌梗死之间的一组临床心绞痛综合征。有学者认为除了稳定的劳力性心绞痛为稳定型心绞痛外，其他所有的心绞痛均属于不稳定型心绞痛，包括初发劳力型心绞痛、恶化劳力型心绞痛、卧位型心绞痛、夜间发作的心绞痛、变异型心绞痛、梗死前心绞痛、梗死后心绞痛和混合型心绞痛。如果劳力性和自发性心绞痛同时发生在一个患者身上，则称为混合型心绞痛。

不稳定型心绞痛具有独特的病理生理机制及临床预后，如果得不到恰当及时的治疗，可能发展为急性心肌梗死。

二、病因及发病机制

目前认为有 5 种因素与产生不稳定型心绞痛有关，它们相互关联。

(一) 冠脉粥样硬化斑块上有非阻塞性血栓

此为最常见的发病原因，冠脉内粥样硬化斑块破裂诱发血小板聚集及血栓形成，血栓形成和自溶过程的动态不平衡过程，导致冠脉发生不稳定的不完全性阻塞。

(二) 动力性冠脉阻塞

在冠脉器质性狭窄基础上，病变局部的冠脉发生异常收缩、痉挛导致冠脉功能性狭窄，进一步加重心肌缺血，产生不稳定型心绞痛。这种局限性痉挛与内皮细胞功能紊乱、血管收缩反应过度有关，常发生在冠脉粥样硬化的斑块部位。

(三) 冠状动脉严重狭窄

冠脉以斑块导致的固定性狭窄为主，不伴有痉挛或血栓形成，见于某些冠脉斑块逐渐增大、管腔狭窄进行性加重的患者，或 PCI 术后再狭窄的患者。

（四）冠状动脉炎症

近年来研究认为斑块发生破裂与其局部的炎症反应有十分密切的关系。在炎症反应中感染因素可能也起一定作用，其感染物可能是巨细胞病毒和肺炎衣原体。这些患者炎症递质标志物水平检测常有明显增高。

（五）全身疾病加重的不稳定型心绞痛

在原有冠脉粥样硬化性狭窄基础上，由于外源性诱发因素影响冠脉血管导致心肌氧的供求失衡，心绞痛恶化加重。常见原因有：①心肌需氧增加，如发热、心动过速、甲状腺功能亢进等。②冠脉血流减少，如低血压、休克。③心肌氧释放减少，如贫血、低氧血症。

三、临床表现

（一）症状

临床上不稳定型心绞痛可表现为新近发生（1个月内）的劳力型心绞痛，或原有稳定型心绞痛的主要特征近期内发生了变化，如心前区疼痛发作更频繁、程度更严重、时间也延长，轻微活动甚至在休息也发作。少数不稳定型心绞痛患者可无胸部不适表现，仅表现为颌、耳、颈、臂或上胸部发作性疼痛不适，或表现为发作性呼吸困难，其他还可表现为发作性恶心、呕吐、出汗和不能解释的疲乏症状。

（二）体格检查

一般无特异性体征。心肌缺血发作时可发现反常的左室心尖冲动，听诊有心率增快和第一心音减弱，可闻及第三心音、第四心音或二尖瓣反流性杂音。当心绞痛发作时间较长，或心肌缺血较严重时，可发生左室功能不全的表现，如双肺底细小水泡音，甚至急性肺水肿或伴低血压。也可发生各种心律失常。

体检的主要目的是努力寻找诱发不稳定型心绞痛的原因，如难以控制的高血压、低血压、心律失常、梗阻性肥厚型心肌病、贫血、发热、甲状腺功能亢进、肺部疾病等，并确定心绞痛对患者血流动力学的影响，如对生命体征、心功能、乳头肌功能或二尖瓣功能等的影响，这些体征的存在高度提示预后不良。

体检对胸痛患者的鉴别诊断至关重要，有几种疾病状态如得不到及时准确诊断，即可能出现严重后果。如背痛、胸痛、脉搏不整，心脏听诊发现主动脉瓣关闭不全的杂音，提示主动脉夹层破裂，心包摩擦音提示急性心包炎，而奇脉提示心脏压塞，气胸表现为气管移位、急性呼吸困难、胸膜疼痛和呼吸音改变等。

（三）临床类型

1. 静息心绞痛

心绞痛发生在休息时，发作时间较长，含服硝酸甘油效果欠佳，病程1个月以内。

2. 初发劳力型心绞痛

新近发生的严重心绞痛（发病时间在 1 个月以内），CCS（加拿大心脏病学会的劳力型心绞痛分级标准，表 2-1）分级Ⅲ级以上的心绞痛为初发性心绞痛，尤其注意近 48 小时内有无静息心绞痛发作及其发作频率变化。

表 2-1   加拿大心脏病学会的劳力型心绞痛分级标准

分级	特点
Ⅰ	一般日常活动例如走路、登楼不引起心绞痛，心绞痛发生在剧烈、速度快或长时间的体力活动或运动后
Ⅱ	日常活动轻度受限，心绞痛发生在快步行走、登楼、餐后行走、冷空气中行走、逆风行走或情绪波动后活动
Ⅲ	日常活动明显受限，心绞痛发生在路一般速度行走时
Ⅳ	轻微活动即可诱发心绞痛患者不能做任何体力活动，但休息时无心绞痛发作

3. 恶化劳力型心绞痛

既往诊断的心绞痛，最近发作次数频繁、持续时间延长或痛阈降低（CCS 分级增加Ⅰ级以上或 CCS 分级Ⅲ级以上）。

4. 心肌梗死后心绞痛

急性心肌梗死 24 小时以后至 1 个月内发生的心绞痛。

5. 变异型心绞痛

休息或一般活动时发生的心绞痛，发作时心电图（ECG）显示暂时性 ST 段抬高。

四、辅助检查

（一）心电图

不稳定型心绞痛患者中，常有伴随症状而出现的短暂的 ST 段偏移伴或不伴有 T 波倒置，但不是所有不稳定型心绞痛患者都发生这种 ECG 改变。ECG 变化随着胸痛的缓解而常完全或部分恢复。症状缓解后，ST 段抬高或降低、或 T 波倒置不能完全恢复，是预后不良的标志。伴随症状产生的 ST 段、T 波改变持续超过 12 小时者可能提示非 ST 段抬高心肌梗死。此外临床表现拟诊为不稳定型心绞痛的患者，胸导联 T 波呈明显对称性倒置（$\geqslant 0.2$ mV），高度提示急性心肌缺血，可能系前降支严重狭窄所致。胸痛患者 ECG 正常也不能排除不稳定型心绞痛可能。若发作时倒置的 T 波呈伪性改变（假正常化），发作后 T 波恢复原倒置状态；或以前心电图正常者近期内出现心前区多导联 T 波深倒，在排除非 Q 波性心肌梗死后结合临床也应考虑不稳定型心绞痛的诊断。

不稳定型心绞痛患者中有 75%～88% 的一过性 ST 段改变不伴有相关症状，为无痛性心肌缺血。动态心电图检查不仅有助于检出上述心肌缺血的动态变化，还可用于不稳定型心绞痛患者常规抗心绞痛药物治疗的评估以及是否需要进行冠状动脉造影和血管重建术的参考指标。

(二) 心脏生化标记物

心脏肌钙蛋白：肌钙蛋白复合物包括 3 个亚单位，即肌钙蛋白 T（TnT）、肌钙蛋白 I（TnI）和肌钙蛋白 C（TnC），目前只有 TnT 和 TnI 应用于临床。约有 35％不稳定型心绞痛患者显示血清 TnT 水平增高，但其增高的幅度与持续的时间与 AMI 有差别。AMI 患者 TnT>3 ng/mL 者占 88％，非 Q 波心肌梗死中仅占 17％，不稳定型心绞痛中无 TnT>3.0 ng/mL 者。因此，TnT 升高的幅度和持续时间可作为不稳定型心绞痛与 AMI 的鉴别诊断之参考。

不稳定型心绞痛患者 TnT 和 TnI 升高者较正常者预后差。临床怀疑不稳定型心绞痛者 TnT 定性试验为阳性结果者表明有心肌损伤（相当于 TnT>0.05 μg/L），但如为阴性结果并不能排除不稳定型心绞痛的可能性。

(三) 冠状动脉造影

目前仍是诊断冠心病的"金标准"。在长期稳定型心绞痛的基础上出现的不稳定型心绞痛常提示为多支冠脉病变，而新发的静息心绞痛可能为单支冠脉病变。冠脉造影结果正常提示可能是冠脉痉挛、冠脉内血栓自发性溶解、微循环系统异常等原因引起，或冠脉造影病变漏诊。

不稳定型心绞痛有以下情况时应视为冠脉造影强适应证：①近期内心绞痛反复发作，胸痛持续时间较长，药物治疗效果不满意者可考虑及时行冠状动脉造影，以决定是否急诊介入性治疗或急诊冠状动脉旁路移植术（CABG）。②原有劳力性心绞痛近期内突然出现休息时频繁发作者。③近期活动耐量明显减低，特别是低于 Bruce II 级或 4METs 者。④梗死后心绞痛。⑤原有陈旧性心肌梗死，近期出现由非梗死区缺血所致的劳力性心绞痛。⑥严重心律失常、LVEF<40％或充血性心力衰竭。

(四) 螺旋 CT 血管造影

近年来，多层螺旋 CT 尤其是 64 排螺旋 CT 冠状动脉成像（CTA）在冠心病诊断中正在推广应用。CTA 能够清晰显示冠脉主干及其分支狭窄、钙化、开口起源异常及桥血管病变。有资料显示，CTA 诊断冠状动脉病变的灵敏度 96.33％、特异度 98.16％，阳性预测值 97.22％，阴性预测值 97.56％。其中对左主干、左前降支病变及>75％的病变灵敏度最高，分别达到 100％和 94.4％。CTA 对冠状动脉狭窄病变、桥血管、开口畸形、支架管腔、斑块形态均显影良好，对钙化病变诊断率优于冠状动脉造影，阴性者可排除冠心病，阳性者应进一步行冠状动脉造影检查。另外，CTA 也可以作为冠心病高危人群无创性筛选检查及冠脉支架术后随访手段。

(五) 其他

其他非创伤性检查包括运动平板试验、运动放射性核素心肌灌注扫描、药物负荷试验、超声心动图等，也有助于诊断。通过非创伤性检查可以帮助决定冠状动脉造影单支临界性病变是否需要做介入性治疗，明确缺血相关血管，为血运重建治疗提供依据。同时可以提供有否存活心肌的证据，也可作为经皮腔内冠状动脉成形术（PTCA）后判断有否再狭窄的重要对比资料。但不稳定型心绞痛急性期应避免做任何形式的负荷试验，这些检查宜放在病情稳定后进行。

五、诊断

（一）诊断依据

对同时具备下述情形者，应诊断不稳定型心绞痛。

（1）临床新出现或恶化的心肌缺血症状表现（心绞痛、急性左心衰竭）或心电图心肌缺血图形。

（2）无或仅有轻度的心肌酶（肌酸激酶同工酶）或 TnT、TnI 增高（未超过 2 倍正常值），且心电图无 ST 段持续抬高。应根据心绞痛发作的性质、特点、发作时体征和发作时心电图改变以及冠心病危险因素等，结合临床综合判断，以提高诊断的准确性。心绞痛发作时心电图 ST 段抬高或压低的动态变化或左束支阻滞等具有诊断价值。

（二）危险分层

不稳定型心绞痛的诊断确立后，应进一步进行危险分层，以便于对其进行预后评估和干预措施的选择。

1. 中华医学会心血管分会关于不稳定型心绞痛的危险度分层

根据心绞痛发作情况，发作时 ST 段下移程度以及发作时患者的一些特殊体征变化，将不稳定型心绞痛患者分为高、中、低危险组（表 2-2）。

表 2-2　不稳定型心绞痛临床危险度分层

组别	心绞痛类型	发作时 ST 降低幅（mm）	持续时间（分钟）	肌钙蛋白 T 或 I
低危险组	初发、恶化劳力型，无静息时发作	≤1	<20	正常
中危险组	1 个月内出现的静息心绞痛，但 48 小时内无发作者（多数由劳力型心绞痛进展而来）或梗死后心绞痛	>1	<20	正常或轻度升高
高危险组	48 小时内反复发作静息心绞痛或梗死后心绞痛	>1	>20	升高

注：①陈旧性心肌梗死患者其危险度分层上调一级，若心绞痛是由非梗死区缺血所致时，应视为高危险组。②左心室射血分数（LVEF）<40%，应视为高危险组。③若心绞痛发作时并发左心功能不全、二尖瓣反流、严重心律失常或低血压 [SBP≤12 kPa（90 mmHg）]，应视为高危险组。④当横向指标不一致时，按危险度高的指标归类。例如：心绞痛类型为低危险组，但心绞痛发作时 ST 段压低>1 mm，应归入中危险组

2. 美国 ACC/AHA 关于不稳定型心绞痛/非 ST 段抬高心肌梗死危险分层
见表 2-3。

表 2-3　ACC/AHA 关于不稳定型心绞痛/非 ST 段抬高心肌梗死的危险分层

危险分层	高危 （至少有下列特征之一）	中危（无高危特点 但有以下特征之一）	低危（无高中危特点 但有下列特点之一）
①病史	近 48 小时内加重的缺血性胸痛发作	既往 MI、外周血管或脑血管病，或 CABG，曾用过阿司匹林	近 2 周内发生的 CCS 分级Ⅲ级或以上伴有高、中度冠脉病变可能者
②胸痛性质	静息心绞痛＞20 分钟	静息心绞痛＞20 分钟，现已缓解，有高、中度冠脉病变可能性，静息心绞痛＜20 分钟，经休息或含服硝酸甘油缓解	无自发性心绞痛＞20 分钟持续发作
③临床体征或发现	第三心音、新的或加重的奔马律，左室功能不全（EF＜40%），二尖瓣反流，严重心律失常或低血压［SBP≤12 kPa（90 mmHg）］或存在与缺血有关的肺水肿，年龄＞75 岁	年龄＞75 岁	
④ECG 变化	休息时胸痛发作伴 ST 段变化＞0.1 mV；新出现 Q 波，束支传导阻滞；持续性室性心动过速	T 波倒置＞0.2 mV，病理性 Q 波	胸痛期间 ECG 正常或无变化
⑤肌钙蛋白监测	明显增高（TnT 或 TnI＞0.1 μg/mL）	轻度升高（即 TnT＞0.01，但＜0.1 μg/mL）	正常

六、鉴别诊断

在确定患者为心绞痛发作后，还应对其是否稳定做出判断。

与稳定型心绞痛相比，不稳定型心绞痛症状特点是：①短期内疼痛发作频率增加、无规律；②程度加重；③持续时间延长；④发作诱因改变或不明显，甚至休息时亦出现持续时间较长的心绞痛；⑤含化硝酸甘油效果差，或无效；⑥或出现了新的症状如呼吸困难、头晕甚至昏厥等。不稳定型心绞痛的常见临床类型包括初发劳力型心绞痛、恶化劳力型心绞痛、卧位型心绞痛、夜间发作的心绞痛、变异型心绞痛、梗死前心绞痛、梗死后心绞痛和混合型心绞痛。

临床上，常将不稳定型心绞痛和非 ST 段抬高心肌梗死（NSTEMI）以及 ST 段抬高心肌梗死（STEMI）统称为急性冠脉综合征。

不稳定型心绞痛和非 ST 段抬高心肌梗死（NSTEMI）是在病因和临床表现上相似、但严重程度不同而又密切相关的两种临床综合征，其主要区别在于缺血是否严重到导致足够量的心肌损害，以至于能检测到心肌损害的标记物肌钙蛋白（TnI、TnT）或肌酸激酶同工酶（CK-MB）水平升高。如果反映心肌坏死的标记物在正常范围内或仅轻微增高（未超过2倍正常值），就诊断为不稳定型心绞痛，而当心肌坏死标记物超过正常值2倍时，则诊断为NSTEMI。

不稳定型心绞痛和ST段抬高心肌梗死（STEMI）的区别，在于后者在胸痛发作的同时出现典型的ST段抬高并具有相应的动态改变过程和心肌酶学改变。

七、治疗

不稳定型心绞痛的治疗目标是控制心肌缺血发作和预防急性心肌梗死。治疗措施包括内科药物治疗、冠状动脉介入治疗（PCI）和外科冠状动脉旁路移植手术（CABG）。

不稳定型心绞痛的危险分层和治疗过程可以参考以下示意图（图2-1）。

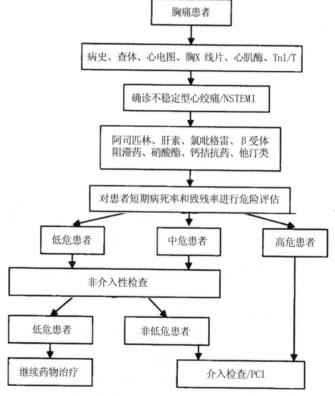

图 2-1　不稳定型心绞痛/非 ST 段抬高心肌梗死危险分层和处理流程

（一）一般治疗

对于符合不稳定型心绞痛诊断的患者应及时收住院治疗（最好收入监护病房），急性期卧床休息1～3天，吸氧，持续心电监测。对于低危险组患者留观期间未再发生心绞痛，心电图也无缺血改变，无左心衰竭的临床证据，留观 12～24 小时期间未发现有 CK-MB 升高，TnT 或 TnI 正常者，可在留观 24～48 小时后出院。对于中危或高危组的患者特别是 TnT 或 TnI 升高者，住院时间相对延长，内科治疗亦应强化。

（二）药物治疗

1. 控制心绞痛发作

（1）硝酸酯类。硝酸甘油主要通过扩张静脉，减轻心脏前负荷来缓解心绞痛发作。心绞痛发作时应舌下含化硝酸甘油，初次含硝酸甘油的患者以先含 0.5 mg 为宜。对于已有含服经验的患者，心绞痛发作时若含 0.5 mg 无效，可在 3～5 分钟追加 1 次，若连续含硝酸甘油 1.5～2 mg 仍不能控制疼痛症状，需应用强镇痛药以缓解疼痛，并随即采用硝酸甘油或硝酸异山梨酯静脉滴注，硝酸甘油的剂量以 5 μg/min 开始，以后每 5～10 分钟增加 5 μg/min，直至症状缓解或收缩压降低 1.3 kPa（10 mmHg），最高剂量一般不超过 80～100 μg/min，一旦患者出现头痛或血压降低［SBP<12 kPa（90 mmHg）］应迅速减少静脉滴注的剂量。维持静脉滴注的剂量以 10～30 μg/min 为宜。对于中危和高危险组的患者，硝酸甘油持续静脉滴注 24～48 小时即可，以免产生耐药性而降低疗效。

常用口服硝酸酯类药物：心绞痛缓解后可改为硝酸酯类口服药物。常用药物有硝酸异山梨酯（消心痛）和 5-单硝酸异山梨酯。硝酸异山梨酯作用的持续时间为 4～5 小时，故以每日 3～4 次口服为妥，对劳力性心绞痛患者应集中在白天给药。5-单硝酸异山梨酯可采用每日 2 次给药。若白天和夜间或清晨均有心绞痛发作者，硝酸异山梨酯可每 6 小时给药 1 次，但宜短期治疗以避免耐药性。对于频繁发作的不稳定型心绞痛患者口服硝酸异山梨酯短效药物的疗效常优于服用 5-单硝类的长效药物。硝酸异山梨酯的使用剂量可以从 10 mg/次开始，当症状控制不满意时可逐渐加大剂量，一般不超过 40 mg/次，只要患者心绞痛发作时口含硝酸甘油有效，即是增加硝酸异山梨酯剂量的指征，若患者反复口含硝酸甘油不能缓解症状，常提示患者有极为严重的冠状动脉阻塞病变，此时即使加大硝酸异山梨酯剂量也不一定能取得良好效果。

（2）β-受体阻滞药：通过减慢心率、降低血压和抑制心肌收缩力而降低心肌耗氧量，从而缓解心绞痛症状，对改善近、远期预后有益。

β-受体阻滞药对不稳定型心绞痛患者控制心绞痛症状以及改善其近、远期预后均有好处，除有禁忌证外，主张常规服用。首选具有心脏选择性的药物，如阿替洛尔、美托洛尔和比索洛尔等。除少数症状严重者可采用静脉推注 β-受体阻滞药外，一般主张直接口服给药。剂量应个体化，根据症状、心率及血压情况调整剂量。阿替洛尔常用剂量为 12.5～25 mg，每日 2 次；美托洛尔常用剂量为 25～50 mg，每日 2 或 3 次；比索洛尔常用剂量为 5～10 mg，每日 1 次；不伴有劳力性心绞痛的变异性心绞痛不主张使用。

（3）钙拮抗药：通过扩张外周血管和解除冠状动脉痉挛而缓解心绞痛，也能改善心室舒张功能和心室顺应性。非二氢吡啶类有减慢心率和减慢房室传导作用。常用药物有以下两类。①二氢吡啶类钙拮抗药：硝苯地平对缓解冠状动脉痉挛有独到的效果，故为变异性心绞痛的首选用药，一般剂量为 10～20 mg，每 6 小时 1 次，若仍不能有效控制变异性心绞痛的发作还可与地尔硫䓬合用，以产生更强的解除冠状动脉痉挛的作用，当病情稳定后可改为缓释和控释制剂。对合并高血压病者，应与 β-受体阻滞药合用。②非二氢吡啶类钙拮抗药：地尔硫䓬有减慢心率、降低心肌收缩力的作用，故较硝苯地平更常用于控制心绞痛发作。一般使用剂量为 30～60 mg，每日 3～4 次。该药可与硝酸酯类合用，亦可与 β-受体阻滞药合用，但与后者合用时需密切注意心率和心功能变化。

如心绞痛反复发作，静脉滴注硝酸甘油不能控制时，可试用地尔硫䓬短期静脉滴注，使用方法为 5～15 $\mu g/$（kg·min），可持续静脉滴注 24～48 小时，在静脉滴注过程中需密切观察心率、血压的变化，如静息心率低于 50/min，应减少剂量或停用。

钙离子通道阻滞药用于控制下列患者的进行性缺血或复发性缺血症状：①已经使用足量硝酸酯类和 β-受体阻滞药的患者。②不能耐受硝酸酯类和 β-受体阻滞药的患者。③变异性心绞痛的患者。因此，对于严重不稳定型心绞痛患者常需联合应用硝酸酯类、β-受体阻滞药和钙拮抗药。

2. 抗血小板治疗

阿司匹林为首选药物。急性期剂量应在 150～300 mg/d，可达到快速抑制血小板聚集的作用，3 天后可改为小剂量即 50～150 mg/d 维持治疗，对于存在阿司匹林禁忌证的患者，可采用氯吡格雷替代治疗，使用时应注意经常检查血常规，一旦出现明显白细胞或血小板计数降低应立即停药。

（1）阿司匹林：阿司匹林对不稳定型心绞痛治疗目的是通过抑制血小板的环氧化酶快速阻断血小板中血栓素 A_2 的形成。因小剂量阿司匹林（50～75 mg）需数天才能发挥作用。故目前主张：①尽早使用，一般应在急诊室服用第一次。②为尽快达到治疗性血药浓度，第一次应采用咀嚼法，促进药物在口腔颊部黏膜吸收。③剂量 300 mg，每日 1 次，3 天后改为 100 mg，每日 1 次，很可能需终身服用。

（2）氯吡格雷：为第二代抗血小板聚集的药物，通过选择性地与血小板表面腺苷酸环化酶耦联的 ADP 受体结合而不可逆地抑制血小板的聚集，且不影响阿司匹林阻滞的环氧化酶通道，与阿司匹林合用可明显增加抗凝效果，对阿司匹林过敏者可单独使用。噻氯匹啶的最严重不良反应是中性粒细胞减少，见于连续治疗 2 周以上的患者，易出现血小板减少和出血时间延长，亦可引起血栓性血小板减少性紫癜,而氯吡格雷则不明显,目前在临床上已基本取代噻氯匹啶。目前对于不稳定型心绞痛患者和接受介入治疗的患者多主张强化血小板治疗,即二联抗血小板治疗,在常规服用阿司匹林的基础上立即给予氯吡格雷治疗至少1个月,亦可延长至9个月。

(3)血小板糖蛋白Ⅱb/Ⅲa受体抑制药:为第三代血小板抑制药,主要通过占据血小板表面的糖蛋白Ⅱb/Ⅲa受体,抑制纤维蛋白原结合而防止血小板聚集。但其口服制剂疗效及安全性令人失望。静脉制剂主要有阿昔单抗和非抗体复合物替洛非班等,其在注射停止后数小时作用消失。目前临床常用药物有盐酸替罗非班注射液,是一种非肽类的血小板糖蛋白Ⅱb/Ⅲa受体的可逆性拮抗药,能有效地阻止纤维蛋白原与血小板表面的糖蛋白Ⅱb/Ⅲa受体结合,从而阻断血小板的交联和聚集。盐酸替罗非班对血小板功能的抑制的时间与药物的血浆浓度相平行,停药后血小板功能迅速恢复到基线水平。在不稳定型心绞痛患者盐酸替罗非班静脉输注可分两步,在肝素和阿司匹林应用条件下,可先给予负荷量0.4 μg/(kg·min)(30分钟),而后以0.1 μg/(kg·min)维持静脉点滴48小时。对于高度血栓倾向的冠脉血管成形术患者盐酸替罗非班两步输注方案为负荷量10 μg/kg于5分钟内静脉推注,然后以0.15 μg/(kg·min)维持16~24小时。

3. 抗凝血酶治疗

目前临床使用的抗凝药物有普通肝素、低分子肝素和水蛭素,其他人工合成或口服的抗凝药正在研究或临床观察中。

(1)普通肝素:是常用的抗凝药,通过激活抗凝血酶而发挥抗栓作用,静脉滴注肝素会迅速产生抗凝作用,但个体差异较大,故临床需化验部分凝血活酶时间(APTT)。一般将APTT延长至60~90秒作为治疗窗口。多数学者认为,在ST段不抬高的急性冠状动脉综合征,治疗时间为3~5天,具体用法为75 U/kg体重,静脉滴注维持,使APTT在正常的1.5~2倍。

(2)低分子肝素:低分子肝素是由普通肝素裂解制成的小分子复合物,分子量在2500~7000,具有以下特点:抗凝血酶作用弱于肝素,但保持了抗因子Ⅹa的作用,因而抗因子Ⅹa和凝血酶的作用更加均衡;抗凝效果可以预测,不需要检测APTT;与血浆和组织蛋白的亲和力弱,生物利用度高;皮下注射,给药方便;促进更多的组织因子途径抑制物生成,更好地抑制因子Ⅶ和组织因子复合物,从而增加抗凝效果等。许多研究均表明低分子肝素在不稳定型心绞痛和非ST段抬高心肌梗死的治疗中起作用至少等同或优于经静脉应用普通肝素。低分子肝素因生产厂家不同而规格各异,一般推荐量按不同厂家产品以千克体重计算皮下注射,连用一周或更长。

(3)水蛭素:是从药用水蛭唾液中分离出来的第一个直接抗凝血酶制药,通过重组技术合成的是重组水蛭素。重组水蛭素理论上优点有：无须通过 AT-Ⅲ激活凝血酶；不被血浆蛋白中和；能抑制凝血块黏附的凝血酶；对某一剂量有相对稳定的 APTT，但主要经肾脏排泄，在肾功能不全者可导致不可预料的蓄积。多数试验证实水蛭素能有效降低死亡与非致死性心肌梗死的发生率，但出血危险有所增加。

（4）抗血栓治疗的联合应用。①阿司匹林加 ADP 受体拮抗药：阿司匹林与 ADP 受体拮抗药的抗血小板作用机制不同，一般认为，联合应用可以提高疗效。CURE 试验表明，与单用阿司匹林相比，氯吡格雷联合使用阿司匹林可使死亡和非致死性心肌梗死降低 20%，减少冠状动脉重建需要和心绞痛复发。②阿司匹林加肝素：RISC 试验结果表明，男性非 ST 段抬高心肌梗死患者使用阿司匹林明显降低死亡或心肌梗死的危险，单独使用肝素没有受益，阿司匹林加普通肝素联合治疗的最初 5 天事件发生率最低。目前资料显示，普通肝素或低分子肝素与阿司匹林联合使用疗效优于单用阿司匹林；阿司匹林加低分子肝素等同于甚至可能优于阿司匹林加普通肝素。③肝素加血小板 GPⅡb/Ⅲa 抑制药：PUR-SUTT 试验结果显示，与单独应用血小板 GPⅡb/Ⅲa 抑制药相比，未联合使用肝素的患者事件发生率较高。目前多主张联合应用肝素与血小板 GPⅡb/Ⅲa 抑制药。由于两者连用可延长 APTT，肝素剂量应小于推荐剂量。④阿司匹林加肝素加血小板 GPⅡb/Ⅲa 抑制药：目前，合并急性缺血的非 ST 段抬高心肌梗死的高危患者，主张三联抗血栓治疗，是目前最有效地抗血栓治疗方案。持续性或伴有其他高危特征的胸痛患者及准备做早期介入治疗的患者，应给予该方案。

4. 调脂治疗

血脂增高的干预治疗除调整饮食、控制体重、体育锻炼、控制精神紧张、戒烟、控制糖尿病等非药物干预手段外，调脂药物治疗是最重要的环节。近代治疗急性冠脉综合征的最大进展之一就是 3-羟基-3 甲基戊二酰辅酶 A（HMGCoA）还原酶抑制药（他汀类）药物的开发和应用，该类药物除降低总胆固醇（TC）、低密度脂蛋白胆固醇（LDL-C）、三酰甘油（TG）和升高高密度脂蛋白胆固醇（HDL-C）外，还有缩小斑块内脂质核、加固斑块纤维帽、改善内皮细胞功能、减少斑块炎性细胞数目、防止斑块破裂等作用，从而减少冠脉事件，另外还能通过改善内皮功能减弱凝血倾向，防止血栓形成，防止脂蛋白氧化，起到了抗动脉粥样硬化和抗血栓作用。随着长期的大样本的实验结果出现，已经显示他汀类强化降脂治疗和 PTCA 加常规治疗可同样安全有效的减少缺血事件。所有他汀类药物均有相同的不良反应，即胃肠道功能紊乱、肌痛及肝损害，儿童、孕妇及哺乳期妇女不宜应用。常见他汀类降调脂药见表 2-4。

表 2-4　临床常见他汀类药物剂量

药物	常用剂量（mg）	用法
阿托伐他汀	10～80	每天 1 次，口服
辛伐他汀	10～80	每天 1 次，口服
洛伐他汀	20～80	每天 1 次，口服
普伐他汀	20～40	每天 1 次，口服
氟伐他汀	40～80	每天 1 次，口服

5. 溶血栓治疗

国际多中心大样本的临床试验（TIMI ⅢB）业已证明采用 AMI 的溶栓方法治疗不稳定型心绞痛反而有增加 AMI 发生率的倾向，故已不主张采用。至于小剂量尿激酶与充分抗血小板和抗凝血酶治疗相结合是否对不稳定型心绞痛有益，仍有待临床进一步研究。

6. 经皮冠状动脉介入治疗和外科手术治疗

在高危险组患者中如果存在以下情况之一则应考虑行紧急介入性治疗或 CABG。

（1）虽经内科加强治疗，心绞痛仍反复发作。

（2）心绞痛发作时间明显延长超过 1 小时，药物治疗不能有效缓解上述缺血发作。

（3）心绞痛发作时伴有血流动力学不稳定，如出现低血压、急性左心功能不全或伴有严重心律失常等。

不稳定型心绞痛的紧急介入性治疗的风险一般高于择期介入性治疗，故在决定之前应仔细权衡。紧急介入性治疗的主要目标是以迅速开通病变的血管，恢复其远端血流为原则，对于多支病变的患者，可以不必一次完成全部的血管重建。对于血流动力学不稳定的患者最好同时应用主动脉内球囊反搏，力求稳定高危患者的血流动力学。除以上少数不稳定型心绞痛患者外，大多数不稳定型心绞痛患者的介入性治疗宜放在病情稳定至少 48 小时后进行。

目前认为，当不稳定型心绞痛患者经积极的药物治疗或 PCI 治疗效果不满意或由于各种原因不能进行 PCI 时，可考虑冠脉搭桥术（CABG）治疗。对严重的多支病变和严重的主干病变、特别是左心室功能严重障碍的患者，应首先考虑 CABG。

7. 不稳定型心绞痛出院后的治疗

不稳定心绞痛患者出院后仍需定期门诊随诊。低危险组的患者 1～2 个月随访 1 次，中、高危险组的患者无论是否行介入性治疗都应 1 个月随访 1 次，如果病情无变化，随访半年即可。

UA 患者出院后仍需继续服阿司匹林、β-受体阻滞药。阿司匹林宜采用小剂量，每日 50～150 mg 即可，β-受体阻滞药宜逐渐增量至最大可耐受剂量。在冠心病的二级预防中阿司匹林和降胆固醇治疗是最重要的。降低胆固醇的治疗应参照国内降血脂治疗的建议，即血清胆固醇＞4.68 mmol/L（180 mg/dL）或低密度脂蛋白胆固醇＞2.6 mmol/L（100 mg/dL）均应服他汀类降胆固醇药物，并达到有效治疗的目标。血浆三酰甘油＞2.26 mmol/L（200 mg/dL）的冠心病患者一般也需要服降低三酰甘油的药物。其他二级预防的措施包括向患者宣教戒烟、治疗高血压和糖尿病、控制危险因素、改变不良的生活方式、合理安排膳食、适度增加活动量、减少体重等。

八、影响不稳定型心绞痛预后的因素

（一）左心室功能

左心室功能为最强的独立危险因素，左心室功能越差，预后也越差，因为这些患者的心脏很难耐受进一步的缺血或梗死。

（二）冠状动脉病变的部位和范围

左主干病变和右冠开口病变最具危险性，三支冠脉病变的危险性大于双支或单支者，前降支病变危险大于右冠或回旋支病变，近段病变危险性大于远端病变。

（三）年龄

年龄是一个独立的危险因素，主要与老年人的心脏储备功能下降和其他重要器官功能降低有关。

（四）合并其他器质性疾病或危险因素

不稳定型心绞痛患者如合并肾衰竭、慢性阻塞性肺疾患、糖尿病、高血压、高血脂、脑血管病以及恶性肿瘤等，均可影响不稳定型心绞痛患者的预后。其中肾功能状态还明显与 PCI 术预后有关。

第二节　稳定型心绞痛

稳定型心绞痛是由于劳力引起心肌耗氧量增加，而病变的冠状动脉不能及时调整和增加血流量，从而引起可逆性心肌缺血，但不引起心肌坏死。这是由于心肌供氧与耗氧之间暂时失去平衡而发生心肌缺血的临床症状，是在一定条件下冠状动脉所供应的血液和氧不能满足心肌需要的结果。本病多见于男性，多数患者年龄在 40 岁以上，常合并高血压、吸烟、糖尿病、脂质代谢异常等心血管疾病

危险因子。大多数为冠状动脉粥样硬化导致血管狭窄引起，还可由主动脉瓣病变、梅毒性主动脉炎、肥厚型心肌病、先天性冠状动脉畸形、风湿性冠状动脉炎、心肌桥等引起。

一、发病机制

心肌内没有躯体神经分布，因此机械性刺激并不引起疼痛。心肌缺血时产生痛觉的机制仍不明确。当冠状动脉的供氧与心肌的氧耗之间发生矛盾时，心肌急剧的、暂时的缺血缺氧，导致心肌的代谢产物如乳酸、丙酮酸、磷酸等酸性物质以及一些类似激肽的多肽类物质在心肌内大量积聚，刺激心脏内自主神经传入纤维末梢，经 1~5 胸交感神经节和相应的脊髓段，传至大脑，产生疼痛感觉。因此，与心脏自主神经传入处于相同水平脊髓段的脊神经所分布的区域，如胸骨后、胸骨下段、上腹部、左肩、左上肢内侧等部位可以出现痛觉，这就是牵涉痛产生的可能原因。由于心绞痛并非躯体神经传入，所以常不是锐痛，不能准确定位。

心肌产生能量的过程需要大量的氧供，心肌耗氧量（MVO_2）的增加是引起稳定型心绞痛发作的主要原因之一。心肌耗氧量由心肌张力、心肌收缩强度和心率所决定，常用心率与收缩压的乘积作为评估心肌耗氧程度的指标。在正常情况下，冠状循环有强大的储备力量，在剧烈运动时，其血流量可增加到静息时的 6~7 倍，在缺氧状况下，正常的冠状动脉可以扩张，也能使血流量增加 4~5 倍。动脉粥样硬化而致冠状动脉狭窄或部分分支闭塞时，冠状动脉对应激状态下血流的调节能力明显减弱。在稳定型心绞痛患者，虽然冠状动脉狭窄，心肌的血液供应减少，但在静息状态下，仍然可以满足心脏的需要，故安静时患者无症状；当心脏负荷突然增加，如劳力、激动、寒冷刺激、饱食等，使心肌张力增加（心腔容积增加、心室舒张末期压力增高）、心肌收缩力增加（收缩压增高、心室压力曲线最大压力随时间变化率增加）或心率增快，均可引起心肌耗氧量增加，引起心绞痛的发作。

在其他情况下，如严重贫血、肥厚型心肌病、主动脉瓣狭窄/关闭不全等，由于血液携带氧的能力下降，或心肌肥厚致心肌氧耗增加，或心排血量过少/舒张压过低，均可以造成心肌氧供和氧耗之间的失平衡，心肌血液供给不足，遂引起心绞痛发作。在多数情况下，稳定型心绞痛常在同样的心肌耗氧量的情况下发生，即患者每次在某一固定运动强度的诱发下发生症状，因此症状的出现很具有规律性。当发作的规律性在短期内发生显著变化时（如诱发症状的运动强度明显减低），常提示患者出现了不稳定型心绞痛。

二、病理和病理生理

一般来说，至少 1 支冠状动脉狭窄程度大于 70%才会导致心肌缺血。

（一）心肌缺血、缺氧时的代谢与生化改变

在正常情况下，心肌主要通过脂肪氧化的途径获得能量，供能的效率比较高。但相对于对糖的利用供能来说，对脂肪的利用需要消耗更多的氧。

1. 心肌的缺氧代谢及其对能量产生和心肌收缩力的影响

缺血缺氧引起心肌代谢的异常改变。心肌在缺氧状态下无法进行正常的有氧代谢，从三磷酸腺苷（ATP）或肌酸磷酸（CP）产生的高能磷酸键减少，导致依赖能源的心肌收缩和膜内外离子平衡发生障碍。缺血时由于乳酸和丙酮酸不能进入三羧酸循环进行氧化，无氧糖酵解增强，乳酸在心肌内堆积，冠状静脉窦乳酸含量增高。由于无氧酵解供能效率较低，而且乳酸的堆积限制了无氧糖酵解的进行，心肌能量产生障碍以及乳酸积聚引起心肌内的乳酸性酸中毒，均可导致心肌收缩功能的下降。

2. 心肌细胞离子转运的改变对心肌收缩及舒张功能的影响

正常心肌细胞受激动而除极时，细胞内钙离子浓度增高，钙离子与原肌凝蛋白上的肌钙蛋白C结合后，解除了肌钙蛋白Ⅰ的抑制作用，促使肌动蛋白和肌浆球蛋白合成肌动球蛋白，引起心肌收缩。当心肌细胞缺氧时，细胞膜对钠离子的渗透性异常增高，细胞内钠离子增多以及细胞内的酸中毒，使肌浆网内的钙离子流出障碍，细胞内钙离子浓度降低并妨碍钙离子与肌钙蛋白的结合，使心肌收缩功能发生障碍。缺氧也使心肌松弛发生障碍，可能因心肌高能磷酸键的储备降低，导致细胞膜上钠-钙离子交换系统功能的障碍以及肌浆网钙泵对钙离子的主动摄取减少，因此钙离子与肌钙蛋白的解离缓慢，心肌舒张功能下降，左室顺应性减低，心室充盈的阻力增加。

3. 心肌缺氧对心肌电生理的影响

肌细胞受缺血性损伤时，钠离子在细胞内积聚而钾离子向细胞外漏出，使细胞膜在静止期处于部分除极化状态，当心肌细胞激动时，由于除极不完全，从而产生损伤电流。在心电图上表现为ST段的偏移。由于心腔内的压力，在冠状动脉血供不足的情况下，心内膜下的心肌更容易发生急性缺血。受急性缺血性损伤的心内膜下心肌，其静息电位较外层为高（部分除极化状态），而在心肌除极后其电位则较外层为低（除极不完全）；因此，在左心室表面记录的心电图上出现ST段的压低。当心肌缺血发作时主要累及心外膜下心肌，则心电图可以表现为ST段抬高。

（二）左心室功能及血流动力学改变

缺血部位心室壁的收缩功能，在心肌缺血发生时明显减弱甚至暂时完全丧失，而正常心肌区域代偿性收缩增强，可以表现为缺血部位收缩期膨出。但存在大面积的心肌缺血时，可影响整个左心室的收缩功能，心室舒张功能受损，充盈阻力增加。在稳定型心绞痛患者，各种心肌代谢和功能障碍是暂时、可逆性的，心绞痛发作时患者自动停止活动，使缺血部位心肌的血液供应恢复平衡，从而减轻或缓解症状。

三、临床表现

稳定型心绞痛通常均为劳力性心绞痛，其发作的性质通常在 3 个月内并无改变，即每日和每周疼痛发作次数大致相同，诱发疼痛的劳力和情绪激动程度相同，每次发作疼痛的性质和部位无改变，用硝酸甘油后，也在相同时间内发生疗效。

（一）症状

稳定型心绞痛的发作具有其较为特征性的临床表现，对临床的冠心病诊断具有重要价值，可以通过仔细的病史询问获得这些有价值的信息。心绞痛以发作性胸痛为主要临床表现，疼痛的特点有以下几点。

1. 性质

心绞痛发作时，患者常无明显的疼痛，而表现为压迫、发闷或紧缩感，也可有烧灼感，但不尖锐，非针刺样或刀割样痛，偶伴濒死、恐惧感。发作时，患者往往不自觉地停止活动，至症状缓解。

2. 部位

主要位于心前区、胸骨体上段或胸骨后，界限不清楚，约有手掌大小。常放射至左肩、左上肢内侧达无名指和小指、颈、咽或下颌部，也可以放射至上腹部甚至下腹部。

3. 诱因

常由体力劳动或情绪激动（如愤怒、焦急、过度兴奋等）、饱食、寒冷、吸烟、心动过速等诱发。疼痛发生于劳力或激动的当时，而不是在劳累以后。典型的稳定型心绞痛常在类似活动强度的情况下发生。早晨和上午是心肌缺血的好发时段，可能与患者体内神经体液因素在此阶段的激活有关。

4. 持续时间和缓解因素

心绞痛出现后常逐步加重，在患者停止活动后 3～5 分钟逐渐消失。舌下含服硝酸甘油症状也能在2～3 分钟内缓解。如果患者在含服硝酸甘油后 10 分钟内无法缓解症状，则认为硝酸甘油无效。

5. 发作频率

稳定型心绞痛可数天或数星期发作一次，也可一日内发作多次。一般来说，发作频率固定，如短时间内发作频率较以前明显增加，应该考虑不稳定型心绞痛（恶化劳力型）。

（二）体征

稳定型心绞痛患者在心绞痛发作时常见心率增快、血压升高。通常无其他特殊发现，但仔细的体格检查可以明确患者存在的心血管病危险因素。体格检查对鉴别诊断有很大的意义，例如，在胸骨左缘闻及粗糙的收缩期杂音应考虑主动脉瓣狭窄或肥厚梗阻型心肌病的可能。在胸痛发作期间，体格检查可能发现乳头肌缺血和功能失调引起的二尖瓣关闭不全的收缩期杂音；心肌缺血发作时可能出现左心室功能障碍，听诊时有时可闻及第四或第三心音奔马律、第二心音逆分裂或出现交替脉。

四、辅助检查

(一) 心电图

心电图是发现心肌缺血、诊断心绞痛最常用、最便宜的检查方法。

1. 静息心电图检查

稳定型心绞痛患者静息心电图多数是正常的，所以静息心电图正常并不能除外冠心病。一些患者可以存在 ST-T 改变，包括 ST 段压低（水平型或下斜型），T 波低平或倒置，可伴有或不伴有陈旧性心肌梗死的表现。单纯、持续的 ST-T 改变对心绞痛并无显著的诊断价值，可以见于高血压、心室肥厚、束支传导阻滞、糖尿病、心肌病变、电解质紊乱、抗心律失常药物或化疗药物治疗、吸烟、心脏神经官能症患者。因此，单纯根据静息心电图诊断心肌缺血很不可靠。虽然冠心病患者可以出现静息心电图 ST-T 异常，并可能与冠状动脉病变的严重程度相关，但绝对不能仅根据心电图存在 ST-T 的异常即诊断冠心病。

心绞痛发作时特征性的心电图异常是 ST-T 较发作前发生明显改变，在发作以后恢复至发作前水平。由于心绞痛发作时心内膜下心肌缺血常见，心电图改变多表现为 ST 段压低（水平型或下斜型）0.1 mV 以上，T 波低平或倒置，ST 段改变往往比 T 波改变更具特异性；少数患者在发作时原来低平、倒置的 T 波变为直立（假性正常化），也支持心肌缺血的诊断。虽然 T 波改变对心肌缺血诊断的特异性不如 ST 段改变，但如果发作时的心电图与发作之前比较有明显差别，发作后恢复，也具有一定的诊断意义。部分稳定型心绞痛患者可以表现为心脏传导系统功能异常，最常见的是左束支传导阻滞和左前分支传导阻滞。此外，心绞痛发作时还可以出现各种心律失常。

2. 心电图负荷试验

心电图负荷试验是对疑有冠心病的患者，通过给心脏增加负荷（运动或药物）而激发心肌缺血来诊断冠心病。运动试验的阳性标准为运动中出现典型心绞痛，运动中或运动后出现 ST 段水平或下斜型下降≥1 mm（J 点后 60～80 毫秒），或运动中出现血压下降者。心电图负荷试验检查的指征为：临床上怀疑冠心病，为进一步明确诊断；对稳定型心绞痛患者进行危险分层；冠状动脉搭桥及心脏介入治疗前后的评价；陈旧性心肌梗死患者对非梗死部位心肌缺血的监测。禁忌证包括急性心肌梗死；高危的不稳定型心绞痛；急性心肌、心包炎；严重高血压［收缩压≥

26.7 kPa（200 mmHg）和（或）舒张压≥14.7 kPa（110 mmHg）〕心功能不全；严重主动脉瓣狭窄；肥厚型梗阻性心肌病；静息状态下有严重心律失常；主动脉夹层。负荷试验终止的指标为 ST-T 降低或抬高≥0.2 mV；心绞痛发作；收缩压超过 29.3 kPa（220 mmHg）；血压较负荷前下降；室性心律失常（多源性、连续 3 个室性期前收缩和持续性室性心动过速）。

通常运动负荷心电图的敏感性可达到约 70%，特异性 70%～90%。有典型心绞痛并且负荷心电图阳性，诊断冠心病的准确率达 95% 以上。运动负荷试验为最常用的方法，运动方式主要为分级踏板或蹬车，其运动强度可逐步分期升级。目前通常是以达到按年龄预计的最大心率（HRmax）或 85%～90% 的最大心率为目标心率，前者为极量运动试验，后者为次极量运动试验。运动中应持续监测心电图、血压的改变并记录，运动终止后即刻和此后每 2 分钟均应重复心电图记录，直至心率恢复运动前水平。

Duke 活动平板评分是可以用来进行危险分层的指标。

Duke 评分＝运动时间（分钟）－5×ST 段下降（ mm）－（4×心绞痛指数）

心绞痛指数：0：运动中无心绞痛；1：运动中有心绞痛；2：因心绞痛需终止运动试验。

Duke 评分≥5 分低危，1 年病死率 0.25%；－10～＋4 分中危，1 年病死率 1.25%；≤－11 高危，1 年病死率 5.25%。Duke 评分系统适用于 75 岁以下的冠心病患者。

3. 心电图连续监测（动态心电图）

连续记录 24 小时的心电图，可从中发现心电图 ST-T 改变和各种心律失常，通过将 ST-T 改变出现的时间与患者症状的对照分析，从而确定患者症状与心电图改变的意义。心电图中显示缺血性 ST-T 改变而当时并无心绞痛发作者称为无痛性心肌缺血，诊断无痛性心肌缺血时，ST 段呈水平或下斜型压低≥0.1 mV，并持续 1 分钟以上。进行 12 导联的动态心电图监测对心肌缺血的诊断价值较大。

（二）超声心动图

稳定型心绞痛患者的静息超声心动图大部分无异常表现，但在心绞痛发作时，如果同时进行超声心动图检查，可以发现节段性室壁运动异常，并可以出现一过性心室收缩与舒张功能障碍的表现。超声心动图负荷试验是诊断冠心病的手段之一，可以帮助识别心肌缺血的范围和程度，敏感性和特异性均高于心电图负荷试验。超声心动图负荷试验按负荷的性质可分为药物负荷试验（常用多巴酚丁胺）、运动负荷试验、心房调搏负荷试验以及冷加压负荷试验。根据负荷后室壁的运动情况，可将室壁运动异常分为运动减弱、运动消失、矛盾运动及室壁瘤。

（三）放射性核素检查

^{201}Tl-静息和负荷心肌灌注显像：^{201}Tl（铊）随冠状动脉血流很快被正常心肌

所摄取。静息时铊显像所示灌注缺损主要见于心肌梗死后瘢痕部位；而负荷心肌灌注显像可以在运动诱发心肌缺血时，显示出冠状动脉供血不足导致的灌注缺损。不能运动的患者可做双嘧达莫试验，静脉注射双嘧达莫使正常或较正常的冠状动脉扩张，引起"冠状动脉窃血"，产生狭窄血管供应的局部心肌缺血，可取得与运动试验相似的效果。近年还用腺苷或多巴酚丁胺做药物负荷试验。近年用^{99m}Tc-MIDI做心肌显像取得良好效果，并已推广，它在心肌内分布随时间变化相对固定，无明显再分布，显像检查可在数小时内进行。

(四) 多层 CT 或电子束 CT

多层 CT 或电子束 CT 平扫可检出冠状动脉钙化并进行积分。人群研究显示钙化与冠状动脉病变的高危人群相联系，但钙化程度与冠状动脉狭窄程度却并不一致，因此，不推荐将钙化积分常规用于心绞痛患者的诊断。

CT 冠状动脉造影（CTA）为显示冠状动脉病变及形态的无创检查方法，具有较高的阴性预测价值，若 CTA 未见狭窄病变，一般无须进行有创检查。但 CT 冠状动脉造影对狭窄部位病变程度的判断仍有一定局限性，特别当存在明显的钙化病变时，会显著影响狭窄程度的判断，而冠状动脉钙化在冠心病患者中相当普遍，因此，CTA 对冠状动脉狭窄程度的显示仅能作为参考。

(五) 左心导管检查

主要包括冠状动脉造影术和左心室造影术，是有创性检查方法，前者目前仍然是诊断冠心病的"金标准"。左心导管检查通常采用穿刺股动脉（Judkins 技术）、肱动脉（Sones 技术）或桡动脉的方法。选择性冠状动脉造影将导管插入左、右冠状动脉口，注射造影剂使冠状动脉主支及其分支显影，可以较准确地反映冠状动脉狭窄的程度和部位。左心室造影术是将导管送入左心室，用高压注射器将造影剂以 12～15 mL/s 的速度注入左心室以评价左心室整体收缩功能及局部室壁运动状况。心导管检查的风险与疾病的严重程度以及术者经验直接相关，并发症大约 0.1%。根据冠状动脉的灌注范围，将冠状动脉分为左冠状动脉优势型、右冠状动脉优势型和均衡型。"优势型"是指哪一支冠状动脉供应左室间隔和左室后壁；85% 为右冠状动脉优势型，7% 为右冠状动脉和左冠的回旋支共同支配，即均衡型，8% 为左冠状动脉优势型。

五、危险分层

通过危险分层，定义出发生冠心病事件的高危患者，对采取个体化治疗，改善长期预后具有重要意义。根据以下各个方面对稳定型心绞痛患者进行危险分层。

(一) 临床评估

患者病史、症状、体格检查及实验室检查可为预后提供重要信息。冠状动病变严重、有外周血管疾病、心力衰竭者预后不良。心电图有陈旧性心肌梗死、完全性左束支传导阻滞、左心室肥厚、二至三度房室传导阻滞、心房颤动、分支阻滞者，发生心血管事件的危险性也增高。

（二）负荷试验

Duke 活动平板评分可以用来进行危险分层。此外运动早期出现阳性（ST 段压低＞1 mm）、试验过程中 ST 段压低＞2 mm、出现严重室律失常时，预示患者高危。超声心动图负荷试验有很好的阴性预测价值，年病死率或心肌梗死发生率＜0.5％。而静息时室壁运动异常、运动引发更严重的室壁运动异常者高危。

核素检查显示运动时心肌灌注正常则预后良好，年心脏性猝死、心肌梗死的发生率＜1％，与正常人群相似；运动灌注明显异常提示有严重的冠状动脉病变，预示患者高危，应动员患者行冠状动脉造影及血运重建治疗。

（三）左心室收缩功能

左心室射血分数（LVEF）＜35％的患者年病死率＞3％。男性稳定型心绞痛伴心功能不全者 5 年存活率仅 58％。

（四）冠状动脉造影

冠状动脉造影显示的病变部位和范围决定患者预后。CASS 注册登记资料显示正常冠状动脉 12 年的存活率 91％，单支病变 74％，双支病变 59％，三支病变 50％，左主干病变预后不良，左前降支近端病变也能降低存活率，但血运重建可以降低病死率。

六、诊断和鉴别诊断

（一）诊断

根据典型的发作特点，结合年龄和存在的其他冠心病危险因素，除外其他疾病所致的胸痛，即可建立诊断。发作时典型的心电图改变为：以 R 波为主的导联中，ST 段压低，T 波平坦或倒置，发作过后数分钟内逐渐恢复。心电图无改变的患者可考虑做心电图负荷试验。发作不典型者，诊断要依靠观察硝酸甘油的疗效和发作时心电图的变化，如仍不能确诊，可以考虑做心电图负荷试验或 24 小时的动态心电图连续监测。诊断困难者可考虑行超声心动图负荷试验、放射性核素检查和冠状动脉 CTA。考虑介入治疗或外科手术者必须行选择性冠状动脉造影。在有 CTA 设备的医院，单纯进行冠心病的诊断已经很少使用选择性冠状动脉造影检查。

（二）鉴别诊断

稳定型心绞痛尤其需要与以下疾病进行鉴别。

1. 心脏神经症

患者胸痛常为短暂（几秒钟）的刺痛或持久（几小时）的隐痛，胸痛部位多在左胸乳房下心尖部附近，部位常不固定。症状多在劳力之后出现，而不在劳力的当时发生。患者症状多在安静时出现，体力活动或注意力转移后症状反而缓解，常可以耐受较重的体力活动而不出现症状。含服硝酸甘油无效或在十多分钟后才"见效"，常伴有心悸、疲乏及其他神经衰弱的症状，常出现叹息性呼吸。

2. 不稳定型心绞痛和急性心肌梗死不稳定型心绞痛

包括初发型心绞痛、恶化劳力型心绞痛、静息型心绞痛等。通常疼痛发作较频繁、持续时间延长、对药物治疗反应差，常伴随出汗、恶心呕吐、濒死感等症状。

3. 肋间神经痛

本病疼痛常累及 1～2 个肋间，沿肋间神经走向，疼痛性质为刺痛或灼痛，持续性而非发作性，咳嗽、用力呼吸和身体转动可使疼痛加剧，局部有压痛。

4. 其他疾病

其他疾病包括主动脉严重狭窄或关闭不全、冠状动脉炎引起的冠状动脉口狭窄或闭塞、肥厚型心肌病、X 综合征等疾病均可引起心绞痛，要根据其他临床表现来鉴别。此外，还需与胃食管反流、食管动力障碍、食管裂孔疝等食管疾病以及消化性溃疡、颈椎病等鉴别。

七、治疗

治疗有两个主要目的：一是预防心肌梗死和猝死，改善预后；二是减轻症状，提高生活质量。

（一）一般治疗

症状出现时立刻休息，在停止活动后 3～5 分钟症状即可消除。应尽量避免各种确知的诱发因素，如过度的体力活动、情绪激动、饱餐等，冬天注意保暖。调节饮食，特别是一次进食不宜过饱，避免油腻饮食，禁绝烟酒。调整日常生活与工作量；减轻精神负担；同时治疗贫血、甲状腺功能亢进等相关疾病。

（二）药物治疗

药物治疗的目的是预防心肌梗死和猝死，改善生存率；减轻症状和缺血发作，改善生活质量。在选择治疗药物时，应首先考虑预防心肌梗死和死亡。此外，应积极处理心血管病危险因素。

1. 预防心肌梗死和死亡的药物治疗

（1）抗血小板治疗：冠状动脉内血栓形成是急性冠心病事件发生的主要特点，而血小板的激活和白色血栓的形成，是冠状动脉内血栓的最早期形式。因此，在冠心病患者，抑制血小板功能对于预防事件、降低心血管死亡具有重要意义。

阿司匹林：通过抑制血小板环氧化酶从而抑制血栓素 A_2（TXA_2）诱导的血小板聚集，防止血栓形成。研究表明，阿司匹林治疗能使稳定型心绞痛患者心血管不良事件的相对危险性降低 33%，在所有缺血性心脏病的患者，无论有否症状，只要没有禁忌证，应常规、终身服用阿司匹林 75～150 mg/d。阿司匹林不良反应主要是胃肠道症状，并与剂量有关。阿司匹林引起消化道出血的年发生率为 1‰～2‰，其禁忌证包括变态反应、严重未经治疗的高血压、活动性消化性溃疡、局部出血和出血体质。因胃肠道症状不能耐受阿司匹林的患者，在使用氯吡格雷代替阿司匹林的同时，应使用质子泵抑制药（如奥美拉唑）。

二磷酸腺苷（ADP）受体拮抗药：通过 ADP 受体抑制血小板内 Ca^{2+} 活性，从而发挥抗血小板作用，主要抑制 ADP 诱导的血小板聚集。常用药物包括氯吡格雷和噻氯匹定，氯吡格雷的应用剂量为 75 mg，每日 1 次；噻氯匹定为 250 mg，1～2 次/日。由于噻氯匹定可以引起白细胞、中性粒细胞和血小板减少，因此要定期做血常规检查，目前已经很少使用。在使用阿司匹林有禁忌证时可口服氯吡格雷。在稳定型心绞痛患者，目前尚无足够证据推荐联合使用阿司匹林和氯吡格雷。

（2）β-肾上腺素能受体阻滞药（β-受体阻滞药）：β-受体阻滞药对冠心病病死率影响的荟萃分析显示，心肌梗死后患者长期接受 β-受体阻滞药治疗，可以使病死率降低 24%。而具有内在拟交感活性的 β-受体阻滞药心脏保护作用较差，故推荐使用无内在拟交感活性的 β-受体阻滞药（如美托洛尔、比索洛尔、阿罗洛尔、普萘洛尔等）。β-受体阻滞药的使用剂量应个体化，从较小剂量开始，逐级增加剂量，以达到缓解症状、改善预后的目的。β-受体阻滞药治疗过程中，以清醒时静息心率不低于 50/min 为宜。

β-受体阻滞药长期应用可以显著降低冠心病患者心血管事件的患病率和病死率，为冠心病二级预防的首选药物，应终身服用。如果必须停药时应逐步减量，突然停用可能引起症状反跳，甚至诱发急性心肌梗死。对慢性阻塞性肺病、支气管哮喘、心力衰竭、外周血管病患者，应谨慎使用 β-受体阻滞药，对显著心动过缓（用药前清醒时心率<50/min）或高度房室传导阻滞者不用为宜。

（3）HMG-CoA 还原酶抑制药（他汀类药物）：他汀类药物通过抑制胆固醇合成，在治疗冠状动脉粥样硬化中起重要作用，大量临床研究和荟萃分析均证实，降低胆固醇（主要是低密度脂蛋白胆固醇，LDL-C）治疗与冠心病病死率和总病死率的降低有明显的相关性。他汀类药物还可以改善血管内皮细胞的功能、抑制炎症反应、稳定斑块、促使动脉粥样硬化斑块消退，从而发挥调脂以外的心血管保护作用。稳定型心绞痛的患者（高危）应长期接受他汀类治疗，建议将 LDL-C 降低至 2.6 mmol/L（100 mg/dL）以下，对合并糖尿病者（极高危），应将 LDL-C 降低至2.1 mmol/L（80 mg/dL）以下。

（4）血管紧张素转换酶抑制药（ACEI）：ACEI 治疗在降低稳定型冠心病缺血性事件方面有重要作用。ACEI 能逆转左心室肥厚、血管增厚，延缓动脉粥样硬化进展，能减少斑块破裂和血栓形成，另外有利于心肌氧供/氧耗平衡和心脏血流动力学，并降低交感神经活性。推荐用于冠心病患者的二级预防，尤其是合并高血压、糖尿病和心功能不全的患者。HOPE、PEACE 和 EUROPA 研究的荟萃分析显示，ACEI 用于稳定型心绞痛患者，与安慰剂相比，可以使所有原因死亡降低 14％、非致死性心肌梗死降低 18％、所有原因卒中降低 23％。下述情况不应使用：收缩压<12 kPa（90 mmHg）、肾衰竭、双侧肾动脉狭窄和变态反应者。其不良反应包括干咳、低血压和罕见的血管性水肿。

2. 抗心绞痛和抗缺血治疗

（1）β-受体阻滞药：通过阻断儿茶酚胺对心率和心收缩力的刺激作用。减慢心率、降低血压、抑制心肌收缩力，从而降低心肌氧耗量，预防和缓解心绞痛的发作。由于心率减慢后心室射血时间和舒张期充盈时间均延长，舒张末心室容积（前负荷）增加，在一定程度上抵消了心率减慢引起的心肌耗氧量下降，因此与硝酸酯类药物联合可以减少舒张期静脉回流，而且β-受体阻滞药可以抑制硝酸酯给药后对交感神经系统的兴奋作用，获得药物协同作用。

（2）硝酸酯类药物：这类药物通过扩张容量血管、减少静脉回流、降低心室容量、心腔内压和心室壁张力，同时对动脉系统有轻度扩张作用，降低心脏后负荷，从而降低心肌耗氧量。此外，硝酸酯可以扩张冠状动脉，增加心肌供氧，从而改善心肌氧供和氧耗的失平衡，缓解心绞痛症状。近期研究发现，硝酸酯还具有抑制血小板聚集的作用，其临床意义有待于进一步证实。

硝酸甘油：为缓解心绞痛发作，可使用起效较快的硝酸甘油舌下含片，1～2 片（0.3～0.6 mg），舌下含化，通过口腔黏膜迅速吸收，给药后 1～2 分钟即开始起作用，约 10 分钟后作用消失。大部分患者在给药3分钟内见效，如果用药后症状仍持续 10 分钟以上，应考虑舌下硝酸甘油无效。延迟见效或无效时，应考虑药物是否过期或未溶解，或应质疑患者的症状是否为稳定型心绞痛。硝酸甘油口腔气雾剂也常用于缓解心绞痛发作，作用方式同舌下含片。用 2％硝酸甘油油膏或贴片（含 5～10 mg）涂或贴在胸前或上臂皮肤而缓慢吸收，适用于预防心绞痛发作。

二硝酸异山梨酯：二硝酸异山梨酯（消心痛）口服 3 次/d，每次 5～20 mg，服后半小时起作用，持续3～5 小时。本药舌下含化后 2～5 分钟见效，作用维持2～3 小时，可用 5～10 mg/次。口服二硝酸异山梨酯肝脏首过效应明显，生物利用度仅 20％～30％。气雾剂通过黏膜直接吸收，起效迅速，生物利用度相对较高。

5-单硝酸异山梨酯：为二硝酸异山梨酯的两种代谢产物之一，半衰期长达4～6小时，口服吸收完全，普通剂型每日给药 2 次，缓释剂型每日给药 1 次。

硝酸酯药物持续应用的主要问题是产生耐药性，其机制尚未明确，可能与体内巯基过度消耗、肾素-血管紧张素-醛固酮（RAS）系统激活等因素有关。防止发生耐药的最有效方法是偏心给药，保证每天足够长（8～10 小时）的无硝酸酯期。硝酸酯药物的不良作用有头晕、头胀痛、头部跳动感、面红、心悸等，偶有血压下降（静脉给药时相对多见）。

（3）钙离子通道阻滞药：本类药物抑制钙离子进入心肌内，抑制心肌细胞兴奋收缩耦联中钙离子的作用。因而抑制心肌收缩；扩张周围血管，降低动脉压，降低心脏后负荷，因此减少心肌耗氧量。钙离子通道阻滞药可以扩张冠状动脉，解除冠状动脉痉挛，改善心内膜下心肌的供血；此外，实验研究发现钙通道阻滞药还可以降低血黏度，抑制血小板聚集，改善心肌的微循环。常用制剂包括二氢吡啶类钙离子通道阻滞药（氨氯地平、硝苯地平等）和非二氢吡啶类钙离子通道阻滞药（硫氮卓酮等）。

钙离子通道阻滞药在减轻心肌缺血和缓解心绞痛方面，与 β-受体阻滞药疗效相当。在单用 β-受体阻滞药症状控制不满意时，二氢吡啶类钙通道阻滞药可以与β-受体阻滞药合用，获得协同的抗心绞痛作用。与硝酸酯联合使用，也有助于缓解症状。应避免将非二氢吡啶类钙离子通道阻滞药与 β-受体阻滞药合用，以免两类药物的协同作用导致对心脏的过度抑制。

推荐使用控释、缓释或长效剂型，避免使用短效制剂，以免明显激活交感神经系统。常见的不良反应包括胫前水肿、便秘、头痛、面色潮红、嗜睡、心动过缓和房室传导阻滞等。

（三）经皮冠状动脉介入治疗

经皮冠状动脉介入治疗（PCI）包括经皮冠状动脉球囊成形术（PTCA）、冠状动脉支架植入术和粥样斑块销蚀技术。自 1977 年首例 PTCA 应用于临床以来，PCI 术成为冠心病治疗的重要手段之一。COURAGE 研究显示，与单纯理想的药物治疗相比，PCI＋理想药物治疗能减少血运重建的次数，提高患者的生活质量（活动耐量增加），但是心肌梗死的发生和病死率与单纯药物治疗无显著差异。对 COURAGE 研究进一步分析显示，对左心室缺血面积 .10％的患者，PCI＋理想药物治疗对硬终点的影响优于单纯药物治疗。随着新技术的出现，尤其是药物洗脱支架（DES）及新型抗血小板药物的应用，远期疗效明显提高。冠状动脉介入治疗不仅可以改善生活质量，而且可明显降低高危患者的心肌梗死发生率和病死率。

（四）冠状动脉旁路手术

冠状动脉旁路手术（CABG）是使用患者自身的大隐静脉、内乳动脉或桡动脉作为旁路移植材料，一端吻合在主动脉，另一端吻合在有病变的冠状动脉段的远端，通过引流主动脉血流以改善病变冠状动脉所供血心肌区域的血流供应。CABG 术前进行选择性冠状动脉造影，了解冠状动脉病变的程度和范围，以供制定手术计划（包括决定移植血管的根数）的参考。目前在发达国家和地区，CABG 已成为最普通的择期心脏外科手术，对缓解心绞痛、改善冠心病长期预后有很好效果。随着动脉化旁路手术的开展，极大提高了移植血管桥的远期开通率；微创冠状动脉手术及非体外循环的 CABG 均在一定程度上减少创伤及围手术期并发症的发生，患者能够很快恢复。目前 CABG 总的手术病死率在 1%～4%。

对于低危（年病死率＜1%）的患者，CABG 并不比药物治疗给患者更多的预后获益。因此，CABG 的适应证主要包括：①冠状动脉多支血管病变，尤其是合并糖尿病的患者。②冠状动脉左主干病变。③不适合于行介入治疗的严重冠状血管病变患者。④心肌梗死后合并室壁瘤，需要进行室壁瘤切除的患者。⑤闭塞段的远段管腔通畅，血管供应区有存活心肌。

（五）其他治疗措施

1. 患者的教育

对患者进行疾病知识的教育，对长期保持病情稳定，改善预后具有重要意义。有效的教育可以使患者全身心参与治疗和预防，并减轻对病情的担心与焦虑，协调患者理解其治疗方案，更好地依从治疗方案和控制危险因素，从而改善和提高患者的生活质量，降低病死率。

2. 戒烟

吸烟能使心血管疾病病死率增加 50%，心血管死亡的风险与吸烟量直接相关。吸烟还与血栓形成、斑块不稳定及心律失常相关。资料显示，戒烟能降低心血管事件的风险。医务工作者应向患者讲明吸烟的危害，动员并协助患者完全戒烟，并且避免被动吸烟。一些行为及药物治疗措施，如尼古丁替代治疗等，可以协助患者戒烟。

3. 运动

运动应与多重危险因素的干预结合起来，成为冠心病患者综合治疗的一部分。研究显示，适当运动能减少心绞痛发作次数、改善运动耐量。建议每日运动 30 分钟，每周运动不少于 5 天。运动强度以不引起心绞痛发作为度。

4. 控制血压

目前高血压治疗指南推荐，冠心病患者的降压治疗目标应将血压控制在 17.3/10.7 kPa（130/80 mmHg）以下。选择降压药物时，应优先考虑 β-受体阻滞药和 ACEI。

5. 糖尿病

糖尿病合并稳定型心绞痛患者为极高危患者，应在改善生活方式的同时及时使用降糖药物治疗，使糖化血红蛋白（HbA1c）在正常范围（≤7%）。

6. 肥胖

按照中国肥胖防治指南定义，体质指数（BMI）24～27.9 kg/m² 为超重，BMI≥28 kg/m² 为肥胖；腹形肥胖指男性腰围≥90 cm，女性≥80 cm。肥胖多伴随着其他冠心病发病的危险因素，如高血压、胰岛素抵抗、HDL-C 降低和 TG 升高等。减轻体重（控制饮食、活动和锻炼、减少饮酒量）有利于控制其他多种危险因素，也是冠心病二级预防的重要组成部分。

八、预后

稳定型心绞痛患者在接受规律的冠心病二级预防后，大多数患者的冠状动脉粥样斑块能长期保持稳定，患者能够长期存活。决定稳定型心绞痛患者预后的主要因素包括冠状动脉病变的部位和范围、左心室功能、合并的心血管危险因子（如吸烟、糖尿病、高血压等）控制情况、是否坚持规律的冠心病二级预防治疗。一旦患者心绞痛发作在短期内变得频繁、程度严重、对药物治疗反应差，应考虑发生急性冠脉综合征，应采取更积极的药物治疗和血运重建治疗。

第三节 急性心肌梗死

急性心肌梗死（AMI）是目前影响公众健康的主要疾病之一。

根据发病后心电图有无 ST 段抬高，目前将 AMI 分为两大类，即 ST 段抬高的 AMI 和非 ST 段抬高的 AMI。本文主要阐述 ST 段抬高的 AMI。

一、AMI 的病理学及发病机制

冠脉内血栓形成是 AMI 的主要发病原因。

冠状动脉内血栓形成是由于冠状动脉粥样硬化斑块的破裂，一些足够数量的致血栓形成的物质暴露，冠状动脉腔就可能被纤维蛋白、血小板凝聚物和红细胞集合而堵塞。如果有丰富的侧支循环可以防止心肌坏死发生，使冠脉闭塞不出现症状。如果冠脉完全闭合而无充足的侧支循环的支持，最终发展到冠状动脉相关的心肌完全或几乎完全坏死（所谓透壁性心肌梗死），在心电图上表现为 ST 段抬高，往往有 Q 波产生。使管腔不完全闭塞的血栓和（或）那些由较少比例的稳定纤维蛋白和较大比例的血小板组成的血栓产生不稳定型心绞痛和非 Q 波 AMI，后者在心电图上典型表现为 ST 段压低和 T 波倒置。

虽然绝大多数 AMI 与冠脉粥样硬化有关，但 AMI 与冠脉粥样硬化所致管腔的狭窄程度之间常无恒定关系。多支较大冠脉及其分支有严重粥样硬化阻塞性病变的患者可长期不发生 AMI；相反，有些患者冠脉粥样硬化程度较轻，因粥样斑块出血、破溃和（或）新鲜血栓形成致使管腔急性阻塞，或者冠脉无明显器质性狭窄，可因发生严重痉挛而发生 AMI。前者可能是由于粥样硬化的斑块性质不同所造成的，这种轻度狭窄的粥样硬化斑块可能为软斑块或脆性斑块，容易破裂、出血，引发血栓形成。

冠脉阻塞几秒之内，细胞代谢转向无氧糖原酵解。心肌收缩停止、磷酸肌酸盐、ATP 等高能贮备耗尽，最后损伤不可逆，细胞死亡前从心内膜扩向心外膜而终致穿壁性心肌坏死。细胞完全坏死所需要的缺血时间平均 2～6 小时；若无再灌注，6～8 小时内首先从光镜见到细胞损伤，12 小时内梗死区边缘出现轻度的细胞浸润，而 24 小时发生明显肌细胞断裂及凝固性坏死。在第 4 天呈现单核细胞浸润及肌细胞迁移，使梗死心肌易于扩展或破裂。在 10～12 天后开始胶原纤维沉着于梗死周围，而于 4～6 周大多愈合为致密瘢痕，但大面积梗死不在此时限内。

当梗死过程中早期发生再灌注时，恢复的血流使组织水分、钠及钙大大增加，不可逆损伤的肌细胞不能调控其细胞容量而发生爆炸性断裂，但却挽救了心室壁中层及心外膜下层缺血但仍存活的心肌，因而常常只发生心内膜下梗死。

严重缺血一开始，最早引起心肌舒张期僵硬度增加并升高舒张末期压力、受累的心室壁活动消失或活动障碍，进而使收缩功能也降低。但在较小的梗死中，非梗死心肌代偿活动增强可保持心脏排血功能无明显降低。如果梗死面积较大则可进展到严重心脏收缩功能障碍，并且由于梗死节段内室壁张力增高发生心室扩张及心室重塑。

二、临床表现

（一）症状

1. 诱发因素

（1）过于剧烈的运动是诱发 AMI 的一个因素，尤其是情绪激动的患者，过于剧烈的运动以及高度紧张等可以触发斑块破裂，导致 AMI。

（2）不稳定型心绞痛可发展进而导致 AMI。

（3）急性失血的外科手术也是 AMI 的诱因。

（4）休克、主动脉瓣狭窄、发热、心动过速和焦虑不安等也可能是心肌梗死的诱因。AMI 的发生也有昼夜周期性，上午 6～12 点是 AMI 发生的高峰。可能与清晨数小时血浆儿茶酚胺、皮质醇浓度升高和血小板聚集性增加有关。

不稳定型心绞痛可能是 AMI 的前驱症状。在 AMI 前常有全身不适或显著疲倦。

2. 缺血性胸痛

AMI 胸痛强度轻重不一。大部分患者程度严重，有些甚至难以忍受。疼痛时间长，常超过 30 分钟，可达数小时。对于 AMI 患者胸部不适感的性质可有缩窄、压榨、压迫等描述，患者自觉窒息、压榨样痛或闷痛较为常见，但也有刺痛、刀割样、钻痛或烧灼痛等。疼痛的部位通常在胸骨后，多向胸廓两侧传播，尤以左侧为甚。这种疼痛常向左臂尺侧放射，在左腕部、手掌及手指部产生刺痛的感觉。有些患者仅仅在腕部有钝痛或者麻木，伴有严重的胸骨后或心前区不适，有些患者疼痛发生在上腹部易误诊为消化道病变。也有一些患者疼痛放射到肩胛部、上肢、颈部、下颌和肩胛间区，通常以左侧为多。对于原有心绞痛的患者，梗死的疼痛部位经常于心绞痛的部位一致，但是疼痛的程度加重，疼痛的时间延长，并不能为休息和服用硝酸甘油所缓解。

在某些患者，特别是老年人，AMI 的临床表现不是胸痛而是急性左心衰竭和胸腔发紧，也有表现为显著虚弱或症状明显的昏厥。这些症状常伴有出汗、恶心和呕吐。AMI 的疼痛一般镇痛药是难以缓解的。吗啡常可缓解疼痛。这种疼痛是由于围绕坏死中央部位的心肌缺血区神经纤维受刺激而产生，而不是坏死的心肌引起疼痛。因此，疼痛意味着缺血而不是梗死，疼痛可作为心肌缺血的一种标记。

3. 其他症状

50％以上的透壁性 AMI 和严重胸痛患者有恶心、呕吐症状，这是由于迷走神经反射活动或左室受体作为 Bezold-Jarisch 反射弧的一部分受刺激而引起，下壁梗死时更常见。偶尔也有患者伴有腹泻及剧烈的排便感。其他还可以出现显著无力、眩晕、心悸、出冷汗、濒死感。

4. 无痛性 AMI

有的患者发生 AMI 时无明显症状，而仅在以后的心电图检查中发现。未察觉或无痛性 AMI 多见于无前驱心绞痛的患者和合并有糖尿病、高血压的老年患者。无痛性 AMI 之后常有无症状心肌缺血。无痛性和有症状的 AMI 患者预后可能相似。

（二）体格检查

1. 一般情况

AMI 患者常有焦虑、痛苦面容，如胸痛严重则可能坐立不安。患者常常按摩或抓紧胸部，用握紧的拳头放在胸骨前，以此来描述疼痛。对于左室衰竭和交感兴奋的患者，出冷汗和皮肤苍白明显；典型患者坐位，或撑在床上，屏住呼吸。咳泡沫状粉红色或血丝痰是 AMI 发生急性左心衰竭的表现。心源性休克的患者常有精神疲惫，皮肤湿冷，四肢皮肤有蓝色花斑，面色苍白，口唇和甲床重度青紫等症状。

2．心率、血压、体温和呼吸

（1）心率变化不一，起初常有心率快，当患者疼痛和焦虑减轻时心率减慢，室性期前收缩多见。无并发症的 AMI 患者血压大部分正常。

（2）发病前血压正常者发病后偶有高血压反应，由于疼痛、焦虑也可使血压高的患者更高。发病前有高血压的患者，部分患者在 AMI 后不用降压药而血压常可正常，在以后的 3～6 个月部分患者可再次出现血压升高。一般情况下，下壁心梗一半以上患者有副交感神经过度逆转症状，伴有低血压、心动过缓；而前壁心梗中的一半患者显示交感神经兴奋体征，有高血压、心动过速。

（3）大部分广泛 AMI 患者有发热，一般发生在梗死后的 24～48 小时，也可在 4～8 小时开始升高，5～6 天可消退。

（4）AMI 患者在发病后呼吸频率可加快，常与左心衰竭程度相关。

3．肺部体征

在左室衰竭和（或）左室顺应性下降的 AMI 患者两肺均可出现湿啰音，严重者两肺可满布哮鸣音。

4．心脏检查

即使有严重症状和大面积心梗状况的心脏检查也可能没有显示出值得重视的异常情况。部分患者出现心脏搏动弥散，少数人可触及收缩期膨出。听诊可有第一心音低钝，常可出现第四心音，但临床意义不大。出现第三心音常反映心室充盈压升高的左室功能不全。一过性或持续性收缩期杂音在 AMI 患者也多见，往往继发于二尖瓣装置功能不全。一个新出现的、心前区伴有震颤的全收缩期杂音提示可能有乳头肌部断裂。室间隔破裂的杂音和震颤沿着胸骨左缘更明显，胸骨右缘也可听见。6%～30% 的 AMI 患者有心包摩擦音，透壁性心梗患者发生率较高。可发生在病后 24 小时以内以及延迟至 2 周内发现，一般 2～3 天最多见。广泛心肌梗死的心包摩擦音可持续数日。延迟发生的心包摩擦音并伴有心包炎症状（迟至梗死后 3 个月）是心肌梗死后综合征的典型表现。心包摩擦音在胸骨左缘或心尖冲动内侧处最清楚。

（三）实验室检查

心肌细胞坏死时，细胞膜的完整性遭到破坏，细胞内的大分子物质（血清心脏标记物）开始弥散至心脏间质组织并最后进入梗死区的微血管和淋巴管。目前临床所测的血清标记物有如下几种。

1．肌酸磷酸激酶（CK）及其同工酶

血清 CK 升高是一项检出 AMI 的敏感分析方法，CK 升高的量与心肌坏死量有直接定量关系。

CK 可用电泳法分出 3 种同工酶（MM、BB、MB）。心肌内主要含有 CK-MB，也含有 CK-MM。CK-MB 的升高多考虑心肌受损，这是诊断 AMI 的主要酶学根据。

CK-MB 上升及峰值略早 CK 酶，AMI 在胸痛后 1～6 小时即升高，6～8 小时达峰值，36～72 小时内恢复正常。

2. 肌红蛋白

血清肌红蛋白在梗死发生后 1～4 小时内即可查出，再灌注后，血清肌红蛋白上升更快，所以将其测定数值作为成功再灌注的指标以及梗死范围大小的有价值的指标。但是由于其升高的时间短（＜24 小时）和缺乏特异性（骨骼肌受损可使其升高），所以早期检出肌红蛋白后，应再测定 CK-MB，肌钙蛋白 I（cTnI）或肌钙蛋白 T（cTnT）等更具特异性的标记物予以证实。

3. 心肌特异性肌钙蛋白

测定 cTnT、cTnI 已作为诊断心肌梗死的新标准，而且对诊断 AMI 的特异性和敏感性均高于其他酶学指标。cTnT、cTnI 在正常情况下周围循环血液中不存在，因此只要比参考值的上限略高即有诊断价值。能够检出非常小量的心肌坏死，cTnT 可能查出用 CK-MB 不能检出的心肌坏死。

4. 乳酸脱氢酶（LDH）

此酶在 AMI 后 24～48 小时超过正常范围，胸痛后 3～4 天达到峰值，梗死后 8～14 天恢复正常。尽管具有诊断敏感度，但是总 LDH 缺乏特异性。LDH 有 5 种同工酶（LDH1-5），LDH_1 在心肌含量较高。在 AMI 发生 8～24 小时血清 LDH_1 即早于总 LDH 出现升高。

5. 天冬氨酸转氨酶（AST）

由于其假阳性较高，可在大多数肝病（ALT＞AST）、骨骼肌病、肌内注射或肺栓塞以及休克时出现升高，所以目前已不作为常规诊断方法。

AMI 诊断时常规采用的血清心肌标记物及其检测时间见表 2-5。

表 2-5　AMI 的血清心肌标记物及其检测时间

项目	肌红蛋白	心肌肌钙蛋白		CK	CK-MB	AST	LDH
		cTnI	cTnT				
出现时间（h）	1～2	2～4	2～4	6	3～4	6～12	24～48
100%敏感时间（h）	4～8	8～12	8～12		8～12		
峰值时间（h）	4～8	10～24	10～24	24	10～24	24～48	3～6d
持续时间（d）	0.5～1	5～10	5～14	3～4	2～4	3～5	8～14

（四）心电图检查

由于心电图检查方便、无创、广泛用于临床，连续的心电图检测不仅可明确 AMI 的诊断，而且对梗死部位、范围、程度以及心律失常情况做出判断。

AMI 的心电图表现主要特点有坏死性 Q 波、损伤性 ST 波段抬高和缺血性 T 波的直接征象，此外尚有梗死对应导联出现 R 波增高、ST 段压低和 T 波直立增大的间接征象。

1. 据病理变化和心电图改变

可将 AMI 的心电图分为四期，各期心电图特点如下。

（1）AMI 早期心电图改变。①T 波高尖，（胸前导联 T＞1 mV）两臂对称，这是 AMI 早期最先出现的心电图征象，可以在 ST 段抬高之前出现。②ST 段抬高，先呈上斜型抬高，继之呈弓背向上抬高，当 ST 段抬高至 R 波时，形成 QRS-T 单向曲线。③急性损伤阻滞，呈损伤区除极延缓所形成的心电图表现：有 R 波上升速度缓慢，室壁激动时间延长≥0.045 秒；QRS 增宽，可达 0.12 秒；QRS 振幅增高；无病理性 Q 波。

（2）AMI 急性期心电图改变。①坏死性 Q 波：常先出现小 Q 波，随着 R 波降低，Q 波增大，最后形成 QS。②ST 段抬高呈弓背形向上或抛物线形，对侧导联的 ST 段呈对应性压低。如在同一导联中有 ST 异常移位，又同时有 QRS 及 T 波改变，几乎都是由 AMI 所引起。③T 波倒置，在 ST 段还处于抬高时，其 T 波则开始倒置。

总之，Q 波、ST 段和 T 波呈现有相关联的动态变化，应结合起来诊断。

（3）新近期的心电图特点。坏死型 Q 波仍存在，ST 段回到等电线，T 波倒置加深，呈冠状 T 波。这种改变常在 2～3 周达高峰，5～9 个月后逐渐消退。

（4）慢性期心电图特点：坏死型 Q 波不变或变浅，有 7%～15% Q 波消失，ST 正常，T 波转直立或倒置变浅。

2. 心电图对 AMI 的定位诊断

AMI 发生的部位不同其心电图改变也不同。体表心电图定位，基本上可反映心室解剖的梗死部位，详见下表 2-6。

表 2-6　心肌梗死心电图定位

心肌梗死部位	心电图改变的导联	
前间壁	V_1、V_2	左前降支近段
前壁心尖部	V_2～V_4	左前降支或其分支
前侧壁	V_4、V_5、V_6、I、aVL	左前降支中段或回旋支
广泛前壁	V_1～V_6	左前降支近段
高侧壁	I、aVL	左回旋支
下壁	II、III、a VF	右冠脉回旋支，前降支远端（不常见）
后壁	V_7、V_8、V_9、（V_1 及 V_{2R}波增高，ST 段下降，T 高尖）	后降支
后室	V_{3R}、V_{4R}、V_{5R}、及 V_1	右冠脉

心肌梗死的典型心电图改变也可被其他心电图异常所掩盖，特别是左束支阻滞。表现对左束支阻滞时诊断心肌梗死有高度特异性，但不敏感，即：①I、 aVL、V$_3$ 至 V$_6$ 两个导联有病理 Q 波。②心前区导联R 波逐渐变小。③V$_1$～V$_4$ 导联的 S 波升支有切迹。④ST 段与 QRS 主波同向偏移。

（五）超声心动图检查

符合 AMI 的胸痛患者，在心电图不能确认是 AMI 时，此时超声心动图的表现对诊断可能有帮助，出现明确的异常收缩区支持心肌缺血诊断。AMI 患者几乎都有室壁运动异常区，对于非透壁性梗死的患者可能较少表现为室壁运动异常。早期行超声检查，对检出可能存活而处于顿抑状态的心肌有收缩功能储备、残留心肌有缺血可能、AMI 后有充血性心衰及 AMI 后有机械性并发症的患者的早期发现都有帮助。

（六）核素显像

放射性核素心血管造影、心肌灌注显像、梗死区核素闪烁显像和正电子发射断层显像已用于检查 AMI 患者。核素心脏显像技术对检出 AMI，估计梗死面积、侧支循环血流量和受损心肌范围有用。可测定 AMI 对心室功能产生的效应，确定 AMI 患者的预后。但是要搬动患者，限制了这项技术的应用。

三、诊断及鉴别诊断

（一）急诊科对疑诊 AMI 患者的诊断

AMI 早期诊断，及时治疗可提高患者存活率改善左室收缩功能。医生对送达的急性缺血性胸痛和疑诊 AMI 的患者，应迅速、准确作出诊断。询问缺血性胸痛史和描记心电图是急诊科医生迅速筛查心肌缺血和 AMI 的主要方法。

1. 缺血性胸痛史

除了注意典型的缺血性胸痛外，还要注意非典型的缺血性胸痛。后者常见于女性患者和老年人。要与急性肺动脉栓塞、急性主动脉夹层、急性心包炎及急性胸膜炎引起的胸痛相鉴别。

2. 迅速评价

初始 18 导联心电图应在 10 分钟内完成，18 导联心电图是急诊科诊断的关键，可用以确定即刻处理方案。

（1）对 ST 段抬高或新发左束支传导阻滞的患者，应迅速评价溶栓禁忌证，开始缺血治疗，有适应证者尽快开始溶栓或 PTCA 治疗。

（2）对 ST 段明显下移、T 波倒置或有左束支传导阻滞、临床高度提示心肌缺血的患者，应入院行抗缺血治疗，并做心肌标记物及常规血液检查。

（3）对心电图正常或呈非特征性心电图改变的患者，应在急诊科继续对病情进行评价和治疗，并进行床旁监测，包括心电监护，迅速测定心肌标记物浓度及二维超声心动图检查等。

(二) 诊断及鉴别诊断

1. AMI 的诊断

必须至少具备下列 3 条标准中的两条。

(1) 缺血性胸痛的临床病史。

(2) 心电图的动态演变。

(3) 心肌坏死的血清心肌标记物浓度的动态变化。

部分 AMI 患者心电图不表现为 ST 段抬高，因此血清心肌标记物浓度的测定对 AMI 的诊断起更重要的作用。在应用心电图诊断 AMI 时应注意到超急性期 T 波改变、后壁心肌梗死、右室梗死及非典型心肌梗死的心电图表现，伴有左束支传导阻滞时可造成心电图诊断 AMI 困难。

如果已具备 AMI 的典型表现，即开始紧急处理，如果心电图表现无决定性的诊断意义，早期血液化验结果为阴性，但临床表现高度可疑，则应进行血清心肌标记物连续监测。

2. AMI 的鉴别诊断

详见表 2-7。

表 2-7　AMI 应与下列疾病鉴别

心绞痛	疼痛持续时间短，程度轻，休息及用硝酸甘油可缓解。
主动脉夹层	撕裂样剧痛，放射至背部，常发生神经症候，可有脉搏丧失，可有主动脉瓣关闭不全，胸部及腹部 CT 扫描或主动脉造影可证实诊断。
急性肺栓塞	呼吸困难，低血压，发生肺梗死时，可出现胸膜性疼痛，心电图为非特异性，LDH 可升高，但 CK 不高，肺灌注扫描和肺动脉造影可肯定诊断。
心包炎	可先有病毒感染史，胸部锐痛，体位性和胸膜性疼痛，前倾位可缓解，常有心包摩擦音，广泛 ST 段抬高而不发生 Q 波，CK 一般正常，偶可升高，对抗感染药物有效。
心肌炎	有病毒感染史，胸痛轻度、含糊，CK 常升高，偶尔发生 Q 波，常有心律失常。
骨髓肌肉病变	包括肋软骨炎、颈椎骨关节炎、脊神经根炎。疼痛不典型、锐痛、局限性、活动可加重，无心电图改变。
胃肠道、食管疾病	餐后常发生，可伴有反酸、呕吐，用抗酸药可缓解，饮寒冷液体可诱发痉挛发作，硝酸酯类不缓解，上消化道钡透、内镜或食管压力计可确定诊断。溃疡病、胰腺炎及胆囊炎时在腹部有相应部位的压痛，超声和血清淀粉酶的检查可有助于诊断。
气胸	突发胸膜性锐痛及呼吸困难，可有气管移位、病侧呼吸音消失、胸部 X 线检查可确诊。
胸膜炎	胸部锐痛，深吸气加重，可有病侧摩擦音和叩浊音，胸部 X 线检查可确定诊断。

四、治疗

(一) 院前急救

院前急救的主要任务是将 AMI 患者安全、迅速地转运到医院,以便尽早开始再灌注治疗。应使有 AMI 高危因素的患者提高识别 AMI 的能力,以便自己一旦发病立即采取以下急救措施:①停止任何活动,立即卧位或坐位休息。②立即舌下含服硝酸甘油 1 片 (0.5 mg),每 5 分钟可重复含服。如含服 3 片仍无效,应拨打急救电话。由急诊专业医护人员用救护车运送至有条件的医院进行急救治疗。在此过程中专业医护人员应根据患者的病史、查体和心电图结果作出初步诊断和急救处里。AMI 患者被送达急诊室后,应迅速作出诊断并尽早给予再灌注治疗。力争在 10～20 分钟完成病史采集、临床检查和记录 18 导联心电图以明确诊断。对 ST 段抬高的 AMI 患者,应在 30 分钟内收住 CCU 开始溶栓,或 90 分钟内开始行急诊 PTCA 治疗。

(二) 一般治疗

AMI 住院后立即开始持续心电、血压和血氧饱和度的监测,并同时建立静脉通道开始一般治疗。

1. 卧床休息

对无并发症的患者一般卧床休息 1～3 天,对病情不稳定及高危患者卧床时间适量延长。

2. 吸氧

AMI 患者初起即使无并发症,也应给予鼻导管吸氧,以纠正因肺淤血和肺通气/血流比例失调所致的缺氧。在严重左心衰竭、肺水肿和并发机械并发症的患者,多伴有严重低氧血症,需面罩加压给氧或气管插管机械通气。

3. 镇痛

剧烈胸痛可使交感神经过度兴奋,心动过速,血压升高,心肌收缩力增强,从而增加心肌耗氧量,易诱发快速性室性心律失常,应立即给予最有效的镇痛剂。可给吗啡 3 mg 静脉注射,必要时每 5 分钟重复 1 次,总量不宜超过 15 mg。但要注意其不良反应,包括恶心、呕吐、低血压和呼吸抑制等。尤其有慢阻肺的老年人,使用吗啡治疗时要格外注意。一旦出现呼吸抑制,可立即静脉注射纳洛酮 0.4 mg,每隔 3 分钟 1 次 (最多 3 次) 以拮抗。

4. 饮食和通便

AMI 患者需要禁食至胸痛消失,然后给予流质和半流质饮食,逐步过渡到普通饮食。所有 AMI 患者均应服用缓泻剂,以防便秘时排便用力导致心脏破裂或引起心律失常、心力衰竭。

（三）再灌注治疗

1. 溶栓治疗

冠脉完全闭塞至心肌透壁性坏死有一时间窗，大约为 6 小时。在该时间内使冠脉再通，可挽救濒临坏死的心肌。症状出现后越早溶栓，病死率越低。但对 6～12 小时仍有胸痛及 ST 段抬高的患者进行溶栓仍可获益。

（1）溶栓适应证：①持续性胸痛≥半小时，含服硝酸甘油不缓解。②两个以上相邻导联 ST 段抬高（胸导联≥0.2 mV，肢导联≥0.1 mV）。③发病≤6 小时者。对于 6～12 小时者如仍有 ST 段抬高及胸痛者也可溶栓。④年龄<75 岁。

对前壁心肌梗死、低血压［SBP<13.33 kPa（100 mmHg）］或心率增快（>100 次/分）患者治疗意义更大。对于≥75 岁的患者，无论是否溶栓，死亡的危险均很大，应权衡利弊后再行溶栓。AMI 发病时血压高［SBP>24.00 kPa（180 mmHg）和（或）DBP>14.67 kPa（110 mmHg）］的患者进行溶栓发生颅内出血的危险较大，应首先镇痛、降低血压，将血压降至 20.00/12.00 kPa（150/90 mmHg）以下再行溶栓。

（2）溶栓的禁忌证和注意事项。①既往任何时间发生过出血性脑卒中，1 年内发生过缺血性脑卒中或脑血管事件。②颅内肿瘤。③近期（2～4 周）活动性内脏出血（月经除外）。④可疑主动脉夹层。⑤未控制的高血压 24.00/14.67 kPa（180/110 mmHg）或慢性严重高血压病史。⑥目前正在使用治疗量的抗凝药，已知的出血倾向；⑦近期（2～4 周）创伤史，包括创伤性心肺复苏或较长时间（>10 分钟）的心肺复苏，外科手术。⑧近期（<2 周）在不能压迫部位的大血管穿刺。⑨曾使用链激酶（尤其 5 天～2 年内使用者）或对其过敏的患者，不能重复使用链激酶。⑩妊娠及有活动性消化性溃疡者。

（3）静脉用药的种类和方法：如下。①尿激酶（UK）：为我国应用最广的溶栓药物，目前建议剂量为 150 万 IU（约 2.2 万 IU/kg）用 10 mL 生理盐水溶解，再加入 100 mL 5% 或 10% 的葡萄糖液中于 30 分钟内静脉滴入。滴完 6 小时，酌情皮下注射肝素 7500 IU，每 12 小时一次；或低分子肝素皮下注射，每日 2 次，持续 3～5 天。②链激酶或重组链激酶（SK 或 r-SK）：150 万 IU 用 10 mL 生理盐水溶解，再加入 100 mL 5% 或 10% 的葡萄糖内，于 60 分钟内滴入。配合肝素皮下注射 7500～10 000 IU，每 12 小时一次；或低分子肝素皮下注射，每日 2 次。③重组组织型纤维溶酶原激活剂（rt-PA）国外较为普遍的用法是加速给药方案（即 GUSTO 方案），首先静脉注射 15 mg，继之在 30 分钟内静脉滴注 0.75 mg/kg（不超过 50 mg），再于 60 分钟内静脉滴注 0.5 mg/kg（不超过 35 mg）。给药前静脉注射肝素 5000 U，继之以 1000 U/h 的速度静脉滴注，以 APTT 结果调整肝素的药剂量，使 aPTT 维持在 60～80 秒。

2. 介入治疗

（1）直接 PTCA：直接 PTCA 与溶栓治疗比较，梗死相关血管（IRA）再通率高，达到心肌梗死溶栓试验（TIMI）3 级血流者明显增多，再闭塞率低，缺血复发少，且出血（尤其脑出血）的危险性低。

直接 PTCA 的适应证：①在 ST 段抬高和新出现或怀疑新出现左束支传导阻滞的 AMI 患者，直接 PTCA 作为溶栓治疗的替代治疗。于发病 12 小时内或虽超过 12 小时但缺血症状仍持续时，对梗死相关动脉进行 PTCA。②急性 ST 段抬高/Q 波心肌梗死或新出现左束支阻滞的 AMI 并发心源性休克患者，年龄＜75 岁，AMI 发病在 36 小时内，并且血管重建术可在休克发生 18 小时完成者，应首先直接 PTCA 治疗。③适宜再灌注治疗而有溶栓治疗禁忌者，可直接 PTCA 治疗。④AMI 患者非 ST 段抬高，但 IRA 严重狭窄，血流减慢（TIMI 血流≤2 级），可在发病 12 小时内完成 PTCA 治疗。

直接 PTCA 在 AMI 急性期不应对非梗死相关动脉行选择性 PTCA；在发病 12 小时以上或已接受溶栓治疗且已无心肌缺血证据者，不应进行 PTCA。直接 PTCA 应迅速完成，时间的延误不能达到理想效果，治疗的重点应放在早期溶栓。

近年来提倡 AMI 行原发性支架置入术，常规置入支架在降低心脏事件的发生率和减少靶血管重建术方面优于直接 PTCA 和仅在夹层、急性闭塞或濒临闭塞时紧急置入支架，因此，支架置入可较广泛用于 AMI 患者的机械性再灌注治疗。

（2）补救性 PTCA：对溶栓治疗未再通的患者使用 PTCA 恢复前向血流即为补救性 PTCA。其目的是尽早开通梗死相关动脉，挽救缺血但仍存活的心肌，从而改善生存率和心功能。对溶栓后仍有胸痛，ST 段抬高无显著回落，应尽快行 PTCA，使梗死相关动脉再通。尤其对发病 12 小时内广泛前壁心肌梗死，再次梗死及血流动力学不稳定的高危患者意义更大。

（3）溶栓治疗再通者 PTCA 的选择：对溶栓治疗冠脉再通者不主张立即行 PTCA，因为立即 PTCA 并不能完全挽救心肌及预防再梗死和死亡，且接受 PTCA 者不良心脏事件发生率可能增加。因此，对溶栓成功的患者，若无缺血复发，应在 7～10 天后进行择期冠脉造影，若病变适宜可行 PTCA 或支架置入。

（四）药物治疗

1. 硝酸酯类药物

该药主要作用是松弛血管平滑肌产生血管扩张作用，对静脉的扩张作用明显强于对动脉的扩张作用。扩张静脉和动脉可减轻心脏前后负荷，从而减少心脏做功和心肌耗氧量。还可直接扩张冠状动脉，增加心肌血流，预防和解除冠状动脉痉挛，对已有严重狭窄的冠脉，硝酸酯类药物可扩张侧支血管增加缺血区血流，改善心内膜下心肌缺血，并可预防左室重塑。常用的有硝酸甘油、硝酸异山梨酯和 5-单硝酸异山梨醇酯。

AMI 患者硝酸酯治疗可轻度降低病死率，AMI 早期通常给予硝酸甘油静脉滴注 24～48 小时。尤其适宜用于 AMI 伴发再发性心肌缺血、充血性心力衰竭和高血压患者。

用法：静脉滴注硝酸甘油应从低剂量开始，即 10 μg/min，以后酌情逐渐增加剂量，每 5～10 分钟增加 5～10 μg，直至症状控制、血压正常者 SBP 降低 1.33 kPa（10 mmHg）或高血压患者 SBP 降低 4.00 kPa（30 mmHg）为有效治疗剂量。最高剂量以不超过 100/（μg·min）为宜，过高剂量可增加低血压危险。应用硝酸甘油 24 小时内一般不会产生耐药，24 小时以后如产生耐药出现疗效减弱或消失可增加滴注剂量。

静脉滴注二硝基异山梨酯的剂量从 30 μg/min 开始，观察 30 分钟以上，如无不良反应可逐渐加量。静脉用药后症状改善可改用口服制剂如硝酸异山梨酯 10～20 mg，每日 3 次或 4 次，或 5-单硝酸异山梨醇酯 20～40 mg，每日 2 次。

硝酸酯类药物常见的不良反应有头痛、反射性心动过速和低血压等。该药禁忌证为 AMI 合并低血压［SBP≤12.00 kPa（90 mmHg）］或心动过速（心率>100 次/分），下壁伴右室梗死时易发生低血压故应慎用。

2. 抗血小板治疗

在急性血栓形成中血小板活化起着十分重要的作用，抗血小板治疗已成为 AMI 的常规治疗，溶栓前即应使用。阿司匹林和噻氯匹啶或氯吡格雷是目前临床上常用的抗血小板药物。

（1）阿司匹林：阿司匹林通过抑制血小板内的环氧化酶使血栓素 A_2（TXA_2）合成减少，达至抑制血小板聚集的作用。AMI 急性期，阿司匹林使用剂量应为 300 mg/d，首次服用时应选择水溶性阿司匹林或肠溶阿司匹林嚼服以达到迅速吸收的目的，3 天后改为小剂量 50～150 mg/d 维持。

（2）噻氯匹啶和氯吡格雷：噻氯匹啶作用机制是抑制 ADP 诱导的血小板聚集。口服后 24～48 小时起作用，3～5 天达高峰。开始服用的剂量为 250 mg，每日 2 次，1～2 周后改为 250 mg，每日 1 次维持。该药起作用慢，不适合急需抗血小板治疗的临床情况（如 AMI 溶栓前），多用于对阿司匹林过敏或禁止使用阿司匹林的患者或者与阿司匹林联合用于置入支架的 AMI 患者。该药的主要不良反应是中性粒细胞及血小板减少，应用时需注意经常检查血常规，一旦出现上述不良反应立即停药。

氯吡格雷是新型 ADP 受体拮抗药，其化学结构与噻氯匹啶十分相似，与后者不同的是氯吡格雷口服后起效快，不良反应明显低于噻氯匹啶，现已成为噻氯匹啶替代药物。初始剂量 300 mg，以后剂量 75 mg/d 维持。

3. 抗凝治疗

凝血酶是使纤维蛋白原转变为纤维蛋白最终形成血栓的关键环节，因此抑制凝血酶至关重要。

（1）普通肝素：在临床应用最普遍，对于 ST 段抬高的 AMI，肝素作为溶栓治疗的辅助用药，对于非 ST 段抬高的 AMI，静脉滴注肝素为常规治疗。一般使用方法是先静脉推注 5000 U 冲击量，继之以 1000 U/h 维持静脉滴注，每 4～6 小时测定 1 次 APTT 或 ACT，以便于及时调整肝素剂量，保持其凝血时间延长至对照的 1.5～2 倍。静脉肝素一般使用时间为 48～72 小时，以后可改用皮下注射 7500 U 每 12 小时 1 次，注射 2～3 天。

rt-PA 溶栓前先静脉注射肝素 5000 U 冲击量，继之以 1000 U/h 维持静脉滴注 48 小时，根据 APTT 或 ACT 调整肝素剂量（方法同上）。48 小时后改用皮下肝素 7 500 U 每日 2 次，治疗 2～3 天。尿激酶和链激酶溶栓后 6 小时开始测定 APTT 或 ACT，待 APTT 恢复到对照时间 2 倍以内时（约 70 秒）开始给予皮下肝素治疗。对于大面积前壁心肌梗死静脉未再通的患者有增加心脏破裂的倾向，采用皮下注射肝素治疗较为稳妥。

（2）低分子量肝素：其抗因子 Xa 的作用是普通肝素的 2～4 倍，但抗 IIa 的作用弱于后者。预防血栓形成的总效应优于普通肝素。低分子量肝素有应用方便、不需监测凝血时间、出血并发症低等优点，可代替普通肝素。

4. β-受体阻滞药

β-受体阻滞药通过减慢心率，降低血压和减弱心肌收缩力来减少心肌耗氧量，对改善缺血区的氧供需失衡，缩小心肌梗死面积，降低急性期病死率有肯定的疗效。常用的 β-受体阻滞药有美托洛尔 25～50 mg，每日 2 次，阿替洛尔 6.25～25 mg，每日 2 次。使用剂量必须个体化。

β-受体阻滞药治疗的禁忌证为：①心率＜60 次/分。②动脉收缩压＜13.33 kPa（100 mmHg）。③中重度左心衰竭（≥Killip Ⅲ级）。④二、三度房室传导阻滞或 PR 间期＞0.24 秒。⑤严重慢性阻塞性肺部疾病或哮喘。⑥末梢循环灌注不良。相对禁忌证为：①哮喘病史。②周围血管疾病。③胰岛素依赖性糖尿病。

5. 血管紧张素转换酶抑制药（ACEI）

ACEI 主要作用机制是通过影响心肌重塑、减轻心室过度扩张而减少充盈性心力衰竭的发生率和病死率。在无禁忌证的情况下，溶栓治疗后血压稳定即可开始使用 ACEI。ACEI 使用的剂量应视患者情况而定，一般来说，AMI 早期 ACEI 应从低剂量开始逐渐增加剂量。对于 4～6 周后无并发症和无左心室功能障碍的 AMI 患者，可停服 ACEI 制剂；若 AMI 特别是前壁心肌梗死合并左心功能不全，ACEI 治疗期应延长。

ACEI 的禁忌证：① AMI 急性期动脉收缩压＜12.00 kPa（90 mmHg）。

②临床出现严重肾衰竭（血肌酐＞265 μmol/L）。③有双侧肾动脉狭窄病史者。④对 ACEI 制剂过敏者。⑤妊娠、哺乳期妇女等。

6. 钙拮抗药

钙拮抗药在 AMI 治疗中不作为一线用药。临床试验研究显示，无论是 AMI 早期或晚期、Q 波或非 Q 波心肌梗死、是否合用 β-受体阻滞药，给予速效硝苯地不能降低再梗死率和病死率，对部分患者甚至有害，这可能与该药反射性增加心率，抑制心脏收缩力和降低血压有关。因此，在 AMI 常规治疗中钙拮抗药被视为不宜使用的药物。对于无左心衰竭临床表现的非 Q 波 AMI 患者，服用地尔硫草可以降低再梗死发生率，有一定的临床益处。AMI 并发心房颤动伴快速心室率，且无严重左心功能障碍的患者，可使用静脉地尔硫草缓慢注射 10 mg（5 分钟内），随之以 5～15 μg/（kg·min）维持静脉滴注，静脉滴注过程中需密切观察心率、血压的变化。

7. 洋地黄制剂

AMI 24 小时之内一般不使用洋地黄制剂，目前一般认为，AMI 恢复期在 ACEI 和利尿药治疗下仍存在充血性心力衰竭的患者，可使用地高辛。对于 AMI 左心衰竭并发快速心房颤动的患者，使用洋地黄制剂较为适合，可首次静脉注射毛花苷 C（西地兰）0.4 mg，此后根据情况追加 0.2～0.4 mg，然后口服地高辛维持。

（五）并发症及处理

1. 左心功能不全

AMI 时左心功能不全由于病理改变的程度不同，临床表现差异很大。血流动力学监测可为左心功能的评价提供可靠指征。当肺毛细血管压（PCWP）2.40 kPa（18 mmHg）、心脏指数（CI）＜2.5 L/（分钟·m²）时为左心功能不全；PCWP＞2.40 kPa（18 mmHg）、CI＜2.2 L/（min·m²）、收缩压＜10.67 kPa（80 mmHg）时为心源性休克。

（1）急性左心衰竭：临床上表现为程度不等的呼吸困难，严重者可端坐呼吸，咳粉红色泡沫痰。

急性左心衰竭的处理：①适量利尿药，Killip Ⅲ级（肺水肿）时静脉注射速尿 20 mg。②静脉滴注硝酸甘油，由 10 μg/min 开始，逐渐加量，直到收缩压下降 10%～15%，但不低于 90 mmHg。③尽早口服 ACEI，急性期以短效 ACEI 为宜，小剂量开始，根据耐受情况逐渐加量。④肺水肿合并严重高血压时是静脉滴注硝普钠的最佳适应证。小剂量（10 μg/min）开始，根据血压逐渐加量并调整至合适剂量。⑤洋地黄制剂在 AMI 发病 24 小时内使用有增加室性心律失常的危险，故不主张使用。在合并快速心房颤动时，可用西地兰减慢心室率。在左室收缩功能不全，每搏量下降时，心率宜维持在 90～110 次/分，以维持适当的心排血量。⑥急性肺水肿伴严重低氧血症者可行人工机械通气治疗。

（2）心源性休克：AMI 伴心源性休克时有严重低血压，收缩压＜10.67 kPa（80 mmHg），有组织器官低灌注表现，如四肢凉、少尿或神志模糊等。伴肺淤血时有呼吸困难。心源性休克可突然发生，为 AMI 发病时的主要表现，也可在入院后逐渐发生。

心源性休克的处理：① 在严重低血压时，应静脉滴注多巴胺 5～15 μg/（kg·min），一旦血压升至12.00 kPa（90 mmHg）以上，则可同时静脉滴注多巴酚丁胺，以减少多巴胺用量。轻度低血压时，可用多巴胺或与多巴酚丁胺合用。②AMI 心源性休克升压治疗无反应的患者，主动脉内囊球反搏（IABP）可有效逆转器官低灌注。IABP 对支持患者接受冠状动脉造影、PTCA 或 CABG 均可起到重要作用。③迅速使完全闭塞的梗死相关血管开通，恢复血流至关重要，AMI 合并心源性休克提倡 PTCA 或 CABG 再灌注治疗，可提高 AMI 合并心源性休克的生存率。

主动脉内球囊反搏适应证：①心源性休克药物治疗难以恢复时，作为冠状动脉造影和急诊血管重建术前的一项稳定措施。②AMI 并发机械性并发症，如乳头肌断裂、室间隔穿孔时，作为冠状动脉造影和修补手术及血管重建术前的一项稳定性治疗手段。③顽固性室性心动过速反复发作伴血流动力学不稳定。④AMI 后顽固性心绞痛在行冠状动脉造影和血管重建术前的一种治疗措施。

2. 右心室梗死和功能不全

急性下壁心肌梗死中，近一半存在右室梗死，下壁伴右室梗死者病死率大大增加。右胸导联（尤为 V_4R）ST 段抬高≥0.1 mV 是右室梗死最特异的改变。下壁梗死时出现低血压、无肺部啰音、伴颈静脉充盈或 Kussmaul 征（吸气时颈静脉充盈）是右心室梗死的典型三联征。但临床上常因血容量减低而缺乏颈静脉充盈体征，主要表现为低血压。维持右心室前负荷为其主要处理原则。下壁心肌梗死合并低血压时应避免使用硝酸酯和利尿药，需积极扩容治疗，若补液1～2 L血压仍不回升，应静脉滴注正性肌力药物多巴酚丁胺。

3. 并发心律失常的处理

急性心肌梗死由于缺血性心电不稳定可出现室性期前收缩、室性心动过速、心室颤动或加速性心室自主心律；由于泵衰竭或过度交感兴奋可引起窦性心动过速、房性期前收缩、心房颤动、心房扑动或室上性心动过速；由于缺血或迷走神经反射可引起缓慢性心律失常（如窦性心动过缓、房室传导阻滞）。

首先应加强针对急性心肌梗死、心肌缺血的治疗。溶栓、血管重建术（急诊 PTCA、CABG）、β-受体阻滞药、主动脉内球囊反搏、纠正电解质紊乱等均可预防或减少心律失常发生。

（1）AMI 并发室上性快速心律失常的治疗。①房性期前收缩：与交感兴奋或心功能不全有关，本身不需特殊治疗。②阵发性室上性心动过速：伴快速心室率,必须积极处理:维拉帕米、硫氮䓬酮或美多洛尔静脉用药;合并心力衰竭、低血压者可用直流电复律或心房起搏治疗;洋地黄制剂有效,但起效时间较慢。③心房扑动:少见且多为暂时性。④心房颤动:常见且与预后有关,治疗如下:血流动力学不稳定的患者,如出现血压降低、脑供血不足、心绞痛或心力衰竭者需迅速做同步电复律;血流动力学稳定的患者,以减慢心室率为首要治疗。无心功能不全、支气管痉挛或房室传导阻滞者,可静脉使用β受体阻滞药如美多洛尔2.5~5 mg在5分钟内静脉注入,必要时可重复,15分钟内总量不超过15 mg。同时监测心率、血压及心电图,如收缩压<13.33 kPa(100 mmHg)或心率<60次/分,终止治疗。也可使用洋地黄制剂,如西地兰静脉注入,其起效时间较β-受体阻滞药静脉注射慢。心功能不全者应首选洋地黄制剂。无心功能不全者,也可静脉使用维拉帕米或硫氮䓬酮。维拉帕米5~10 mg(0.075~0.75 mg/kg)缓慢静脉注射,必要时可重复;硫氮䓬酮静脉缓慢注入,然后静脉滴注,用法见前述。以上药物静脉注射时必须同时观察血压及心率;胺碘酮对中止心房颤动、减慢心室率及复律后维持窦性心律均有价值,可静脉用药并随后口服治疗。

(2)AMI并发室性快速心律失常的治疗。在有良好监护条件的病房不主张常规用利多卡因预防性治疗。①心室颤动、持续性多形室性心动过速,立即非同步直流电复律,起始电能量200 J,如不成功可给予300 J重复。②持续性单形室性心动过速伴心绞痛、肺水肿、低血压(<12.00 kPa(90 mmHg)),应予同步直流电复律,电能量同上。③持续性单形室性心动过速不伴上述情况,可首先给予药物治疗。如利多卡因50 mg静脉注射,需要时每15~20分钟可重复,最大负荷剂量150 mg,然后2~4 mg/min维持静脉滴注,时间不宜超过24小时。或胺碘酮150 mg于10分钟内静脉注入,必要时可重复,然后1 mg/min静脉滴注6小时,再0.5 mg/min维持滴注。④频发室性期前收缩、成对室性期前收缩、非持续性室速可严密观察或利多卡因治疗(使用不超过24小时)。⑤偶发室性期前收缩、加速的心室自主心律可严密观察,不作特殊处理。⑥AMI、心肌缺血也可引起短阵多形室性心动过速,酷似尖端扭转型室性心动过速,但QT间期正常,可能与缺血引起的多环路折返机制有关,治疗方法同上,如利多卡因、胺碘酮等。

(3)缓慢性心律失常的治疗。①无症状窦性心动过缓,可暂作观察,不予特殊处理。②症状性窦性心动过缓、二度房室传导阻滞、三度房室传导阻滞伴窄QRS波逸搏心律,患者常有低血压、头晕、心功能障碍、心动缓慢<50次/分等,可先用阿托品静脉注射治疗。阿托品剂量以0.5 mg静脉注射开始,3~5分钟重复一次,至心率达60次/分左右。最大可用至2 mg。③出现下列情况,需行临时起搏治疗:a.三度房室传导阻滞伴宽QRS波逸搏、心室停搏;b.症状性窦性心动过缓、窦性停搏(>3秒)、二度房室传导阻滞或三度房室传导阻滞伴窄 QRS 波逸搏经阿托品治疗无效；c. 双侧束支传导阻滞，包括交替性左、右束支阻滞或右束支传导阻滞伴交替性左前、左后分支阻滞；d. 新发生的右束支传导阻滞伴左前或左后分支阻滞和新发生的左束支传导阻滞并发一度房室传导阻滞。

4. 机械性并发症

AMI 机械性并发症为心脏破裂，包括左室游离壁破裂、室间隔穿孔、乳头肌和腱索断裂等。常发生在 AMI 发病第一周，多发生在第一次及 Q 波心肌梗死患者。临床表现为突然或进行性血流动力学恶化伴低心排血量、休克和肺水肿。药物治疗病死率高。

（1）游离壁破裂：左室游离壁破裂引起急性心脏压塞时可突然死亡，临床表现为电-机械分离或停搏。亚急性心脏破裂在短时间内破口被血块封住，可发展为亚急性心脏压塞或假性室壁瘤。症状和心电图不特异，心脏超声可明确诊断。对亚急性心脏破裂者应争取冠状动脉造影后行手术修补及血管重建术。

（2）室间隔穿孔：病情恶化的同时，在胸骨左缘第 3、4 肋间闻及全收缩期杂音，粗糙、响亮，50％伴震颤。二维超声心动图一般可显示室间隔破口，彩色多普勒可见经室间隔破口左向右分流的血流束。室间隔穿孔伴血流动力学失代偿者提倡在血管扩张剂和利尿药治疗及 IABP 支持下，早期或急诊手术治疗。如室间隔穿孔较小，无充血性心力衰竭，血流动力学稳定，可保守治疗，6 周后择期手术。

（3）急性二尖瓣关闭不全：乳头肌功能不全或断裂引起急性二尖瓣关闭不全时在心尖部出现全收缩杂音，但在心排血量降低时，杂音不一定可靠。二尖瓣反流还可能由于乳头肌功能不全或左室扩大所致相对性二尖瓣关闭不全所引起。超声心动图和彩色多普勒是明确诊断并确定二尖瓣反流机制及程度的最佳方法。急性乳头肌断裂时突然发生左心衰竭和（或）低血压，主张血管扩张剂、利尿药及 IABP 治疗，在血流动力学稳定的情况下急诊手术。因左室扩大或乳头肌功能不全引起的二尖瓣反流，应积极药物治疗心力衰竭，改善心肌缺血并主张行血管重建术以改善功能和二尖瓣反流。

五、冠心病的心理治疗

（一）冠心病与心理的关系

（1）冠心病的发病与社会因素、自身心理因素、行为因素、生物因素有关，是多种因素综合导致的。其中，社会因素包括生活事件、职业、文化、人际关系、家庭；自身心理因素包括神经质性人格、焦急、紧张、压力、心理、应激、A 型行为等，这些都会引起冠心病。

（2）国外用焦虑量表、抑郁量表发现：急性心肌梗死患者 80％有焦虑、58％有抑郁。此外，还有敌对情绪 22％，不安情绪 16％，否认情绪 20％。流行病学研究表明，心理因素不仅与冠状动脉病变的发生相关，而且可能增加冠心病患者发生心脏事件的危险。

（二）心理情绪应激引发冠心病的机制

心理情绪应激是指人对外界有害物、威胁、挑战等刺激因素，经认识评价，并告知其将危害个人的生存和处境所产生的生理、心理和行为反应，是机体在某种环境因素刺激作用下，由于客观要求和应付能力不平衡而产生的一种适应环境的紧张反应状态。

情绪应激包括急性和慢性两种形式。引起急性应激的因素有车祸、亲友离世、遭遇抢劫、恐惧手术、公众面前演讲、法院出庭等情况。慢性应激则常有家庭或婚姻困境、经济负担、工作或学习紧张、夜班工作、吸毒或烟酒嗜好、照顾年迈的父母和抚养子女的压力、孤独感等。

急性或慢性的情绪应激可通过生理或心理介导机制，使交感－肾上腺、下丘脑-垂体-肾上腺皮质系统、垂体-甲状腺等神经内分泌系统发生功能障碍，从而产生某些急性或慢性疾病，包括心脑血管疾病、支气管哮喘、溃疡病、皮肤病和肿瘤等。

心脏性猝死是心血管疾病的主要死亡原因之一。心脏性猝死大多由恶性室性心律失常，如室性心动过速、心室颤动引起的。一些负性事件导致的情绪激动、心理应激、劳累等都是心脏性猝死的诱因。

情绪应激除可引起心肌缺血、心功能障碍以外，尚可促发各种心律失常甚至猝死。据统计，至少 20％的严重室性心律失常或猝死的发作是由强烈的情绪应激而诱发。精神因素引起的情绪激动多出现在致命性心律失常发作前 1 小时之内，人际冲突、当众受辱、丧偶、事业失败、失业等心理因素均可成为心律失常的触发因素。一项研究对 42 例置入心脏复律除颤器（ICD）患者 107 次电复律的室性心律失常事件进行分析，发现 ICD 放电前较为常见的情绪应激因素是生气，由此而诱发的心律失常频率较快、较难终止。另有研究提示，促发室颤和室速的情绪应激的基础有所不同，室速由愤怒或恐惧导致迅速促发，而室颤多发生于较长时间的应激状态之后。

（三）心理应激的分级与冠心病的关系

1 级：表现为不高兴。

2 级：出现烦躁和忙乱。

3 级：发生轻度争吵。

4 级：中度争吵，音量提高。

5 级：大声争吵，紧握拳头。

6 级：极度愤怒，拍桌子，几乎失控。

7 级：狂怒，完全失控，乱扔东西，伤害他人或自伤。

凡是≥3级就成为有害的心理应激，≥5级的激怒可能引起 AMI 等严重的心血管事件。

（四）冠心患者存在抑郁障碍的表现

（1）失眠或早醒，或睡眠过多。

（2）食欲缺乏，或体重明显减轻。

（3）对日常活动丧失兴趣，无愉快感。

（4）精力明显减退，无原因的持续疲乏感。

（5）自我评价过低，自责，有内疚感，可达妄想程度。

（6）觉得生活没有意义，反复出现想死的念头，或有自杀行为。

（7）联想困难，自觉思考能力和集中注意力显著下降。

（8）精神运动性迟滞或激越。

（9）性欲明显减退。

（10）无价值感和内疚感。

（11）感到前途暗淡。

（五）AMI 患者的心理反应

抑郁和焦虑是 AMI 后的两种最主要的心理反应。由于急性心肌梗死剧烈胸痛的严重躯体症状，以及在抢救过程中紧张气氛的影响，从而加深了人们对心肌梗死可能导致的危险恐惧心理，使患者容易产生明显的心理障碍。AMI 后，15％的患者有焦虑抑郁症状，40％的患者自诉有焦虑抑郁情绪。焦虑反应多于抑郁反应，焦虑最容易出现在急性心肌梗死的 1～3 天。

（六）焦虑抑郁对心肌梗死的影响

焦虑抑郁可增加心肌梗死后急性期（3 星期）内的病死率。原因之一是出现恶性心律失常，二是对心功能的影响。大多数患者 AMI 后的焦虑抑郁症状被视为一种情绪反应，可以随着疾病的好转而消退。但是如果患者心肌梗死后，仍存在焦虑抑郁障碍，则会使患者康复不良，再次发生心肌梗死及猝死的风险就明显增多。

（七）冠心病心理障碍的治疗目标

（1）减少或消除心理障碍所引起的症状和体征。

（2）改善患者躯体疾病的预后。

（3）提高患者的生活质量。

（4）恢复患者的社会功能。

（5）降低患者复发或再发心理障碍的危险。

（八）冠心病心理障碍治疗的措施

冠心病心理障碍治疗措施有：药物治疗、心理治疗和自我调节。

它们的关系是：药物治疗是及时改善心理障碍症状、控制急性发作的有效手段。在此基础上，配合心理治疗、自我调节才能巩固治疗效果，防止疾病复发。

1. 冠心病心理障碍的药物治疗

（1）抗焦虑紧张及镇静催眠药：以苯二氮䓬类为主，小剂量起到抗焦虑紧张作用，较大剂量则起到镇静催眠作用。

（2）抗抑郁药：抗抑郁的治疗原则如下。①诊断基本明确，全面考虑患者症状特点，个体化合理用药；剂量逐步递增，采用最小有效剂量，使不良反应减至最小，提高服药依从性。②小剂量疗效不佳时，根据不良反应和耐受情况，增至足量（有效药物上限）和用足够长的疗程（>4～6 周）。③如无效可考虑换药（同类另一种或作用机制不同的另一类药）。④尽可能单一用药，足量、足疗程治疗。一般不主张联用 2 种以上抗抑郁药。

2. 冠心病的心理治疗

心理治疗的具体方法有：说理疏导法；认识疗法；暗示疗法；自我控制疗法；松弛疗法；轻松疗法；系统脱敏法；疏泄疗法；移情疗法；行为矫正治疗；爆破疗法；厌恶疗法；音乐疗法；生物反馈治疗等。

（1）冠心病心理障碍的治疗除了药物治疗，还要配合心理治疗。这有利于提高缓解率，巩固治疗效果，减少复发。

（2）心理治疗时医生要对患者的病情表示理解，对患者的病痛表示同情。

（3）了解患者对自身心脏疾病的认识，了解患者发病之初有无亲人病故、病重以及其他重大精神创伤和压力。

（4）对患者进行合情合理的安慰，打消其顾虑，使患者看到希望，恢复患者战胜疾病的勇气和信心。

3. 自我调节

对于患有冠心病的中老年人来说，生活中的过度忧虑、激动、发怒等情绪常为急性心肌梗死的诱因。那么如何减少生活中的情绪波动呢？这就要注意情绪稳定中的"六多六少"。

一是多看一些情景喜剧类的欢快节目；少看一些悲伤、恐惧的节目。

二是多回忆一些有意义值得回味的事；少想一些苦恼、不愉快的事。

三是多做一些自己想做力所能及的事；少去干涉儿女和晚辈的事。

四是多参与一些对社会有益的事；少和别人攀比，和别人攀比心理永远不会平衡。

五是多与亲朋好友来往，多交朋友；少议论他人的家事或不愉快的事。

六是多从客观角度来看问题，不管生活上也好，社会上也好，人与人之间客观地看问题；少去推理，少去劳神琢磨事，人活着，不能总是郁闷，应该拿得起、放得下。

只有保持平和的心态，心肌梗死患者才能避免情绪波动而引起的心绞痛发作。

4. 心绞痛发作时患者心理状态的调节

突然的胸痛发作，可使患者产生"不会就这样地死去吧"或"那种疼痛会不会再发生"等恐惧和焦虑心理。这种精神上的不稳定状态，可导致交感神经的功能亢进、增加心脏的负担。了解患者对胸痛的心理活动，并做好精神心理方面的评估，给患者提供适宜的护理支持。

5. 怎样做才能不成为冠心病的残疾人

每当患者出院时，医务人员总是告诉他们："悠着点儿!"过去这样说是可以理解的。因为过去还不了解得过病的心脏究竟能承受多大的活动量，但却对患者如何安排今后活动只给出了模糊的概念。

随着医学研究的深入，目前主张冠心病恢复期应循序渐进地加大活动量。这对冠心病患者的康复非常有利，患者也应保持积极的心态面对心肌梗死后的恢复。记住，一次心肌梗死并不意味着将被禁锢在轮椅上。通过积极地控制危险因素，你仍可以乐观地面对生活，不能做冠心病的残疾人。

第三章　呼吸系统疾病

第一节　急性上呼吸道感染

急性上呼吸道感染是指病毒或细菌引起的鼻腔、咽或喉部急性炎症的概称，常以病毒居多，是呼吸道最常见的一种传染病，不仅具有较强的传染性，且可引起严重并发症。

一、流行病学

本病患者不分年龄、性别、职业和地区，全年皆可发病，以冬、春季节多发。可通过含有病毒的飞沫或被污染的用具传播。多数为散发性，易在气候突变时流行。由于病毒的类型较多，人体对各种病毒产生的免疫力较弱并且短暂，彼此也无交叉免疫，因而一个人一年内可多次发病。

二、病因和发病机制

由病毒引起的感染占 70%～80%，主要有流感病毒（甲、乙、丙）、鼻病毒、副流感病毒、呼吸道合胞病毒、腺病毒、埃可病毒、柯萨奇病毒、麻疹病毒、风疹病毒等。细菌感染可直接或多继发于病毒感染之后，以溶血性链球菌为多见，其次为流感嗜血杆菌、肺炎链球菌、葡萄球菌、支原体及衣原体等，偶见革兰氏阴性杆菌。根据传染部位分鼻炎、咽喉炎或扁桃体炎。

由于受凉、淋雨、过度疲劳等原因，机体防御功能降低，或机体对变异的病毒缺乏免疫力，病毒或细菌可在局部迅速繁殖，引起本病（尤其是老、幼、体弱或有慢性呼吸道疾病者更易患病）是慢性支气管炎反复发作的主要诱因。

三、病理

鼻腔及咽部黏膜充血、水肿，上皮细胞破坏，少量单核细胞浸润，有浆液性及黏液性炎性渗出。继发细菌感染后，有中性粒细胞浸润，脓性分泌物增多。

四、临床表现

由于疾病发生的部位及病因不同，临床上可表现为不同的类型。

（一）普通感冒

普通感冒又称"伤风"、急性鼻炎或上呼吸道卡他。发病时常有咽干、咽痒或烧灼感，数小时后可有喷嚏、鼻塞、流清水样鼻涕，2～3 天后分泌物变稠。可伴咽痛，有时由于耳咽管炎使听力减退；也可出现流泪、味觉迟钝、呼吸不畅、声嘶、轻度咳嗽等。一般无发热及全身症状，或仅有低热、不适、轻度畏寒和头痛。检查可见鼻腔黏膜充血、水肿、有分泌物，咽部轻度充血。如无并发症，5～7 天时症状缓解、痊愈。

（二）病毒性咽炎和喉炎

急性病毒性咽炎多由流感病毒、腺病毒、鼻病毒、副流感病毒及呼吸道合胞病毒等引起。临床表现为咽部发痒和灼热感，咽部疼痛。当有细菌感染时，常合并有扁桃体炎。有吞咽疼痛时，常提示有链球菌感染。咳嗽较浅且轻，可有发热、乏力及周身不适。体检见咽部充血和水肿，颌下淋巴结肿大且有触痛。腺病毒咽炎可伴有眼结合膜炎。

急性喉炎的常见原因是鼻病毒、甲型流感病毒、副流感病毒及腺病毒等。临床表现为声嘶、讲话困难、咳嗽时疼痛，常有发热、咽痛或咳嗽。体检可见喉部水肿、充血，局部淋巴结轻度肿大和触痛，严重时可闻及喘息声。

（三）疱疹性咽峡炎

柯萨奇病毒 A 为常见的感染病毒。多于夏季发作，多见儿童发病，偶见于成人。临床表现为明显咽痛、发热，病程约 1 周。检查可见咽充血，软腭、腭垂、咽及扁桃体表面有灰白色疱疹及浅表溃疡，周围有红晕。

（四）咽结膜热

腺病毒、柯萨奇病毒等感染是常见的病因。儿童多见，夏季易流行。临床表现有发热、咽痛、畏光、流泪，咽及结合膜明显充血和颈淋巴结肿大。病程 3～5 天。

（五）细菌性咽扁桃体炎

主要由溶血性链球菌引起。起病急，咽痛明显，发热、畏寒，体温可达 39 ℃以上。检查可见咽部充血，扁桃体充血、肿大，表面有黄色点状渗出物，颌下淋巴结肿大、压痛。

五、实验室检查

（一）血常规检查

病毒性感染时白细胞计数正常或偏低，淋巴细胞比例升高。细菌感染时白细胞计数与中性粒细胞增多，严重时有核左移现象。

（二）病毒、病毒抗体和细菌培养病毒的分离鉴定

常为流行病学研究所用，临床上很少采用。咽拭子培养可行细菌学检查。

六、并发症

可并发急性鼻旁窦炎、中耳炎、气管-支气管炎。部分患者可继发风湿热病、

肾小球肾炎和心肌炎等。

七、诊断和鉴别诊断

根据病史、流行情况、鼻咽部发炎的症状和体征，结合外周血常规和胸部X线检查可以作出临床诊断。

本病需与下列疾病鉴别。

（一）变应性鼻炎

临床上很像"伤风"，鉴别的要点是本病起病急骤，常晨起发病，反复发作，鼻腔发痒，频繁喷嚏，流清水样鼻涕，与环境过敏因素有关，经过数分钟至1～2小时缓解，不伴有全身症状。检查：鼻黏膜苍白、水肿，鼻分泌物涂片可见嗜酸性粒细胞增多。

（二）流行性感冒

常有明显的流行病学特点。起病急，全身症状较重，高热、全身酸痛、眼结膜炎症状明显，但鼻咽部症状较轻。根据流行病学史可作出诊断。

（三）急性传染病前驱期

麻疹、脊髓灰质炎、脑炎、流行性出血热等多种急性传染病的前驱症状常常与急性上呼吸道感染相混淆。当上呼吸道感染病程结束时，其症状仍不缓解，应注意排除上述急性传染病，特别是在流行季节，应进行相关的实验室检查以资鉴别。

八、治疗

目前对呼吸道病毒感染尚无特效药物；对细菌感染可选用相应的抗生素治疗。

（一）对症治疗

病情较重或发热者应卧床休息，多饮水，室内保持空气流通。如有发热、头痛，可选用解热镇痛药物如复方阿司匹林、去痛片等口服；咽痛可用消炎喉片含服，局部雾化治疗；鼻塞、流鼻涕可用1%麻黄碱滴鼻。

（二）抗菌药物治疗

细菌感染时，可选用青霉素、红霉素、螺旋霉素、氧氟沙星等。

九、预防

坚持锻炼身体，以提高机体抵抗疾病能力及对寒冷的适应能力。对易患人群，在疾病流行季节可注射流感疫苗，有一定的人群保护作用。老年人可适当服用人参等中药保健药品，以提高机体免疫力。重视防寒保暖，避免诱发因素。生活有规律，避免过劳。注意呼吸道患者的隔离，防止交叉感染。

第二节　慢性支气管炎

慢性支气管炎是由于感染或非感染因素引起气管、支气管黏膜及其周围组织的慢性非特异性炎症。临床上以慢性咳嗽、咳痰或气喘为主要症状。疾病不断进展，可并发阻塞性肺气肿、肺源性心脏病，严重影响劳动和健康。

一、病因和发病机制

病因尚未完全清楚，一般认为是多种因素长期相互作用的结果，这些因素可分为外因和内因两个方面。

（一）吸烟

大量研究证明吸烟与慢性支气管炎的发生有密切关系。吸烟时间愈长、量愈多，患病率也愈高。戒烟可使症状减轻或消失，病情缓解，甚至痊愈。

（二）理化因素

包括刺激性烟雾、粉尘、大气污染（如二氧化硫、二氧化氮、氯气、臭氧等）的慢性刺激。这些有害气体的接触者慢性支气管炎患病率远较不接触者为高。

（三）感染因素

感染是慢性支气管炎发生、发展的重要因素，病毒感染以鼻病毒、黏液病毒、腺病毒和呼吸道合胞病毒为多见。细菌感染常继发于病毒感染之后，如肺炎链球菌、流感嗜血杆菌等。这些感染因素造成气管、支气管黏膜的损伤和慢性炎症。感染虽与慢性支气管炎的发病有密切关系，但目前尚无足够证据说明为首发病因。只认为是慢性支气管炎的继发感染和加剧病变发展的重要因素。

（四）气候

慢性支气管炎发病及急性加重常见于冬天寒冷季节，尤其是在气候突然变化时。寒冷空气可以刺激腺体，增加黏液分泌，使纤毛运动减弱，黏膜血管收缩，有利于继发感染。

（五）过敏因素

主要与喘息性支气管炎的发生有关。在患者痰液中嗜酸性粒细胞数量与组胺含量都有增高倾向，说明部分患者与过敏因素有关。尘埃、尘螨、细菌、真菌、寄生虫、花粉以及化学气体等，都可以成为过敏因素而致病。

（六）呼吸道局部免疫功能减低及自主神经功能失调

为慢性支气管炎发病提供内在的条件。老年人常因呼吸道的免疫功能减退，免疫球蛋白的减少，呼吸道防御功能退化等导致患病率较高。副交感神经反应增高时，微弱刺激即可引起支气管收缩痉挛，分泌物增多，而产生咳嗽、咳痰、气喘等症状。

综上所述，当机体抵抗力减弱时，呼吸道在不同程度易感性的基础上，有一种或多种外因的存在，长期反复作用，可发展成为慢性支气管炎。如长期吸烟损害呼吸道黏膜，加上微生物的反复感染，可发生慢性支气管炎。

二、病理

由于炎症反复发作，引起上皮细胞变性、坏死和鳞状上皮化生、纤毛变短、参差不齐或稀疏脱落。黏液腺泡明显增多，腺管扩张，杯状细胞也明显增生。支气管壁有各种炎性细胞浸润、充血、水肿和纤维增生。支气管黏膜发生溃疡，肉芽组织增生，严重者支气管平滑肌和弹性纤维也遭破坏以致机化，引起管腔狭窄。

三、临床表现

（一）症状

起病缓慢，病程长，常反复急性发作而逐渐加重。主要表现为慢性咳嗽、咳痰、喘息。开始症状轻微，气候变冷或感冒时，则引起急性发作，这时患者咳嗽、咳痰、喘息等症状加重。

1. 咳嗽

主要由支气管黏膜充血、水肿或分泌物积聚于支气管腔内而引起咳嗽。咳嗽严重程度视病情而定，一般晨间和晚间睡前咳嗽较重，有阵咳或排痰，白天则较轻。

2. 咳痰

痰液一般为白色黏液或浆液泡沫性，偶可带血。起床后或体位变动可刺激排痰，因此，常以清晨排痰较多。急性发作伴有细菌感染时，则变为黏液脓性，咳嗽和痰量亦随之增加。

3. 喘息或气急

喘息性慢性支气管炎可有喘息，常伴有哮鸣音。早期无气急。反复发作数年，并发阻塞性肺气肿时，可伴有轻重程度不等的气急，严重时生活难以自理。

（二）体征

早期可无任何异常体征。急性发作期可有散在的干、湿性啰音，多在背部及肺底部，咳嗽后可减少或消失。喘息型可听到哮鸣音及呼气延长，而且不易完全消失。并发肺气肿时有肺气肿体征。

四、实验室和其他检查

（一）X 线检查

早期可无异常。病变反复发作，可见两肺纹理增粗、紊乱，呈网状或条索状、斑点状阴影，以下肺野较明显。

(二) 呼吸功能检查

早期常无异常。如有小呼吸道阻塞时，最大呼气流速-容积曲线在 75％和 50％肺容量时，流量明显降低，它比第 1 秒用力呼气容积更为敏感。发展到呼吸道狭窄或有阻塞时，常有阻塞性通气功能障碍的肺功能表现，如第 1 秒用力呼气量占用力肺活量的比值减少（＜70％），最大通气量减少（低于预计值的 80％）；流速-容量曲线减低更为明显。

(三) 血液检查

慢支急性发作期或并发肺部感染时，可见白细胞计数及中性粒细胞计数增多。喘息型者嗜酸性粒细胞计数可增多。缓解期多无变化。

(四) 痰液检查

涂片或培养可见致病菌。涂片中可见大量中性粒细胞，已破坏的杯状细胞，喘息型者常见较多的嗜酸性粒细胞。

五、诊断和鉴别诊断

(一) 诊断标准

根据咳嗽、咳痰或伴喘息，每年发病持续 3 个月，连续 2 年或以上，并排除其他引起慢性咳嗽的心、肺疾患，可作出诊断。如每年发病持续不足 3 个月，而有明确的客观检查依据（如 X 线片、呼吸功能等）亦可诊断。

(二) 分型、分期

1. 分型

可分为单纯型和喘息型两型。单纯型的主要表现为咳嗽、咳痰；喘息型者除有咳嗽、咳痰外尚有喘息，伴有哮鸣音，喘鸣在阵咳时加剧，睡眠时明显。

2. 分期

按病情进展可分为 3 期。急性发作期是指 "咳" "痰" "喘" 等症状任何一项明显加剧，痰量明显增加并出现脓性或黏液脓性痰，或伴有发热等炎症表现 1 周之内。慢性迁延期是指有不同程度的 "咳" "痰" "喘" 症状迁延 1 个月以上者。临床缓解期是指经治疗或临床缓解，症状基本消失或偶有轻微咳嗽少量痰液，保持 2 个月以上者。

(三) 鉴别诊断

慢性支气管炎需与下列疾病相鉴别。

1. 支气管哮喘

常于幼年或青年突然起病，一般无慢性咳嗽、咳痰史，以发作性、呼气性呼吸困难为特征。发作时两肺布满哮鸣音，缓解后可无症状。常有个人或家族变应性疾病史。喘息型慢性支气管炎多见于中、老年人，一般以咳嗽、咳痰伴发喘息及哮鸣音为主要症状，感染控制后症状多可缓解，但肺部可听到哮鸣音。典型病例不难区别，但哮喘并发慢性支气管炎和（或）肺气肿则难以区别。

2. 咳嗽变异性哮喘

咳嗽变异性哮喘以刺激性咳嗽为特征，常由受到灰尘、油烟、冷空气等刺激而诱发，多有家族史或过敏史。抗生素治疗无效，支气管激发试验阳性。

3. 支气管扩张

支气管扩张具有咳嗽、咳痰反复发作的特点，合并感染时有大量脓痰，或反复咯血。肺部以湿啰音为主，可有杵状指（趾）。X 线检查常见下肺纹理粗乱或呈卷发状。支气管造影或 CT 检查可以鉴别。

4. 肺结核

肺结核多有发热、乏力、盗汗、消瘦等结核中毒症状，咳嗽、咯血等以及局部症状。经 X 线检查和痰结核菌检查可以明确诊断。

5. 肺癌

患者年龄常在 40 岁以上，特别是有多年吸烟史，发生刺激性咳嗽，常有反复发生或持续的血痰，或者慢性咳嗽性质发生改变。X 线检查可发现有块状阴影或结节状影或阻塞性肺炎。用抗生素治疗，未能完全消散，应考虑肺癌的可能，痰脱落细胞检查或经纤维支镜活检一般可明确诊断。

6. 肺尘埃沉着病（尘肺）

有粉尘等职业接触史。X 线检查肺部可见矽结节，肺门阴影扩大及网状纹理增多，可作出诊断。

六、治疗

在急性发作期和慢性迁延期应以控制感染和祛痰、镇咳为主。伴发喘息时，应予解痉平喘治疗。对临床缓解期宜加强锻炼，增强体质，提高机体抵抗力，预防复发为主。

（一）急性发作期的治疗

1. 控制感染

根据致病菌和感染严重程度或药敏试验选择抗生素。轻者可口服，较重患者用肌内注射或静脉滴注抗生素。常用的有喹诺酮类、头孢菌素类、大环内酯类、β-内酰胺类或磺胺类口服，如左氧氟沙星 0.4 g，1 次/天；罗红霉素 0.3 g，2 次/天；阿莫西林 2～4 g/d，分 2～4 次口服；头孢呋辛 1 g/d，分 2 次口服；复方磺胺甲噁唑 2 片，2 次/天。能单独应用窄谱抗生素应尽量避免使用广谱抗生素，以免二重感染或产生耐药菌株。

2. 祛痰、镇咳

可改善患者症状，迁延期仍应坚持用药。可选用氯化铵合剂 10 mL，

3次/天；也可加用溴己新8～16 mg，3次/天；盐酸氨溴索30 mg，3次/天。干咳则可选用镇咳药，如右美沙芬、那可丁等。中成药镇咳也有一定效果。对年老体弱无力咳痰者或痰量较多者，更应以祛痰为主，协助排痰，畅通呼吸道。应避免应用强的镇咳药，如可待因等，以免抑制中枢，加重呼吸道阻塞和炎症，导致病情恶化。

3. 解痉、平喘

主要用于喘息明显的患者，常选用氨茶碱0.1 g，3次/天，或用茶碱控释药；也可用特布他林、沙丁胺醇等 β_2-受体激动药加糖皮质激素吸入。

4. 气雾疗法

对于痰液黏稠不易咳出的患者，雾化吸入可稀释气管内的分泌物，有利排痰。目前主要用超声雾化吸入，吸入液中可加入抗生素及痰液稀释药。

（二）缓解期治疗

（1）加强锻炼，增强体质，提高免疫功能；加强个人卫生，注意预防呼吸道感染，如感冒流行季节避免到拥挤的公共场所，出门戴口罩等。

（2）避免各种诱发因素的接触和吸入，如戒烟、脱离接触有害气体的工作岗位等。

（3）反复呼吸道感染者可试用免疫调节药或中医中药治疗，如卡介苗、多糖核酸、胸腺肽等。

七、健康指导

首先是戒烟。注意保暖，避免受凉，预防感冒。改善环境卫生，做好个人劳动保护，消除及避免烟雾、粉尘和刺激性气体对呼吸道的影响。

八、预后

慢性支气管炎如无并发症，预后良好。如病因持续存在，迁延不愈，或反复发作，易并发阻塞性肺气肿，甚至肺心病而危及生命。

第三节　急性气管-支气管炎

急性气管-支气管炎是由生物、物理、化学刺激或过敏等因素引起的急性气管-支气管黏膜的急性炎症。多为散发，年老体弱者易感。临床上主要表现为咳嗽、咳痰，一般为自限性，最终痊愈并恢复功能。

一、病因和发病机制

(一) 感染

本病常发生于普通感冒或鼻、咽喉及气管、支气管的其他病毒感染之后，常伴有继发性细菌感染。引起急性支气管炎的病毒主要有腺病毒、冠状病毒、副流感病毒、呼吸道合胞病毒和单纯疱疹病毒，常见的细菌有流感嗜血杆菌、肺炎链球菌，支原体和衣原体也可引起急性感染性支气管炎。

(二) 理化因素

各种粉尘、强酸、氨、某些挥发性有机溶剂、氯、硫化氢、二氧化硫及吸烟等均可刺激气管-支气管黏膜，引起急性损伤和炎症反应。

(三) 变态反应

常见的变应原包括花粉、有机粉尘、真菌孢子、动物皮毛等；寄生虫卵在肺内移行也可以引起气管-支气管急性炎症。

二、病理

早期气管、支气管黏膜充血，之后出现黏膜水肿，黏膜下层白细胞浸润，伴有上皮细胞损伤，腺体肥大增生。

三、临床表现

(一) 症状

急性起病。开始时表现为干咳，但数小时或数天后出现少量黏痰，随后出现较多的黏液或黏液脓性痰，明显的脓痰则提示合并细菌感染。部分患者有烧灼样胸骨后痛，咳嗽时加重。患者一般全身症状较轻，可有发热。咳嗽、咳痰一般持续 2～3 周。少数患者病情迁延不愈，可演变成慢性支气管炎。

(二) 体征

如无并发症，急性支气管炎几乎无肺部体征，少数患者可能闻及散在干、湿性啰音，部位不固定。持续存在的胸部局部体征则提示支气管肺炎的发生。

四、实验室和其他检查

血液白细胞计数多正常。由细菌感染引起者，则白细胞计数及中性粒细胞百分比增高，血沉加快。痰培养可发现致病菌。X 线胸片常有肺纹理增强，也可无异常表现。

五、诊断

通常根据症状和体征，结合血常规和 X 线胸片，可作出诊断。痰病毒和细菌检查有助于病因诊断。应注意与流行性感冒、急性上呼吸道感染鉴别。

六、治疗

(一) 一般治疗

多休息，发热期间应鼓励患者饮水，一般应达到 3～4 L/d。

(二) 对症治疗

1. 祛痰镇咳

咳嗽无痰或少痰的患者，可给予右美沙芬、喷托维林（咳必清）等镇咳药。有痰而不易咳出的患者，可选用盐酸氨溴索、溴己新（必嗽平）化痰，也可进行雾化吸入。棕色合剂兼有镇咳和化痰两种作用，在临床上较为常用。也可选用中成药镇咳祛痰。

2. 退热

发热可用解热镇痛药，如阿司匹林每次口服 0.3～0.6 g，3 次/天，必要时 4 小时 1 次。或对乙酰氨基酚每次口服 0.5～1 g，3～4 次/天，1 天总量不超过 2 g。

3. 抗菌药物治疗

抗生素只在有细菌感染时使用，可首选新大环内酯类或青霉素类，也可选用头孢菌素类或喹诺酮类。如症状持续、复发或病情异常严重时，应根据痰培养及药敏试验选择抗生素。

七、健康指导

增强体质，预防上呼吸道感染。治理空气污染，改善生活环境。

八、预后

绝大部分患者预后良好，少数患者可迁延不愈。

第四节　支气管哮喘

支气管哮喘（简称哮喘）是一种由于变应原或其他非变应性因素引起的支气管反应性过度增高的疾病，通过神经体液而导致气道可逆性痉挛，表现为发作性带有哮鸣音的呼气性呼吸困难，持续数分钟至数小时，可自行或经治疗后缓解，严重时可延续数日至数周或呈反复发作的慢性经过。本病属于祖国医学的"哮证"范畴。

一、诊断要点

（1）可有或无发病的诱因，诱发因素包括特异和非特异性激发因素，如感染、情绪变化、吸入抗原性物质、药物等。

（2）哮喘反复发作，呈呼气性呼吸困难。伴胸闷、咳嗽，常于夜间发作。

（3）发作期两肺可闻及广泛哮鸣音，伴呼气时间延长，肺充气过度。合并肺部感染时可闻及湿啰音。重症患者可有呼吸辅助肌的剧烈活动，心率增快与奇脉，甚至出现反常性哮鸣音消失。

（4）上述症状可经支气管解痉剂治疗或自行缓解。

（5）胸部 X 线表现，呈两肺过度充气征象。

（6）肺功能检查：阻塞性通气功能障碍，哮喘发作时 1 秒用力呼气容积（FEV1）、最大呼气流量（PEF）和用力肺活量（FAC）降低。

（7）变应原检测：如下。①皮肤试验：变应原皮试呈阳性。②血 IgE 测定：IgE 升高。也可用变应原免疫吸附试验（RAST）检出对某种变应原的特异性 IgE。③激发试验：吸入某种抗原，检测肺功能改变，可测出支气管收缩或诱发哮喘发作。

（8）具备（2）、（3）两项，如能排除心性哮喘、慢性喘息性支气管炎和可引起喘息症状的其他疾病即可诊断。

二、支气管哮喘分期及分度

（1）根据临床表现，支气管哮喘分为急性发作期和缓解期。

（2）非急性发作期哮喘病情分级：轻度、中度、重度 3 级。

（3）急性发作期哮喘严重程度分级：轻度、中度、重度、危重 4 级（表 3-1）。

表 3-1　急性发作期哮喘病情分级

指标	轻度	中度	重度	危重
呼吸困难	行走上楼时	稍活动时	休息时	不能说话
体位	可平卧	喜坐位	迫坐呼吸	
意识状态	清楚、尚安静	清楚，有些烦躁	清楚，烦躁不安	嗜睡或意识模糊
脉率	<100 次/分	100～120 次/分	>120 次/分	>130 次/分
哮鸣音	散在、呼吸末有	广泛、清楚	广泛响亮	可减弱乃至消失
PEF/预计值	>70%	50%～70%	<50%	无法检测
PaO$_2$（吸空气）	正常	8～10.7 kPa（60～80 mmHg）	<8 kPa（60 mmHg）	<6.7 kPa（50 mmHg）
发作次数	每周≥1 次但每天 <1 次，夜间发作每月>2 次	每日有症状，夜间发作>每周 1 次	频繁发作，昼夜不断	
PEF 或 FEV1/预计值	≥80%	60%～79%	<60%	
PEF 变异样	20%～30%	>30%	>35%	

三、鉴别诊断

(一) 心源性哮喘

由于左心衰竭所致。发作时症状与支气管哮喘颇相似，但多有高血压、冠心病、二尖瓣狭窄等病史和体征，以夜间阵发性呼吸困难，而端坐呼吸多见，咳粉红色泡沫痰，两肺可闻及湿性啰音及哮鸣音，肺部X线检查有心脏扩大、肺充血征等可鉴别。难以鉴别时，可雾化吸入肾上腺素受体激动药或静脉注射氨茶碱，忌用肾上腺素或吗啡。

(二) 喘息型慢性支气管炎

实际上为慢支合并哮喘，多见于中老年人，有慢性咳嗽史，喘息长年存在，有加重期。有肺气肿体征，两肺可闻及湿啰音。

(三) 支气管肺癌

肺癌导致支气管狭窄或伴有感染时，可引起气急、哮喘等症状，易与哮喘混淆。但无反复发作史，常有刺激性咳嗽，痰中带血，支气管扩张剂疗效不明显，痰液查找癌细胞、支纤镜、胸部X线摄片、CT或MRI检查等可明确诊断。

(四) 变态反应性肺浸润

见于热带嗜酸性粒细胞增多症、肺嗜酸性粒细胞增多性浸润、多源性变态反应性肺泡炎等。致病原为寄生虫、花粉、化学药物、工业粉尘等，多有接触史，但症状较轻，患者常有发热，胸部体征轻或无异常改变，肺部X线检查表现为多发性、此起彼伏的淡薄浸润阴影，可自行消失或再发，肺组织活检有助于鉴别。

四、西医治疗

(一) 脱离变应原

去除引起哮喘的诱因。

(二) 发作期治疗

1. β_2-受体激动药

(1) 沙丁胺醇 2.4 mg，每日 3 次，口服。

(2) 叔丁喘宁 2.5 mg，每日 3 次，口服。

(3) 普鲁卡地鲁 25 μg，每日 3 次。

以上口服 β_2 受体激动药可有心悸、震颤等不良反应。

(4) 沙丁胺醇气雾剂，每次吸入 100～400 μg，每日 3 次。

(5) 叔丁喘宁气雾剂，每次吸入 100～400 μg，每日 3 次。

(6) 沙美特罗，每次吸入 25～50 μg，每日 2 次。

2. 茶碱类

常用氨茶碱或控释型茶碱，剂量可每日每千克体重 8～10 mg，口服。也可缓慢静脉推注，首量4～6 mg/kg，无并发症的中青年，维持量为每小时0.8～1 mg/kg。老年人，有心、肝、肾功能障碍者减少剂量，必要时监测血浓度。也可用二羟丙茶碱。

3. 抗胆碱能药物

异丙托品气雾剂，每次吸入20～80 μg，每日3～4次。

4. 肾上腺皮质激素

用于重症哮喘发作或其他平喘药不能控制发作者，也可用于控制气道炎症，降低气道高反应性，预防哮喘发作。

（1）口服激素，常用泼尼松，开始剂量（20～40）mg/d，病情控制后逐渐减量，或换用气雾剂。

（2）静脉可用氢化可的松，开始（400～600）mg/d，病情控制后减量，改为口服，再改气雾剂，然后停药。

（三）预防哮喘发作的治疗

（1）可用肾上腺皮质激素，多用气雾剂。二丙酸培氯松气雾剂，每次吸入100 μg，每日3～4次。

（2）可用色甘酸钠、酮替酚、曲尼司特、特非那丁等。

（3）脱敏疗法。注意有可能出现全身变态反应或引起哮喘发作。

五、辨证论治

（一）发作期

1. 寒哮

（1）主证：呼吸急促，喉中哮鸣有声，胸膈满闷如塞，咳不甚，痰少咳吐不爽，面色晦滞带青，口不渴，或渴喜热饮，受冷或受寒易发，形寒怕冷，舌苔白滑，脉弦紧或浮紧。

（2）治法：温肺散寒，豁痰平喘。

（3）方药：射干麻黄汤为主方。射干10 g，麻黄10 g，细辛3 g，紫菀10 g，款冬花10 g，法半夏10 g，五味子10 g，生姜10 g，大枣10 g。

（4）加减：如咳痰不利，而胸闷喘逆不能平卧者，可加入白芥子10 g，苏子10 g，莱菔子15 g，以涤痰泻肺；如表寒里饮，寒象较甚者，可用小青龙汤加减（麻黄10 g，桂枝10 g，干姜10 g，五味子6 g，白芍15 g，细辛3 g，半夏10 g，海风藤10 g，追地风10 g），或再酌配杏仁、苏子、白前、陈皮等化痰利气。

2. 热哮

（1）主证：气粗息涌，喉中痰鸣如吼，胸高胁胀，咳呛阵作，咳痰色黄或白，黏浊稠厚，排吐不利，烦闷不安，口渴喜饮，舌质红，苔黄或白腻，脉滑数或弦滑。

（2）治法：清热肃肺，降逆定喘。

（3）方药：定喘汤合麻杏石甘汤加减。白果 10 g，麻黄 10 g，款冬花 10 g，半夏 10 g，桑白皮 10 g，黄芩 15 g，杏仁 10 g，苏子 10 g，甘草 6 g，生石膏 30 g，金银花 30 g，连翘 15 g，板蓝根 30 g，地龙 10 g。

（4）加减：如内热壅肺，舌苔黄燥，便干者，可加大黄 10 g，芒硝 10 g，以通腑泄热利肺。

3. 痰浊壅肺

（1）主证：喘而胸满闷窒，甚则胸盈仰息，咳嗽，痰多黏腻色白，兼有呕恶，纳呆，口不渴，苔较厚腻，色白，脉滑。

（2）治法：化痰降逆，利气止喘。

（3）方药：二陈汤合三子养亲汤加减。陈皮 10 g，半夏 10 g，茯苓 12 g，苏子 10 g，白芥子 10 g，莱菔子 30 g。

（4）加减：如阴盛阳虚，发作频繁者，可合用苏子降气汤，酌加干姜、杏仁、细辛、五味子等。

（二）缓解期

哮喘反复频发，正气必虚，故在其缓解期，应培补正气，从本调治。根据体质和脏器的不同证候，分别从肺、脾、肾着手。

1. 肺虚

（1）主证：喘促短气，言语无力，咳声低怯，嗌干，舌红，脉细，或虚大无力。

（2）治法：益气养阴，补肺固表。

（3）方药：生脉散加味。人参 10 g（另煎兑服），麦冬 12 g，五味子 10 g，沙参 15 g，玉竹 30 g，黄芪 20 g。

（4）加减：如自汗畏风，常易感冒，每因气候变化而诱发哮喘，或喉中常有轻度哮鸣音，咳痰清稀色白，舌质淡，苔薄白，脉虚，可用玉屏风散加味治疗，其方为：黄芪 30 g，白术 10 g，防风 10 g，桂枝 10 g，白芍 15 g，生姜 6 g，大枣 6 g，以达补肺固卫的目的。

2. 脾虚

（1）主证：平素食少脘痞，大便不实，或食油腻易于腹泻，往往因饮食失当而诱发哮喘，倦怠乏力，气短不足以息，语言无力，舌质淡，苔薄腻或白滑，脉细软。

（2）治法：益气健脾，化痰定喘。

（3）方药：六君子汤加减。党参 10 g，白术 10 g，茯苓 10 g，甘草 6 g，陈皮 10 g，半夏 10 g。

（4）加减：若脾阳不振，形寒肢冷，便溏，加桂枝 10 g，干姜 10 g，淫羊藿

15 g，补骨脂 10 g。

3. 肾虚

（1）主证：平素短气息促，动则为甚，吸气不利，心慌，头晕耳鸣，腰膝酸软，劳累后哮喘易发，或畏寒肢冷，自汗，面色苍白，舌质胖嫩，苔淡白，脉沉细，或颧红烦热，汗出黏手，舌质红，苔少，脉细数。

（2）治法：补益下元，温肾纳气。

（3）方药：金匮肾气丸为主方。熟地 20 g，山药 12 g，山萸肉 12 g，丹皮 10 g，泽泻 10 g，茯苓 10 g，桂枝 10 g，附子 6 g。

（4）加减：若偏气虚宜用七味都气丸，即金匮肾气丸去桂枝、附子，加五味子 10 g，专于益肾纳气；若阳虚明显者，加补骨脂、淫羊藿、鹿角片；阴虚明显者，去温补之品，配麦冬、当归、功劳叶、女贞子、旱莲草、龟甲胶等；肾虚不能纳气者，加胡桃肉、冬虫夏草、紫石英、蛤蚧、人参等，并可常服紫河车粉。

六、预防

（1）减少或避免接触与发病有关的变应原。诸如烟、尘、寒冷、刺激性气体、情志、房劳等均应禁忌。

（2）色甘酸钠喷粉剂，有预防外源性哮喘发作的作用，但对正在发作的哮喘无效。一般在缓解期应用。

（3）哮喘病在平时未发作，应扶正益肾加以调理，临床多用金匮肾气丸、六味地黄丸、河车大造丸等，视其阴阳偏盛偏衰而用之。此即所谓"发时治肺，平时治肾"，用扶正固本之法，可防止发作。

第五节 支气管扩张

支气管扩张是指支气管解剖结构上出现不可逆性的扩张和变形，常并有慢性化脓性病变。本病属于祖国医学的"咳嗽""痰饮""肺痈""咳血"范畴。

一、诊断要点

（1）可有麻疹、百日咳、肺炎或呼吸道反复感染、肺间质纤维化或肺不张的病史。

（2）慢性咳嗽，咳脓性痰，急性加重期常伴有脓痰增多或发热。

（3）多有反复痰中带血或小量咯血，少数干性支气管扩张患者只表现反复咯血。

（4）病变部位多有固定性湿啰音，同一部位反复发生"肺炎"，应考虑本病。

长期反复感染病例可发生杵状指（趾）。

（5）胸部X线检查：囊状支气管扩张在胸部平片上可隐约见到蜂窝状（卷发状）阴影。柱状支气管扩张常需支气管碘油造影才能证实。

（6）支气管造影显示特征性扩张病变，是确诊的重要手段。

（7）高分辨率胸部薄层CT扫描，对支气管扩张诊断有较高价值。

二、鉴别诊断

(一) 慢性支气管炎

有慢性咳嗽、咳痰与支扩相似，但痰量较少，多非脓性，咯血少见。两肺啰音广泛、较细、不恒定。

(二) 肺结核

除咳嗽、咯血外，具有发热、盗汗等结核中毒症状，X线可见肺结核征象，痰中可找到结核杆菌。

(三) 肺脓肿

起病急，高热，咳吐大量脓臭痰，胸部X线检查可见典型的空腔伴液平。而常无慢性咳嗽、咳痰、咯血等病史。

(四) 肺囊肿

与支扩很相似，但X线检查可见多个边缘锐利的圆形或椭圆形阴影，壁较薄，周围肺组织无浸润病变。支气管造影可助鉴别诊断。

(五) 弥散性泛细支气管炎

有慢性咳嗽、咳痰，活动时呼吸困难及慢性鼻塞史，胸部X片和CT上有弥漫分布的边界不太清楚的结节影，类风湿因子、抗核抗体冷凝集试验可阳性。确诊需病理学证实。大环内酯类抗生素（罗红霉素0.15 g/次，2次/天）持续治疗2个月以上有显效。

三、西医治疗

(一) 加强痰液引流

1. 祛痰剂

棕色合剂，碘化钾，溴己新等。

2. 体位引流

根据病变部位采取相应体位进行引流，每日2～3次，每次20～40分钟。在引流前先用糜蛋白酶5 mL雾化吸入，在引流同时拍背，均有助排痰。

(二) 控制感染

继发感染时，应根据痰培养及药物敏感试验，选择抗生素。如无条件作痰培养或需及时处理，应同时并用抗革兰氏阳性球菌和抗阴性杆菌抗生素，但以抗阴性杆菌为主，兼顾真菌、厌氧菌感染。可口服、静脉给药，还可雾化吸入或经纤支镜滴入。

（三）咯血处理

（四）清除病灶

如患有慢性鼻窦炎、牙龈炎、扁桃腺炎等，应积极治疗。

（五）外科治疗

反复发作的大咯血，病灶比较局限，内科治疗无效均应考虑手术治疗。

（六）介入治疗

对明确部位的反复发作大咯血者，可在 CT 引导下行肺动脉栓塞介入治疗。

四、辨证论治

（一）毒热壅肺

1. 主证

咳嗽，咳痰，痰黏量多，色黄恶臭，甚则身热汗出，舌质红，苔黄厚，脉滑或数。

2. 治法

清热解毒，排痰止咳。

3. 方药

千金苇茎汤加减。芦根 60 g，冬瓜子 30 g，杏仁 12 g，薏苡仁 30 g，金银花 30 g，连翘 15 g，板蓝根 30 g，黄芩 15 g，浙贝 10 g，桔梗 12 g，甘草 6 g。

4. 加减

如肺气壅实，大便干燥，加瓜蒌 30 g，大黄 10 g，芒硝 10 g，以通腑泄热，则气降肺清；热盛伤津，口渴，舌干者，加生石膏 30 g（先煎），天花粉 15 g，麦冬 15 g。

（二）痰湿壅肺

1. 主证

咳嗽痰多，痰白黏或稀，胸脘闷满，舌苔白腻，脉濡滑。

2. 治法

健脾燥湿，化痰理肺。

3. 方药

二陈汤加味。茯苓 12 g，法半夏 10 g，陈皮 10 g，甘草 6 g，杏仁 12 g，苍术 10 g，莱菔子 30 g，枳实 10 g，桔梗 12 g。

4. 加减

如痰黏稠，可加黄芩 12 g，鲜竹沥 30 g（冲服）。

（三）肝火犯肺

1. 主证

咳嗽阵作，痰中带血，或纯血鲜红，咳时胸胁牵痛，烦躁易怒，舌质红，苔薄黄，脉弦数。

2. 治法

清肝凉血。

3. 方药

犀角地黄汤加减。水牛角 30 g（先煎），生地黄 30 g，赤丹皮 12 g，柴胡 10 g，黄芩 15 g，栀子 10 g，羚羊角 1 g（另煎）。

4. 加减

如便秘，溲赤，口苦咽干，咯血量多，甚或血液急骤喷出，可加黄芩、黄连、大黄泻心通腑降火，以达撤其火势而止血；如反复咯血，日久体瘦和贫血，或发热盗汗，食欲减退，舌质红，脉细数，为阴虚火旺之证，可去羚羊角、水牛角，加玄参、地骨皮、茜草、白茅根、百合等滋阴润肺，凉血止血之品。

五、预防

（1）积极治疗婴幼儿的呼吸道感染和肺不张。积极预防感冒。

（2）早日去除支气管异物或腺瘤，切除支气管的瘢痕性狭窄等。

（3）应早期治疗支气管结核和淋巴结核，积极防治麻疹、百日咳等疾病。

（4）支气管扩张患者应戒烟、酒及刺激性食物。

第六节　阻塞性肺气肿

阻塞性肺气肿（简称肺气肿）是指终末细支管的远端部分，包括呼吸性细支气管、肺泡管、肺泡囊和肺泡的持久性扩张，并伴有肺泡壁破坏的病理状态。一般临床按气道阻塞与否分为无气道阻塞性肺气肿和阻塞性肺气肿，前者包括老年性肺气肿、代偿性肺气肿等。我国临床上最常见为阻塞性肺气肿。本病由慢性支气管炎或其他原因逐渐引起的细支气管不完全阻塞而狭窄，终末细支管远端气腔过度充气，并伴有气腔壁膨胀，破裂而产生，临床上常继发于慢性支气管炎、支气管哮喘和支气管扩张等，尤以慢性支气管炎最多见，早期可无明显症状，随病情发展，可出现多种并发症，其预后与病情的严重程度和有无并发症有关。如病情较轻，肺功能尚能代偿，可从事一般性工作，如因并发症导致呼吸衰竭或心力衰竭，则预后差，甚或危及生命。

本病与中医学的"肺胀"相类似，可归属于"喘证""咳嗽"范畴。

一、病因

（一）西医病因及发病机制

肺气肿的病因和发病机制至今尚未完全阐明，目前认为其发生与年龄、性别、吸烟、大气污染、呼吸道感染及遗传等因素有关。我国临床上最常见的肺气肿多为慢性支气管炎的并发症。由于支气管痰液潴留及管壁痉挛引起气道阻塞，吸气时细支气管扩张，气体进入肺泡，呼气时细支气管陷闭，气体排出困难，使肺泡内残气增加，压力增高，肺泡过度膨胀，甚至破裂形成肺气肿。研究表明肺气肿的发生与遗传因素有关，如 α_1-抗胰蛋白酶（α_1-AT）缺乏性肺气肿是由于先天性 α_1-AT 缺乏引起，正常人血清中 α_1-AT 是按常染色体隐性基因遗传的，肺气患者及其家族中血清 α_1-AT 活力越低，越容易发生肺气肿，且发病年龄较早，进展较快。缺乏 α_1-AT 者，当肺部有炎症时，中性粒细胞和巨噬细胞的蛋白分解酶可损害肺组织而引起肺气肿。现提出弹性蛋白酶及其抑制因子失平衡的学说，认为人体内存在着弹性酶和弹性酶抑制因子（主要为 α_1-AT）。蛋白酶增多或其抑制因子减少，发生失衡状态，弹性酶能够分解弹力纤维造成肺气肿病变。

（二）中医病因病机

本病多由慢性咳喘逐渐加重演变而成，发病缓慢。久病多虚或老年体弱者，更易感受外邪，致使病情愈演愈重，所以本病的病因涉及内因、外因两个方面的因素。

1. 脏腑功能失调

主要与肺脾肾关系更为密切。由于咳嗽、咳痰经久不愈、气喘反复发作，致使肺脏虚损，肺虚则气失所主，以致气短、喘促加重。子盗母气，脾脏受累，运化失职，以致痰饮内生。病久及肾而使肾虚，肾不纳气。《类证治裁》云："肺为气之主，肾为气之根，肺主出气，肾主纳气，阴阳相交，呼吸乃和"。肾虚则根本不固，摄纳无权，吸入之气不能摄纳于肾，则气逆于肺，呼多吸少，气不得续，气短不足以息，动则喘促尤甚。

2. 六淫等邪气侵袭

肺居上焦，与皮毛相合，且肺为娇脏，易受邪侵；脏腑功能失调，卫外不足，外感六淫之邪更易侵袭肺卫，导致宣降失和，肺气不利，引动伏痰，则易发生咳嗽、喘促等症。

综上所述，本病病位在肺，累及脾肾。平时以本虚为主，复感外邪则虚中夹实。病程日久，肺脾肾虚损更趋严重，终致喘脱。

二、临床表现

阻塞性肺气肿病程长，发病较缓慢，患者多有慢性支气管炎等疾病史。因此既有气急、动则喘促等肺气肿的临床表现，又有咳嗽、咯痰或喘息等症状，且每因外邪侵袭而诱发。

（一）症状

早期肺气肿可无明显不适，随着病情的发展逐渐出现气短、劳累后加重，以致发展为轻度活动即感气促、胸闷。上述症状在寒冷季节或呼吸道感染时更加明显，同时伴有咳嗽、咯痰等原发病的加重，乃至休息时也感呼吸困难，并出现发绀。严重者可出现呼吸衰竭。

（二）体征

轻度肺气肿体征不明显，随着病情的发展，胸部过度膨胀，胸廓前后径增大，肩部抬高，脊柱后突，呈桶状胸。呼吸动度减弱，触诊语颤减弱或消失。叩诊呈过清音，心浊音界缩小或不易扣出，肺下界或肝浊音界下降。听诊心音遥远，呼吸音普遍减弱，呼气延长，并发感染时，肺部可有湿啰音。心率增快，肺动脉瓣第二心音亢进，如剑突下出现收缩期心脏搏动及其心音较心尖部明显增强时，提示并发早期肺心病。

（三）主要并发症

（1）自发性气胸：阻塞性肺气肿并发自发性气胸者并不少见，多为肺大疱破裂而成。患者一般基础情况较差，即使气体量不多，临床表现也较重，需积极救治。肺气肿患者常伴有肺大泡存在，肺野透亮度增高，气胸体征不够典型，给诊断带来困难，应注意鉴别。

（2）急性肺部感染：阻塞性肺气肿常易并发支气管肺炎，治疗不当易引起呼吸衰竭。

三、实验室及其他检查

（一）血液检查

可见继发性红细胞增多，或压积增加，继发感染时白细胞及中性粒细胞可升高。

（二）心电图检查

一般正常，有时可呈低电压。

（三）X线检查

多表现为肺纹理稀少，肺野透亮度增加，横膈低平，最大弧度<1.5 cm，胸腔前后径增加，肋骨平举，胸骨后间隙增宽（>3～4 cm），外周血管细小，稀少。CT检查有助于小叶中心型肺气肿，尤其是局限性肺气肿的诊断。

（四）肺功能检查

残气量增多，最大通气量降低，第 1 秒时间肺活量降低，峰值流速降低，气体分布不均匀，静态顺应性增加而动态顺应性减低。

四、诊断

肺气肿的诊断原则上根据病史、体征、X 线检查和肺功能测定综合判断而定。

（1）有慢性支气管炎、支气管哮喘、慢性纤维空洞型肺结核、尘肺、支气管扩张等慢性肺病史，或可见于老年瘦弱者。

（2）临床表现气急、呼吸困难、胸闷等症状，同时具有桶状胸、肺部叩诊过清音、听诊呼吸音低等肺气肿体征。

（3）X 检查可见肺容积增大，肺野透亮度增强，肋骨平行，肋间隙增宽，横膈活动度减弱，位置低平，心影缩小，常呈垂直位。

（4）心电图检查一般正常或呈低电压。

（5）肺功能检查残气量增多，最大通气量降低，第 1 秒时间肺活量降低。

五、治疗

（一）西医治疗

主要是改善呼吸功能，控制症状，延缓病情发展。同时进行病因及并发症的防治。

1. 药物治疗

（1）抗菌治疗：对肺气肿缓解期不主张药物预防，若发生感染，应早期、足量使用抗生素。

（2）祛痰治疗：使用祛痰药或超声雾化吸入，稀释痰液，促进排痰。

（3）平喘治疗：阻塞性肺气肿患者，气道阻塞存在一定的可逆性，可给予解痉平喘药。如氨茶碱，β_2-受体兴奋药美喘清等。提倡吸入疗法，如沙丁胺醇每次 $100\sim200~\mu g$（$1\sim2$ 喷），24 小时不超过 8 喷；抗胆碱能药物如溴化异丙托品亦提倡应用。

（4）激素治疗：小剂量激素可改善引发慢性阻塞性肺气肿的小气道炎症，近年来，多提倡吸入应用，如普米克气雾剂，每次 $100\sim200~\mu g$（$1\sim2$ 喷），每日 2 次。

2. 长期家庭氧疗（LTOT）

可明显改善肺气肿患者的生活质量，提高生存率，其指征为：①$PaO_2 < 7.3~kPa$（55 mmHg）或 $SaO_2 < 88\%$，有或没有高碳酸血症。②$PaO_2 7.3\sim8~kPa$（$55\sim60$ mmHg），或 $SaO_2 < 89\%$，并有肺动脉高压、心力衰竭或红细胞增多症。提倡低流量，鼻导管吸氧，每日 >15 小时。

3. 营养支持

阻塞性肺气肿患者由于呼吸负荷加重，能量消耗增高。因气急，缺氧等原因，饮食摄入又不足，导致患者营养不良，故应增加营养素的摄入，改善营养状况。

4. 康复锻炼

进行各种锻炼，如散步，打太极拳，做体操，可改善呼吸循环功能。可做缩唇呼吸，用鼻吸气，用口呼气，做吹口哨样，以延缓呼气流速下降，提高气道内压，使等压点移向中央大气道一侧，防止气道过早闭合。亦可做腹式呼吸，加强膈肌活动，采用上身前倾位，做深缓呼吸，以增大潮气量，减少无效腔通气量，改善肺内气体分布，使异常的通气/血流比率得到改善。

（二）中医治疗

1. 辨证论治

（1）外寒内饮证。

证候：咳逆喘息不得卧，痰多稀薄，恶寒发热，背冷无汗，渴不多饮，或渴喜热饮，面色青晦，舌苔白滑，脉弦紧。

治法：温肺散寒，解表化饮。

方药：小青龙汤加减。若饮郁化热，加生石膏、黄芩以清郁热；若水肿，烦躁而喘者咳喘不得卧者，加葶苈子、汉防己以泻肺利水。

（2）痰热郁肺证。

证候：咳逆喘息气粗，烦躁胸满，痰黄或白，黏稠难咳，或身热微恶寒，有汗不多，溲黄，便干，口渴，舌红，苔黄或黄腻，脉数或滑数。

治法：清肺化痰，降逆平喘。

方药：越婢加半夏汤或桑白皮汤加减。痰热较盛者，加鱼腥草、海蛤壳以清热化痰；痰鸣喘息不能卧者，加射干、葶苈子以泻肺平喘；痰热伤津，口干舌燥者，加花粉、知母、芦根以生津润燥；若腑气不通，大便秘结者，加大黄、芒硝以通腑泄热。

（3）痰浊壅肺证。

证候：咳喘痰多，色白黏腻，短气喘息，稍劳即著，脘痞腹胀，倦怠乏力，舌质偏淡，苔薄腻或浊腻，脉滑。

治法：健脾化痰，降气平喘。

方药：三子养亲汤合二陈汤加减。痰多胸满不能平卧者，加葶苈子、桑白皮以泻肺祛痰；若痰浊郁而化热，痰黏不爽者，加黄芩、瓜蒌以清化痰热；若痰浊夹瘀，唇甲紫暗，舌淡暗有瘀斑者，加桃仁、丹参、赤芍以活血化瘀。

（4）肺脾气虚证。

证候：咳喘日久，气短，痰多稀白，胸闷腹胀，倦怠懒言，面色㿠白，食少便溏，舌苔淡白，脉细弱。

治法：补肺健脾，益气平喘。

方药：补肺汤合四君子汤加减。若痰湿偏盛，咳痰量多，加白芥子、莱菔子、苏子以降气化痰；若气虚及阳，畏寒肢冷，尿少肢肿，加附子、干姜、泽泻以温阳利水。

（5）肺肾两虚证。

证候：呼吸浅短难续，动则喘促更甚，声低气怯，咳嗽，痰白如沫，咳吐不利，胸闷，心慌，形寒汗出，舌质淡或紫暗，脉沉细无力或有结代。

治法：补肺纳肾，降气平喘。

方药：平喘固本汤合补肺汤加减。如肺虚有寒，怕冷，痰清稀如沫者，加肉桂、干姜、钟乳石以温肺化饮；如兼阴伤，见低热，舌红少苔者，加麦冬、玉竹以养阴清热；气虚血瘀，如口唇发绀，面色黧黑者，加当归、丹参、苏木以活血通脉；如见喘脱危象，急加参附汤送服蛤蚧粉或黑锡丹补气纳肾，回阳固脱。

2. 常用中药制剂

（1）苏子降气丸。

功效：降气化痰，温肾纳气。适用于痰浊壅肺证。

用法：每次 6 g，每日 2 次。

（2）蛤蚧定喘胶囊。

功效：滋阴清肺，祛痰平喘。适用于久咳气喘。

用法：每次 3 粒，每日 2 次。

3. 针灸疗法

（1）针刺：肺肾两虚者取太渊、太溪（行补法），膻中、孔最（行泻法），三阴交（行平补平泻法）。痰湿阻肺者取膻中、丰隆（行泻法），尺泽、合谷、三阴交、足三里（行平补平泻法）。

（2）耳针：以王不留行贴压耳穴，选穴：肺、肾、心、气管、平喘、皮质下。3 天更换 1 次，两侧耳穴交替使用，7 天为 1 疗程。

六、预后

本病随病情发展，可出现多种并发症，如呼吸衰竭或慢性肺源性心脏病、心力衰竭等，预后较差。

七、预防和调护

（一）预防

教育或劝导患者戒烟。注意气候变化，避免风寒外袭，预防感冒、流感及慢性支气管炎的发生。改善环境卫生，做好防尘、防毒、防大气污染的工作。可用冷水洗脸，以加强耐寒能力。坚持腹式呼吸锻炼。

（二）调护

注意饮食卫生，少食咸甜肥腻，辛辣食品，还要慎起居、调劳逸、节恼怒。加强个人劳动保护，消除及避免烟雾、粉尘和刺激气体对呼吸道的影响。

第七节　呼吸衰竭

呼吸衰竭是由多种疾病引起的通气和（或）换气功能障碍导致缺氧和二氧化碳潴留，而产生一系列病理生理改变的综合征。一般认为，在海平面大气压休息状态下，呼吸室内空气时，$PaO_2 < 8.00$ kPa（60 mmHg）和（或）$PaCO_2 > 6.67$ kPa（50 mmHg）时，作为呼吸衰竭的血气诊断标准。根据血气变化，将呼吸衰竭分为两型：Ⅰ型系指 PaO_2 下降而 $PaCO_2$ 正常或降低，多为急性呼吸衰竭的表现；Ⅱ型系指 $PaCO_2$ 升高，多为慢性呼吸衰竭或间有急性发作的表现，常见于阻塞性功能障碍的肺、支气管疾病。

一、病因

（一）气道病变引起的阻塞性通气功能障碍

支气管炎症、痉挛、肿瘤、异物及慢性阻塞性肺气肿时，由于气道不同程度的阻塞，肺泡通气不足，导致缺氧及 CO_2 潴留。

（二）肺组织损害引起的换气功能障碍

肺部炎症、水肿、血管病变、弥散性肺间质纤维化、肺气肿、矽肺、ARDS等，引起 V/Q 灌注比例失调，弥散面积减少或解剖分流增加，导致缺氧。

（三）胸廓活动减弱或呼吸肌衰竭引起的限制性通气功能障碍

胸廓严重畸形、严重脊柱后侧突、广泛胸膜增厚、大量胸腔积液气胸等引起胸廓活动受限制；脊髓灰质炎、多发性神经根炎、重症肌无力、呼吸肌负荷加重等引起呼吸肌活动减弱，均可使肺扩张受到影响，导致肺通气量减少。

（四）脑部病变引起的呼吸中枢功能障碍

脑部炎症、血管病变、肿瘤、外伤、代谢性或药物中毒等，直接或间接损害呼吸中枢，导致呼吸功能抑制，通气功能减弱。

二、临床表现

呼吸衰竭可使机体各器官和组织均受到不同程度的影响，但缺氧和二氧化碳潴留是其主要的病理生理和临床表现的基础。

(一) 缺氧

中枢神经系统对缺氧最为敏感,其次为心血管系统和血液系统等。

1. 中枢神经系统

脑组织重量仅占全身重量的 2%,而需氧量却占总量的 25%,大脑耗氧量 3 mL/(100 g·min)。早期缺氧即可引起脑血管扩张,血流量增加,起到代偿作用。严重缺氧时扩张的血管血流缓慢,血管通透性增加及"离子泵"的作用减弱,致使脑水肿发生和颅压增高,同时亦可直接损伤脑细胞。临床表现主要有呼吸困难、呼吸频率和节律的异常、发绀、烦躁不安、谵妄、惊厥、昏迷,最终死亡。

2. 心血管系统

心肌的耗氧量为 10 mL/(100 g·min),2/3 用于心肌收缩。缺氧时首先是代偿性心率增快,心排出量增加,血压升高。严重缺氧时,心肌受到抑制,心率变慢,心排出量减少,血压下降,心律失常。缺氧使皮肤血管收缩,而脑和冠动脉血管扩张,但使肺小动脉收缩,导致肺动脉高压,加重右心室负荷,是引起肺心病的主要原因。

3. 血液系统

慢性缺氧,刺激骨髓红细胞系统反应性增生及肾小球旁细胞促使红细胞生成素分泌亢进,促使红细胞生成增加。临床表现为代偿性的继发性红细胞增多症。由于血液黏稠度增加,循环阻力加大,使右心负荷增重。

(二) 二氧化碳潴留

二氧化碳潴留形成高碳酸血症,对各系统均产生有害影响,其中最严重的是中枢神经系统。

1. 中枢神经系统

二氧化碳潴留使血管扩张,脑血流量增加,早期起到代偿作用,但二氧化碳潴留持续存在和不断加重致使脑间质水肿发生,颅压增高。pH 值下降引起细胞内酸中毒,初期抑制大脑皮层,表现嗜睡,随后皮层下刺激增强,间接引起皮层兴奋,表现为兴奋、躁动不安、肌肉抽搐及其他神经精神症状的出现。晚期皮层和皮层下均受到抑制,即所谓"二氧化碳麻醉"而昏迷、死亡。

2. 心血管系统

早期使血管运动中枢和交感神经兴奋,儿茶酚胺释放,皮肤血管收缩,回心血量增加,使心律增快,血压升高,因亦可引起肺小动脉收缩,从而成为导致肺心病的原因之一。心肌内二氧化碳潴留,pH 值下降,使心肌收缩无力和严重的心律失常。

3. 呼吸系统

二氧化碳潴留可兴奋呼吸中枢，使呼吸加深加快，但随着二氧化碳浓度的增加，呼吸中枢反而受到抑制。

（三）酸碱平衡失调

呼吸性酸中毒在Ⅱ型呼吸衰竭中最为常见，占 80%，主要因通气功能障碍导致的二氧化碳潴留，H^+ 浓度的增加（$CO_2 + H_2O \leftrightarrow H_2CO_3 \leftrightarrow H^+ + HCO_3^-$）。代谢性酸中毒亦可合并存在，因缺氧状态下，无氧代谢引起乳酸增加和无机盐的积聚，实则为乳酸血症性酸中毒。此外由于利尿药的使用（肺心病并发心力衰竭）、大量葡萄糖的输入、肾上腺皮质激素的应用等，导致低钾和（或）低氯血症引起的代谢性碱中毒。甚至出现复合性酸碱失衡，如呼酸合并代酸/呼酸合并代碱等。

（四）电解质紊乱

呼吸衰竭经常并发电解质紊乱，如高血钾症，多因缺氧或二氧化碳潴留，K^+ 自细胞内移至细胞外，而细胞外 H^+ 和 Na^+ 进入细胞内所致；低钾血症和低氯血症其原因已如上述；低钠血症，多与患者多汗、入量不足、利尿等因素有关。临床表现为疲乏无力、表情淡漠、肌肉痛性痉挛、血压低、脉搏细数、体位性昏厥等，严重者昏迷、死亡。

（五）肺性脑病（简称肺脑）

系指支气管、肺、胸疾病引起的缺氧和二氧化碳潴留所致的精神—神经症状的综合征，排除其他原因所引起的类似表现者称为肺性脑病。发生的机制主要是呼吸性酸中毒使脑细胞内 H^+ 浓度增加，pH 下降导致脑组织酸中毒所致。低氧血症对于肺性脑病的发生居次要地位。

（六）肺心病及心力衰竭

在支气管、肺、胸疾病的基础上，主要由于缺氧和二氧化碳潴留，引起肺小动脉收缩，加上其他因素，最终导致肺动脉高压，右心室增大，故称为慢性肺源性心脏病（肺心病）。当失去代偿能力即出现右心衰竭。

（七）其他组织器官的损害

包括胃肠道出血、肾功能不全、DIC 的出现等。

三、诊断

呼吸衰竭的诊断主要根据血气分析。在海平面大气压下静息状态，呼吸室内空气 $PaO_2 < 8.00$ kPa（60 mmHg）和（或）$PaCO_2 > 6.57$ kPa（50 mmHg）时，是作为呼吸衰竭的诊断标准。

四、鉴别诊断

呼吸衰竭需与呼吸功能不全相鉴别。后者系指在静息状态，$PaO_2 >$

8.00 kPa（60 mmHg）和（或）$PaCO_2$＜6.57 kPa（50 mmHg）。当运动后，PaO_2＜8.00 kPa（60 mmHg）和（或）PaO_2＞6.57 kPa（50 mmHg）。

五、治疗

呼吸衰竭的治疗原则是积极控制感染，改善通气，纠正缺氧和二氧化碳潴留。

（一）控制感染

肺、支气管感染绝大部分是引起呼吸衰竭的主要原因。因此，迅速有效地控制感染是抢救呼吸衰竭的最重要措施。控制感染主要是消炎与引流并举。

1. 消炎

根据既往用药的情况与药物敏感试验选用抗生素。如无痰培养的条件，抗生素需联合使用，但对革兰氏阴性杆菌的控制应作为重点，并以大剂量、静脉滴注为宜。

2. 引流

祛痰方法如下。

（1）增加水分，充足的水分供应是祛痰不可忽视的一环，包括多饮水和静脉输液（每日不少于1000～1500 mL）兼以雾化吸入、气管内滴入（气管切开者）等措施并用。

（2）降低黏度可使用氯化铵、必嗽平、痰易净、祛痰灵和糜蛋白酶等。

（3）解除痉挛，用药如下。①氨茶碱是最常用的药物，对重症以静脉给药为宜，剂量 0.25～0.5 g/d ［0.2～0.4 mg/（kg·h）］，有效血浆药物浓度为 10 μg/mL；②肾上腺素能 β-受体兴奋药：气雾剂有沙丁胺醇、万托林、特布他林等。③此外，近来又有喘宁碟干粉吸入剂问世，据悉有较好效果；④肾上腺皮质激素，多用于重症支气管哮喘或喘息性支气管炎患者。用药原则：静脉、大量、短程。地塞米松 10～20 mg/d 或琥珀酸氢化可的松200～400 mg/d。3～5 天后逐渐减量，改为口服。近几年来，类固醇气雾剂相继问世，具有皮质激素的作用，但因主要在支气管黏膜部位吸收而少有皮质激素的不良反应，并可部分替代静脉或口服给药。市售者有必可酮、必可松（丙酸培氯松）及必酮碟等。

（4）助咳排痰，每日定时翻身、拍背，每2～3小时一次，并及时吸痰或鼓励咳痰。虽然方法简便，却有较好效果。

（二）氧气疗法

缺氧是引起呼吸衰竭的直接原因，因此，积极纠正缺氧是治疗的中心环节，但在氧疗过程中应注意以下几个问题：

（1）对Ⅱ型呼吸衰竭患者主张低流量（1～2 L/min）、低浓度（24％～28％）持续给氧。吸氧浓度可按下列公式推算：

实际吸氧浓度%＝21＋4×O_2 流量（L）/min

力争在短期内将 PaO_2 提高到 8.00 kPa（60 mmHg）或以上，将 $PaCO_2$ 降至 7.33 kPa（55 mmHg）以下。如难以达到就借助于简易的人工辅助呼吸机。若在氧疗过程中 PaO_2 仍低于 7.33～8.00 kPa（55～60 mmHg），PaO_2＞9.33～10.67 kPa（70～80 mmHg），应考虑机械通气。

（2）Ⅰ型呼吸衰竭：多为急性病，因无二氧化碳潴留，氧浓度可以提高到50%，流量 4～5L/min，将 PaO_2 提高到 9.33～10.67 kPa（70～80 mmHg）。待病情稳定后，逐渐减低氧浓度。

（3）给氧途径：常规依次采用鼻塞法、鼻导管法、面罩法等。对危重患者常规给氧无效时，考虑气管插管或气管切开术行机械通气给氧。

（4）给氧的温度与湿度：吸入的氧温度应保持在 37 ℃，湿度80%左右。

（三）呼吸兴奋药的使用

呼吸衰竭经常规治疗无效，PaO_2 过低，$PaCO_2$ 过高，或出现肺性脑病表现或呼吸节律、频率异常时，均可考虑使用。常用者有：

1. 尼可刹米

直接兴奋呼吸中枢，使呼吸加深加快，改善通气。剂量：1.5～3 g 溶于 5%葡萄糖溶液500 mL内，静脉点滴。总量＜5 g/d，一般 3 天为一个疗程，无效即停用。不良反应：恶心、呕吐、颜面潮红、面部肌肉抽搐等，但少有发生。

2. 吗乙苯吡酮

除具有直接兴奋呼吸中枢外，尚可通过颈动脉体化学感受器反射地兴奋呼吸中枢。该药特点是呼吸兴奋作用强，安全范围大，对改善低氧血症和高碳酸血症优于其他呼吸兴奋药。剂量：140 mg/次（成人），以 5%葡萄糖稀释，静脉滴注，每分钟 2～2.8 mg。

3. 阿米曲仑

本品为哌嗪衍化物，是外周性化学感受器激动药，对改善通气功能，提高PaO_2，降低 $PaCO_2$ 有较好的效果。一次用药作用可维持 6 小时以上，安全范围较宽，是一种比较理想的呼吸兴奋药。剂量：100 mg/次，每日 3 次，口服。100 mg/次，也可静脉注射。

（四）气管插管与气管切开术

1. 适应证

肺性脑病或其早期经氧疗、呼吸兴奋药等积极治疗后，PaO_2 继续下降，$PaCO_2$ 继续升高；痰液滞留不易排出。如病情变化急剧，危及生命，应立即行气管插管。估计病情不能短期恢复，以气管切开为宜。

2. 优、缺点

气管插管或气管切开，均利于氧疗和呼吸机的使用。后者利于气管内给药，减少气道阻力，减少无效腔气，利于气管内的湿化和吸痰；缺点是护理和消毒隔离不当时，肺部易继发感染。前者简单易行，应急之举，但不宜久置。

（五）呼吸机的应用

1. 适应证

经综合治疗后，呼吸衰竭患者仍严重缺氧，或 $PaCO_2$ 不断上升；肺性脑病早期或其患者呼吸频率>40 次/分或<5～10 次/分；自主呼吸微弱有意识障碍者；急性呼吸衰竭患者，短期吸入高浓度氧（80%～100%）后，PaO_2 仍<8.00 kPa（60 mmHg）。

2. 呼吸机的选择

轻症可用 507 型呼吸机，操作简便，携带方便。但对严重、短期难以恢复的患者需采用机械人工呼吸机。

（六）纠正酸碱失衡与电解质紊乱

1. 酸碱失衡

（1）呼吸性酸中毒：主要措施是积极改善通气，促使二氧化碳排出。当 pH<7.30 时应用三羟甲基氨基甲烷（THAM）进行纠正。该药是有机氨缓冲剂，与二氧化碳结合后形成 HCO_3^-，使 $PaCO_2$ 下降，提高 pH 值。剂量为 3.64%溶液 200 mL 加 5%葡萄糖 300 mL 静脉滴注，每日 1～2 次。快速大量滴注可致低血糖、低血压、恶心、呕吐、低血钙和呼吸抑制，应加以注意。

（2）代谢性酸中毒：呼吸衰竭合并的代谢性酸中毒，多为乳酸性酸中毒，缺氧纠正后即可恢复。必要时可给 5%碳酸氢钠纠正，如合并呼吸性酸中毒时不宜使用。因碳酸氢钠分解后形成更多的二氧化碳，使 $PaCO_2$ 更加增高。所以仍以选用 THAM 治疗为妥。

（3）代谢性碱中毒：主要由低钾和（或）低氯所致，所以应积极补充氯化钾、谷氨酸钾、精氨酸等。严重低氯，可用 20%氯化铵 15 mL 加 5%葡萄糖 300 mL，静脉滴注。

2. 电解质紊乱

常见的有低钾血症、低氯血症和低钠血症，多因摄入不足或排出过多所致，特别是利尿药的使用不当。治疗主要是积极补钾、补氯，方法见前。低钠血症补充方法可按下列公式计算：

（正常血清钠－实测血清钠）×（体重×20%）＝应补充血钠量。首次剂量补充以总量的 1/3 为妥，尔后根据复查的血清钠再行调整。

(七) 肺性脑病的防治

1. 去除诱因

诱发肺性脑病的因素已如前述，但需要再次强调的是 Ⅱ 型呼吸衰竭 $PaCO_2$ 较高者禁用一切安眠药和镇静药。

2. 积极改善通气

纠正缺氧和二氧化碳潴留是抢救肺性脑病的关键性措施。当常规治疗无效时应果断地于肺性脑病早期行气管插管或气管切开术，进行机械通气，确保二氧化碳的排出和缺氧的纠正。

3. 呼吸兴奋药的使用

肺性脑病或其早期是使用呼吸兴奋药的适应证，已如前述。

4. 肾上腺皮质激素

可改善脑细胞的活性和代谢，增加机体的应激性。于肺性脑病早期投予大剂量琥珀酸氢化可的松 400～600 mg/d 或地塞米松 20～40 mg/d，静脉给药，效果较好，疗程 3～5 天。

5. 脱水疗法

缺氧和二氧化碳潴留均可导致脑水肿，严重者可发生致命性脑疝，应进行脱水治疗。但对慢性阻塞性疾病引起的呼吸衰竭和肺性脑病具有血液黏稠度增加、痰液不易咳出、微栓塞容易形成的特点，多数人主张采取轻度和中度脱水，并给以足够的胶体溶液，再辅以冰帽降温等物理性措施。

6. 控制感染

积极控制感染，纠正酸碱失衡与电解质紊乱。

第四章　泌尿系统疾病

第一节　急性肾小球肾炎

一、疾病概述

急性肾小球肾炎，简称急性肾炎。是一组常见的肾小球疾患。起病急，以血尿、少尿、蛋白尿、水肿及高血压等为其临床特征。急性肾炎可由多种病因所致，其中最常见的为链球菌感染后肾炎。在我国上呼吸道感染占 60%～70%，皮肤感染占 1%～20%，除链球菌之外，葡萄球菌、肺炎链球菌、脑膜炎奈瑟菌、淋病奈瑟菌、流感嗜血杆菌及伤寒沙门菌等感染都可引起肾小球肾炎。任何年龄均可发病，但以学龄儿童为多见，青年次之，中年及老年少见。一般男性发病率较高，男女之比约为 2∶1。

本病发病机制多与抗原抗体介导的免疫损伤有关。机体感染链球菌后，其菌体内某些成分作为抗原，经过 2～4 周与体内产生的相应抗体结合，形成免疫复合物，通过血液循环，沉积于肾小球内，当补体被激活后，炎症细胞浸润，导致肾小球损伤而发病。肾小球毛细血管的免疫性炎症使毛细血管腔变窄，甚至闭塞，并损害肾小球滤过膜，可出现血尿、蛋白尿及管型尿等，并使肾小球滤过率下降，因而对水和各种溶质（包括含氮代谢产物、无机盐）的排泄减少，发生水、钠潴留，继而引起细胞外液容量增加，因此临床上有水肿、尿少、全身循环充血状态如呼吸困难、肝大、静脉压增高等表现。本病的高血压，目前认为是由于血容量增加所致，是否与"肾素-血管紧张素-醛固酮系统"活力增强有关，尚无定论。

近年来，认为链球菌感染后肾炎不止一种抗原，与链球菌有关的内源性抗原抗体系统可能也参与发病。致肾炎链球菌通过酶作用或其产物与机体的免疫球蛋白（Ig）结合，改变 Ig 化学组成或其抗原性，然后形成免疫复合物而致病。如致肾炎链球菌能产生唾液酸酶使 Ig 发生改变。目前认为致肾炎链球菌抗原先植入肾小球毛细血管壁，然后与抗体作用而形成免疫复合物（原位形成）是主要的发病机制。

本病预后一般良好，儿童 85%～99%、成人 50%～75%可完全恢复，就儿童急性肾炎来说，6 个月内血尿消失者达 90%，持续或间歇蛋白尿超过 1 年者占

58％，在 2 年以上仍有蛋白尿者占 32％，急性肾炎演变为慢性肾炎者不超过 10％。

急性肾小球肾炎起病较急，与患者体质有一定关系，临床表现以水肿、血尿为主要特征。水不自行，赖气以动，故水肿一证是全身气化功能障碍的一种表现，涉及的脏腑也较多，但与肺、脾、肾三脏的关系最为密切，其中又以肾为本。究其病因主要如下。①先天不足，房劳过度：先天不足，肾元亏虚，复遭外邪侵袭，则气化失司，水湿内蕴而成本病；若肾津亏虚，则阴虚不能制阳，可致虚热伤络，发为血尿。②外邪侵袭，风水相搏：风邪外袭，内舍于肺，肺失宣通肃降，以致风遏水阻，风水相搏。风鼓水溢，内犯脏腑经络，外溢四肢肌肤。③湿毒浸淫，内归脾肺：湿热之邪蕴于肌肤，郁久则热甚成毒，湿毒之邪蕴于局部，则化为痈疡疮痍，邪归脾肺，致脾失健运，肺失宣降，水湿不行，运行受阻，溢于肌肤四肢。④食居不节，水湿困脾：水湿之邪内盛则湿困脾胃，运化转输功能失司，水湿不运，溢于肌肤四肢。综上，风邪与寒、热、湿、毒等邪气兼挟侵袭是本病的主要原因，肾元亏虚则是发病的内因，过度劳累、汗出当风、冒雨涉水等则为本病发病的诱因。

本病病机的转化主要表现为主导病邪的转化和虚实的转化。病初以风寒为主者，病程中可以化热；以风热为主者，可以化火生毒，或伤阴耗气；风热夹湿可化为湿热火毒，湿热伤及脾肾，火热灼伤脉络，耗气伤阴，可致阴虚阳亢而生变症等。病程短者以邪实为主；病程长者，正气耗伤，正虚邪存，难以痊愈，不仅损伤身体，而且涉及肺、脾、肝、心等诸脏。疾病发生发展过程中还可出现气滞、血瘀、痰湿等兼挟证。当分别缓急，详审轻重。

二、诊断要点

（一）临床表现

本病起病较急，病情轻重不等。多数患者有明确的链球菌感染史，如上呼吸道感染、咽炎、扁桃体炎及皮肤感染等。潜伏期相当于致病抗原初次免疫后诱导机体产生免疫复合物所需的时间，呼吸道感染者的潜伏期较皮肤感染者短，一般经过 2～4 周（上呼吸道感染、咽炎、扁桃体炎一般 6～10 天，皮肤感染者约 2 周后）突然起病，首发症状多为水肿和血尿，呈典型急性肾炎综合征表现，重症者可发生急性肾衰竭。本病可见于各年龄组，但以儿童最为常见。

1. 全身症状

起病时症状轻重不一，患者常有头痛、食欲减退、恶心、呕吐、疲乏无力、腰酸等，部分患者先驱感染没有控制，可有发热，咽喉疼痛，体温一般在 38 ℃上下，发热以儿童为多见。

2. 水肿及少尿

常为本病之首发症状，出现率为 80％～90％。在发生水肿之前，患者都有少尿，每日尿量常在 500 mL 左右，少数患者可少至 400 mL 以下，发生尿闭者少见。轻者仅晨起眼睑水肿，面色较苍白，呈"肾炎面容"，重者延及全身，体重亦随之增加。水肿多先出现于面部，特别以眼睑为著，下肢及阴囊亦显著。晨起以面部为著，活动后下肢为著。水肿出现的部位主要决定于两个因素，即重力作用和局部组织的张力，儿童皮肤及皮下组织较紧密，则水肿的凹陷性不十分明显，水肿的程度还与食盐的摄入量有密切关系，食盐摄入量多则水肿加重，反之亦然。大部分患者经过2～4周，可自行利尿退肿，严重者可有胸腔积液、腹腔积液。产生原因主要是全身毛细血管壁通透性增强，肾小球滤过率降低，而肾小管对钠的重吸收增加致水钠潴留。

3. 血尿

肉眼血尿为常见初起症状之一，40％～70％的患者可见到。尿呈浑浊红棕色，为洗肉水样，一般在数天内消失，也可持续1～2周才转为显微镜血尿。镜下血尿多在6个月内消失，也可因感染、劳累而暂时反复，也有持续1～3年才完全消失。此外，也有少数患者肾小球病变基本消退，而镜下血尿持续存在，认为无多大临床意义。

4. 蛋白尿

多数患者均有不同程度蛋白尿，主要为清蛋白，20％～30％表现为肾病综合征（尿蛋白超过3.5 g/24 h。血浆清蛋白低于30 g/L），经2～4周后可完全消失。蛋白尿持续存在提示病情迁延，或转为慢性肾炎的可能。

5. 高血压

见于80％的病例，多为轻中度高血压，收缩压及舒张压均增高。急性肾炎之血压升高多为一过性，往往与水肿及血尿同时发生，一般持续2～3周，多随水肿消退而降至正常。产生原因主要为水、钠潴留使血容量扩张所致，经利尿、消肿后血压亦随之下降。重度高血压者提示肾损害严重，可并发高血压危象、心力衰竭或视网膜病变等。

6. 神经系统症状

主要为头痛、恶心、呕吐、失眠、反应迟钝；重者可有视力障碍。甚至出现昏迷、抽搐。此与血压升高及水、钠潴留有关。

（二）体征

急性肾炎的主要体征是程度轻重不一的水肿，以组织疏松及低垂部位为明显，晨起时眼睑、面部可见水肿，活动后下肢水肿明显。随病情发展至全身，严重者可出现胸腔、腹腔、阴囊，甚至心包腔的大量积液，重度高血压者眼底检查可出现视网膜小动脉痉挛或视盘水肿。

（三）检查与检验

1. 尿液检查

血尿为急性肾炎重要所见，或肉眼血尿或镜下血尿，尿沉渣检查中，红细胞多为严重变形红细胞，但应用襻利尿药时可暂为非变形红细胞，此外还可见红细胞管型，提示肾小球有出血渗出性炎症，是急性肾炎的重要特点。尿沉渣还常见肾小管上皮细胞、白细胞、大量透明和颗粒管型。

尿蛋白通常为（＋）～（＋＋），1～3 g/d，多属非选择性蛋白，若病情好转，则尿蛋白减少，但可持续数周至数月。如果蛋白尿持续在 1 年以上，多数提示为慢性肾炎或演变为慢性肾炎。

尿常规一般在 4～8 周内大致恢复正常，残余镜下血尿（或爱迪计数异常）或少量蛋白尿（可表现为起立性蛋白尿）可持续半年或更长。

2. 血常规检查

严重贫血少见，红细胞计数及血红蛋白可稍低，系因血容量扩大，血液稀释所致，白细胞计数可正常或增高，此与原发感染灶是否继续存在有关。

急性肾炎时血沉几乎都增快，一般在 30～60 mm/h，随着急性期缓解，血沉在 2～3 个月内也逐渐恢复正常。

3. 肾功能检查

急性肾炎患者肾小球滤过率（GFR）呈不同程度下降，但肾血浆流量仍可正常，因而滤过分数常减少，与肾小球滤过功能受累相比较，肾小管功能相对良好，肾浓缩功能多能保持。临床常见一过性氮质血症，血中尿素氮、肌酐增高，不限进水的患儿，可有轻度稀释性低钠血症，此外还可有高血钾及代谢性酸中毒。

4. 血浆蛋白和脂质测定

血清蛋白浓度常轻度降低，此系水、钠潴留及血容量增加和稀血症所致，急性肾炎病程较短而尿蛋白量少，所以血清蛋白降低不是由于尿中大量蛋白丢失所造成，且利尿消肿后即恢复正常浓度。血清蛋白电泳多见清蛋白降低，γ 球蛋白增高，少数病例伴有 α_2 和（或）β-球蛋白增高，后者增高的病例往往并存高脂血症。

5. 细胞学和血清学检查

急性肾炎发病后自咽部或皮肤感染灶培养出 β-溶血性链球菌的阳性率约30％，早期接受青霉素治疗者更不易检出，链球菌感染后可产生相应抗体，常借检测抗体证实前驱的链球菌感染，如抗链球菌溶血素，抗体（ASO），其阳性率达 50％～80％。通常于链球菌感染后 2～3 周出现，3～5 周滴度达高峰，半年内恢复正常。判断其临床意义时应注意，其滴度升高仅表示近期有过链球菌感染，与急性肾炎的严重性无直接相关性；经有效抗生素治疗者其阳性率减低，皮肤感染灶患者阳性率也低，尚可检测抗脱氧核糖核酸酶B及抗玻璃酸酶。并应注意于2～3 周后复查，如滴度升高，则更具诊断价值。

6. 血补体测定

除个别病例外，肾炎病程早期血总补体及 C_3 均明显下降，6～8 周后恢复正常，此规律性变化为本症的典型表现。血补体下降程度与急性肾炎病情轻重无明显相关，但低补体血症持续 8 周以上，应考虑有其他类型肾炎之可能，如膜增生性肾炎、冷球蛋白血症或狼疮肾炎等。

7 尿纤维蛋白降解产物（FDP）

血液和尿液测定中出现 FDP 意味着体内有纤维蛋白形成和纤维蛋白原及纤维蛋白分解代谢增强，尿液 FDP 测定能更正确地反映肾血管内凝血。

8. 其他检查

部分病例急性期可测得循环免疫复合物及冷球蛋白，通常典型病例不需肾活检，但如与急进性肾炎鉴别困难或病后 3 个月仍有高血压、持续低补体血症或肾功能损害者建议肾活检检查，明确病理类型。

（四）鉴别诊断

1. **热性蛋白尿**

急性感染发热的患者可出现蛋白尿、管型或镜下血尿，极易与不典型或轻型急性肾炎相混淆，但前者没有潜伏期，无水肿及高血压，热退后尿常规迅速恢复正常。

2. **急进性肾炎**

起病过程与急性肾炎相似，但除急性肾炎综合征外，常早期出现少尿、无尿及肾功能急剧恶化为特征，重症急性肾炎呈现急性肾衰竭伴少尿或无尿持续不缓解，病死率高，与该病相鉴别困难时，应及时做肾活检以明确诊断。

3. **慢性肾炎急性发作**

发作时症状同本病，但有慢性肾炎史，诱发因素较多，如感染诱发者临床症状（多在 1 周内，缺乏间歇期）迅速出现，常有明显贫血、低蛋白血症、肾功能损害等，B 超检查有的显示双肾缩小。急性症状控制后，贫血仍存在，肾功能不能恢复正常，对鉴别有困难的。除了肾穿刺进行病理分析之外，还可根据病程和症状、体征及化验结果的动态变化来加以判断。

4. **IgA 肾病**

该病潜伏期短，多于上呼吸道感染后 1～2 天内即以血尿起病，通常不伴水肿和高血压，链球菌培养阴性，ASO 滴度不升高。一般无血清补体下降，1/3 患者血清 IgA 增高，该病多有反复发作史，鉴别困难时需行肾活检，病理免疫荧光示 IgA 弥散沉积于系膜区。

5. **全身系统性疾病引起的肾损害**

如变应性紫癜肾炎、狼疮性肾炎等，虽有类似本病之临床表现，但原发病症状明显，不难诊断。

6. 急性泌尿系感染或肾盂肾炎

可表现有血尿、腰痛等与急性肾炎相似的临床表现，但急性肾盂肾炎一般无少尿表现，少有水肿和高血压，多有发热、尿路逆转症状。尿中以白细胞为主，尿细菌培养阳性可以区别，抗感染治疗有效等，均可帮助诊断。

三、现代医学治疗

（一）治疗原则

急性肾小球肾炎为自限性疾病，无特异疗法，主要是对症处理，改善肾功能，预防和控制并发症，促进机体自然恢复。

（二）一般治疗

1. 休息

急性期应卧床休息，通常需 2～3 周，待肉眼血尿消失、血压恢复、水肿减退即可逐步增加室内活动量。对遗留的轻度蛋白尿及血尿应加强随访观察而无须延长卧床期，但如病情反复，应继续卧床休息，卧床休息能增加肾血流量，可改善尿异常改变，同时 3 个月内宜避免剧烈体力活动，并应注意防寒、防潮。

2. 饮食治疗

（1）控制钠盐摄入：对有水肿、血压高者用无盐或低盐饮食，一般每日摄取钠 1.2 g/d，水肿严重时限制为 0.5 g/d，注意禁用腌制食品，尽量少用味精，同时禁食含碱主食及含钠高的蔬菜，如白萝卜、菠菜、小白菜或酱油。

（2）蛋白质摄入：一般认为血尿素氮＜14 mmol/L，蛋白质可不限制；尿素氮如超过 21.4 mmol/L，每日饮食蛋白质应限制到 0.5 g/kg 体重，蛋白质以乳类及鸡蛋为最好，羊肉除营养丰富、含优质蛋白质外，还有消肿利尿的作用，糖类及各种维生素应充分供给。

（3）水的摄入：对严重水肿且尿少者液体也应限制，目前多主张每日摄入水量以不显性失水量加尿量计算。儿童不显性失水每日为 15～20 mL/kg 体重，在条件许可下，每日测量体重，对决定摄入液体量是否合适较有帮助。

（三）药物治疗

1. 感染灶的治疗

对有前驱感染且病灶尚存者应积极进行治疗，使其痊愈，即使找不到明确感染灶的急性肾炎患者。也有人主张用青霉素（过敏者用红霉素）常规治疗 10～14 天，也有人主张在 2 周青霉素疗程后，继续用长效青霉素 2～4 周。抗生素对预防本病的再发往往无效。因此不必预防性的使用，对反复扁桃体发炎的患者，在病情稳定的情况下，可做扁桃体切除术。

2. 对症治疗

（1）水肿的治疗：对轻、中度水肿，限制钠水入量及卧床休息即可；高度水肿者应使用噻嗪类或髓襻利尿药，如呋塞米 2 mg/kg 体重，每日 1～2 次治疗，一般不主张使用贮钾利尿药及渗透性利尿药，多巴胺等多种可以解除血管痉挛的药物也可应用，以促进利尿。

（2）高血压的治疗：轻度高血压经限制钠盐和卧床休息后可纠正，明显高血压者［儿童舒张压＞13.3 kPa（100 mmHg）或成人舒张压＞14.7 kPa（110 mmHg）］应使用抗高血压药物。一般采用利尿药、钙离子通道阻滞药、β-受体阻滞药及血管扩张药，如硝苯地平（硝苯吡啶）20～40 mg/d，或肼屈嗪（肼苯哒嗪）25 mg，每日 3 次以使血压适当降低。

3. 抗凝疗法

肾小球内凝血是急性肾炎的重要病理改变之一，主要为纤维素沉积及血小板聚集。因此，采用抗凝疗法将有助于肾炎缓解，可以应用普通肝素静脉滴注或低分子肝素皮下注射，每日 1 次，10～14 次为 1 个疗程，间隔 3～5 天，根据患者凝血指标调整，共 2～3 个疗程。双嘧达莫口服，尿激酶 2 万～6 万单位加入 5% 葡萄糖液 250 mL 静脉滴注，或每日 1 次，10 天为 1 个疗程，根据病情进行 2～3 个疗程。注意肝素与尿激酶不可同时应用。

4. 抗氧化药应用

（1）超氧化歧化酶可使 O^- 转变成 H_2O_2。

（2）硒谷胱甘肽过氧化物酶，使 H_2O_2 还原为 H_2O。

（3）维生素 E 是体内血浆及红细胞膜上脂溶性清除剂，维生素 E 及辅酶 Q_{10} 可清除自由基，阻断由自由基触发的脂质过氧化连锁反应，保护肾细胞，减轻肾内炎症过程。

5. 肾上腺糖皮质激素

一般不用，但急性期症状明显时可小剂量短期使用，一般不超过 2 周。

6. 并发症的治疗

（1）高血压脑病：出现高血压脑病时应选用硝普钠 50 mg 溶于葡萄糖液 250 mL 中静脉滴注，速度为 0.5 μg/（kg·min），随血压变化调整剂量。

（2）急性心力衰竭：近年研究认为，急性肾炎患者出现胸闷、心悸、肺底啰音、心界扩大等症状时，心排血量并不降低，射血指数亦不减少，与心力衰竭的病理生理基础不同，而是水钠潴留、血容量增加所致的淤血状态，因此洋地黄类药物疗效不理想，且易引起中毒。严格控制水钠摄入，静脉注射速尿、硝普钠或酚妥拉明等多能使症状缓解。

（3）继发细菌感染，急性肾炎由于全身抵抗力较低，易继发感染，最常见的是肺部和尿路感染。一旦发生应及时选用敏感、强效及无肾毒性的抗生素治疗，并加强支持疗法，常用的为青霉素类和第三代头孢菌素或四代抗生素。

（四）透析治疗

目前对急性肾炎所致的急性肾衰竭主张"早期、预防性和充分透析治疗"，早期预防性透析是指在并发症出现之前即进行透析治疗，特别是高分解代谢型急性肾衰竭，可以有效降低病死率，血液透析或腹膜透析均可采用，血液透析疗效快速，适用于紧急透析，其中连续性血液透析滤过治疗效果最佳。腹膜透析适用于活动性出血、无法耐受血液透析和无血液透析设备的情况。

四、中医药治疗

（一）治疗原则

急性肾炎多由外感六淫或疮毒之邪，导致肺脾气虚，三焦水道不利，水湿停滞，郁而化热，导致诸症产生。因此，急性期以祛邪为主，发汗、利小便以消水肿，清热解毒以清除病灶；恢复期则重在调补，芳香清利、滋肾护津。

（二）辨证要点

本病总属标实邪盛为主，临床辨证时，须依据病机，辨明正邪盛衰情况。初期常以水肿为突出表现，以邪实为主，须辨明外邪、湿热、瘀毒的偏盛，病变重在肺脾两脏；而进入恢复期则表现为余邪未清，正虚邪恋，虚实错杂，病变重在脾肾二脏，亦有水肿甚，湿浊毒邪内盛者，出现呕恶、头痛、烦躁、心慌等症者。此属本虚标实，阳虚毒蕴之候，病情危重，更须详加辨证，分清标本缓急。

（三）辨证论治

1. 风水泛滥

（1）主症：起病迅速，眼睑水肿，继则四肢及全身皆肿，尤以面部肿势为著。多有恶风、发热、肢节酸楚、小便不利，尿量减少，偏于风热者，多伴咽喉红肿疼痛，口干而渴，小便短赤，脉浮数或沉数；偏于风寒者，多兼恶寒、咳喘，舌苔薄白，脉浮紧或沉紧。

（2）分析：本证为风邪袭表，肺失宣降功能，不能通调水道，下输膀胱，故见恶风、发热，肢节酸楚，小便不利，全身水肿等症，风为阳邪，其性轻扬，风水相搏，推波助澜，故水肿起于面部，迅速遍及全身。若风邪兼热则热蕴局部而见咽喉红肿热痛，舌质红，脉浮数，若风邪兼寒，则寒束肌表，卫阳被遏，肺气不宣，故见恶寒、发热、咳喘，若肿势较甚，阳气内遏，则可见脉沉，或为沉数，或为沉紧。

（3）治法：散风清热，宣肺行水。

（4）选方：越婢加术汤加减。

（5）常用药：生麻黄、生石膏、白术、生姜、大枣、甘草等，方中麻黄宣散肺气，发汗解表，以祛其在肌表之水气；生石膏解肌清热；白术、甘草、生姜、大枣健脾化湿，有崇土制水之意，适用于急性肾炎初起，风邪袭表，风水搏击者。

（6）临证备要：本证由风遏水阻导致水肿，治疗时可酌加浮萍、泽泻、茯苓，以助宣肺利水消肿。若咽喉疼痛，可加板蓝根、桔梗、连翘，以清咽散结解毒；若热重尿少色赤或血尿，可加鲜茅根清热利尿，凉血止血；若属风寒偏盛，可去石膏，加紫苏叶、防风、桂枝，以助麻黄辛温解表之力；若咳喘较甚，可加前胡、杏仁，降气止喘；若见汗出恶风，卫阳已虚者，可改用防己黄芪汤加减，以助卫行水；若有尿频、尿急、尿痛者，可加生地黄、萹蓄、瞿麦、竹叶、鸭跖草等，养阴清热凉血利尿。

2. 湿毒浸淫

（1）主症：眼睑水肿，迅速延及全身，小便不利，尿少色赤，身发疮痍，甚者脓疮溃烂，或见疮痕，恶风发热，舌质红，苔薄黄或黄腻，脉浮数或滑数。

（2）分析：脾主肌肉，肺外合皮毛，肌肤乃脾肺二脏所主之域，湿热之邪蕴于肌肤，郁而热盛成毒，毒热腐肉伤血，发为疮痍，甚则脓疮溃烂。湿热邪毒若不能及时清解消散，则内归脾肺，使中焦脾胃不能运化水湿，失其升清降浊之能，肺不能通调水道下输膀胱，水液代谢功能失调，水湿停聚，泛滥横溢，故见小便不利、水肿，风为百病之长，故病之初起多兼挟风邪，是以肿起眼睑，迅速波及全身，其舌质红，苔薄黄，脉浮数或滑数，皆为湿热毒邪挟风之象；苔黄腻是湿热蕴积所致。

（3）治法：清热解毒，利湿消肿。

（4）选方：麻黄连翘赤小豆汤合五味消毒饮加减。

（5）常用药：麻黄、连翘、赤小豆、桑白皮、杏仁、生姜皮、大枣、金银花、野菊花、蒲公英、紫花地丁、紫背天葵、甘草等，前方中麻黄、杏仁、桑白皮等宣肺行水，连翘清热散结，赤小豆利水消肿；后方以金银花、野菊花、蒲公英、紫花地丁、紫背天葵加强清解湿毒之力，适用于急性肾炎肿势严重、热象炽盛、尿改变严重，或继发感染，甚或导致高血压危象或氮质血症者。

（6）临证备要：若脓毒甚者，当重用蒲公英、紫花地丁等，以加强清热解毒之力；若湿盛而皮肤糜烂者，可加苦参、土茯苓以燥湿清热；若风盛而皮肤瘙痒者，可加白鲜皮、地肤子以疏风止痒；若血热而红肿甚者，可加牡丹皮、赤芍以清热凉血消肿；若大便不通者，可加大黄、芒硝以通腑泄热；若水肿较重者，可加茯苓皮、大腹皮以利水消肿。

3. 水湿困脾

（1）主症：周身皆肿，按之没指，小便短少，身体困重、胸闷、纳呆，泛恶，苔白腻，脉沉缓。

（2）分析：水湿之邪，浸渍皮肤，壅滞不行，留阻中焦，脾为湿困，运化失职，水湿不得运化转输，聚积于内，泛溢肌肤，发为肢体水肿不退，水湿内聚，三焦决渎失司，膀胱气化失常。所以小便短少，水湿日增而无排出之路、横溢肌肤，故见肿势日甚，按之没指，脾位于中焦，主肌肉四肢，脾为湿困，阳气不得舒展，运化乏力，胃失和降，故见身体困重，胸闷、纳呆、泛恶等症。舌苔白腻、脉象沉缓等，皆为水湿内盛、脾为湿困之象。

（3）治法：健脾化湿，通阳利水。

（4）选方：五皮饮和胃苓汤加减。

（5）常用药：生姜皮、桑白皮、橘皮、大腹皮、茯苓皮、厚朴、苍术、猪苓、泽泻、白术、桂枝、甘草、生姜、大枣等，前方以桑白皮、橘皮、大腹皮、茯苓皮、生姜皮化湿行水；后方以白术、茯苓健脾化湿，苍术、厚朴燥湿健脾，猪苓、泽泻利尿消肿，肉桂温阳化气行水，适用于急性肾炎肿势严重，蛋白尿突出者，此时水势弥散，内外交困，外而肌肤，内而脏腑，易生各种变证。故治疗以利水为先，消肿除湿，防生它变。

（6）临证备要：若上半身肿甚，可加麻黄、杏仁、葶苈子，以宣肺泄水；若下半身肿甚者，可加川椒、防己，入下焦、散湿邪，以利水消肿；若身寒肢冷，脉沉迟者，可加附子、干姜以温经散寒；若水湿困阻阳气，心阳不振，水气上逆凌心，致心悸不安、胸闷发绀、形寒肢冷、小便不利、肿势严重，舌暗、苔白、脉微结代者，可用真武汤加枳实、丹参等以温阳利水；若浊毒内蕴，见有神倦欲睡、泛恶，甚至口有尿味、小便极少或无者，宜加附子、制大黄、黄连、半夏，以解毒降浊。

4. 阴虚邪盛

（1）主症：尿血、呈肉眼血尿或洗肉水样尿，小便频数，有灼热感，多无尿痛，常伴烦热口渴，腰酸腿软，或可见水肿，舌质红，少苔，脉象细数。

（2）分析：先天肾气不足，或劳伤肾津，致肾元亏虚，功能失常，复遭外邪侵袭，致血热、湿聚、毒淫。一则阴精亏虚，阴虚火旺，虚热耗损阴液，无津上承，故见五心烦热，口干而渴；二则阴津亏乏，精不化气，阳气无以化生，致肾元亏虚，气化不行，关门不利，水湿内聚，故见小便频数而水肿；三则阴虚火旺，而遇水湿内聚，水火相合，煎熬成毒，合而为湿毒之邪，毒热之邪灼伤脉络，故见肉眼血尿。湿毒之邪挟血而下，故见尿呈洗肉水样，湿热下注，故尿有灼热感；肾阴不足，腰府失荣，故见腰酸腿软；至于舌红少苔，脉象细数等，皆阴虚血热之象。

（3）治法：清热凉血，养阴利水。

（4）选方：小蓟饮子（《济生方》）加减。

（5）常用药：生地黄、小蓟、滑石、通草、炒蒲黄、淡竹叶、藕节、当归、山栀子、炙甘草等。方中小蓟、生地黄、蒲黄、藕节凉血止血；通草、竹叶降心火、利小便；山栀子清泻三焦之火，滑石利水通淋，当归引血归经，适用于急性肾炎以血尿为主者。

（6）临证备要：若心烦少寐，加黄连、麦冬、夜交藤，以清心安神；若阴虚口渴甚者，加石斛、知母等，以养阴生津，清热止渴；若病久邪祛正伤，或正虚邪恋者，可加黄芪、黄精，以扶助正气；若瘀热盛，小便赤涩热痛甚者，可选加蒲公英、知母、黄柏、益母草等，以清热消瘀；尿道痛甚者，可加琥珀、海金砂、石韦等以通淋止痛。

（四）专病专方专药

1. 常用单方验方

（1）康肾汤：黄芪 20 g，当归 15 g，川芎 10 g，白术 15 g，白茅根 25 g，防己 10 g，知母 20 g，黄柏 20 g，茯苓 15 g，生地黄 20 g，地龙 15 g，15～35 天为 1 个疗程，水煎内服，每日 1 剂，治疗湿热水肿。

（2）麻桂苏蝉白水汤：麻黄 10 g，桂枝 10 g，苏叶 10 g，蝉蜕 6 g，白术 30 g，生姜 3 g，水煎温服，每日1剂，分 2～4 次服，治疗发热水肿。

（3）宣肺解毒汤：生麻黄 3 g，杏仁 9 g，桑白皮 12 g，金银花 15 g，连翘 15 g，冬葵子 30 g，河白草 15 g，石韦 50 g，水煎内服，每日 1 剂，治疗呼吸道感染后水肿。

（4）乌梢蛇饮：乌梢蛇 30 g，蝉蜕 30 g，浮萍 30 g，西河柳 30 g，白鲜皮 12 g，地肤子 12 g，蛇床子 12 g，麻黄 6 g，晚蚕沙 30 g，水煎服，每日 1 剂。

（5）蝉黄汤：蝉蜕 15 g，大黄 15 g，竹叶 15 g，萹蓄 15 g，瞿麦 15 g，水煎服，治疗发热水肿。

（6）鲜茅根 250 g，水煎服，每日 1 剂，治疗急性肾炎血尿显著者。

（7）仙鹤草 20～50 g，单味水煎，或在辨证处方中加上此药，对消除蛋白尿及尿中红细胞有确切疗效。

2. 中成药

（1）肾炎解热片：疏风解表，宣肺利水，用于急性肾炎，每次 4～5 片，每日 3 次，口服。

（2）肾复康胶囊：益肾化浊，通利三焦，用于急性肾炎和慢性肾炎急性发作，每次 4～6 粒，每日 3 次，口服。

（3）六神丸：清热解毒，消肿止痛，用于急性肾炎，每次 5～10 粒，每日 1～3 次，口服。

3. 食疗方

（1）乌鲤鱼汤：乌鲤鱼 1 尾，赤小豆 30 g，白术 10 g，陈皮 3 g，慢火熬汤，食鱼喝汤，可健脾益气，补肾利水。用于康复期，体质虚弱者，每周 1 次，连食 3～5 次即可。

（2）四红粥：粳米 30 g，赤小豆 30 g，花生 10 g，栗子 10 g，红糖 10 g，加水煮粥食用，可健脾补肾。

（五）其他疗法

1. 针刺疗法

取足三里、内关、肾俞、阴陵泉、复溜等穴，留针 30 分钟，隔 10 分钟捻针 1 次，每日针治 1 次，2 周为 1 个疗程。

2. 耳针疗法

取肾、膀胱、肾上腺、交感等穴，一般留针 20～30 分钟，留针期间可捻针以加强刺激，每日 1 次，10 次为 1 个疗程。

第二节　慢性肾小球肾炎

一、疾病概述

慢性肾小球肾炎是由多种原因所致的表现为多种病理类型的一组肾小球疾病。临床表现以缓慢进展的肾功能减退，伴有蛋白尿、血尿和高血压为特征。绝大多数慢性肾炎的确切病因尚不清楚，起病即呈慢性，仅有少数慢性肾炎是由急性肾炎发展所致。慢性肾小球肾炎是临床常见病、多发病。慢性肾炎的病因、发病机制和病理类型不尽相同，但起始因素多为免疫介导炎症，除免疫因素外，非免疫非炎症因素也占有重要作用。其病理类型及常见疾病见表4-1。一般来说，膜增生性肾小球肾炎及重症 IgA 肾病常表现为进展性慢性肾小球肾炎，系膜增生性肾炎及膜性肾病等常表现为非进展性慢性肾小球肾炎，临床上仅少数患者表现为进展性慢性肾小球肾炎，根据其临床表现还可分为：普通型、高血压型、急性发作型。

慢性肾小球肾炎据其临床表现多归属于祖国医学的"虚劳""水肿""腰痛"等范畴，"凡水肿等证，乃肺脾肾三脏相干之病，盖水为至阴，故其本在肾；水化于气，故其标在肺；水唯畏土，故其制在脾，今肺虚则气不化精而化水，脾虚则土不制水而反克，肾虚则水无所主而妄行……虽分而言之，而三脏各有其主，然而合言之……而病本皆归于肾"（《景岳全书·杂证谟·肿胀》）。本病总属本虚标实之证，本虚主要责之于肺、脾、肾，与肾虚的关系最密切；标实是指外感、湿热、淤血等，肾虚为本，湿热、淤血贯穿始终。肾虚湿瘀是慢性肾炎的基本病机，肾虚是发病之本，湿热淤血是本病进展和加重的重要病理因素。肾虚，或蒸化失常，水津失布，致水停气阻，酿湿生热；或肾气无以运血，"气虚不足以推血，则血必有瘀"（《读医随笔·虚实补泻论》）；或肾阳虚失温煦，皆可使血行涩滞。"寒邪客于经脉之中则血泣，血泣则不通。"（《灵枢·痈疽》篇）《金匮要略》中所载："男子脉虚沉弦，无寒热，短气里急，小便不利，面色白，时目眦并细，少腹满，此为劳使之然。"则是血瘀日久，气血亏乏。水湿泛滥等病理因素共存互转的典型，湿热生瘀：素有气阴不足之体者，感受湿热易夹淤血为患；湿热易耗伤气阴，气虚则运血无力，血行不畅；阴虚则易蕴内热，煎液成瘀，湿瘀常胶结于肾，致病情缠绵难愈，缓慢进展。

在治疗上，至今未有特效药物，随着肾活检病理诊断技术的提高，慢性肾炎的治疗多针对不同的病理类型、病变程度选择不同的治疗方法。一般以降压、利尿等支持对症治疗为主，特殊病理类型可选择使用激素、细胞毒药物及免疫抑制药，配合中医药辨证论治，可取得较满意的疗效。

二、诊断要点

（一）临床表现

慢性肾炎临床表现呈多样性，个体间差异较大，可发生于任何年龄，以中年为主，男性多见，多数起病缓慢、隐袭，蛋白尿、血尿、高血压、水肿为其基本临床表现。可有不同程度肾功能减退、病情时轻时重、迁延渐进发展为慢性肾衰竭，早期患者可有乏力、疲倦、腰酸、胃灼热，水肿可有可无，一般不严重，有的患者没有明显临床症状，血压可正常或轻度升高，肾功能正常或轻度受损，这种情况可持续数年至数十年。有的患者除上述慢性肾炎的一般表现外，血压（特别是舒张压）持续性中等以上程度升高，可有眼底出血、视盘水肿等，如血压控制不好、肾功能恶化较快，预后较差。另外，部分患者因感染、劳累诱发呈急性发作，或使用毒性药物后病情急骤恶化，经及时清除诱因和适当治疗后病情可一定程度缓解，但也可能因此进入不可逆慢性肾衰竭。

（二）检查与检验

（1）尿液检查多为轻度尿异常，尿蛋白常在 $1\sim3$ g/d，尿沉渣镜检红细胞可增多，可见管型。

（2）血常规检查多数正常或有轻度贫血，白细胞和血小板大多正常。

（3）B超检查早期肾脏大小正常，晚期则可出现双侧对称性缩小，皮质变薄，光点增多等。

（4）肾活检穿刺术可见各种病理类型，见表4-1。

表 4-1　慢性肾小球肾炎常见病理类型及疾病

原发性慢性肾小球肾炎	继发性慢性肾小球肾炎
系膜增生性肾小球肾炎	狼疮性肾炎
膜增生性肾小球肾炎	紫癜性肾炎
IgA肾病	糖尿病肾病
膜性肾病	淀粉样变性
局灶节段性肾小球硬化性肾炎	类风湿关节炎相关性肾炎
硬化性肾炎	遗传性肾炎

（三）鉴别诊断

慢性肾炎常需与以下疾病相鉴别。

1. 高血压肾损害

原发性高血压继发肾损害者，通常病史较长，高血压在先，患者年龄较大，尿蛋白不多，大多不伴肉眼或镜下血尿。

2. 慢性肾盂肾炎

患者女性较多，有反复尿路感染病史，尿细菌学检查、尿沉渣及B超、静脉肾盂造影有助于诊断。

3. Alport 综合征

多于青少年起病，其主要特征是肾脏损害、双侧高频性神经性耳聋及眼部双侧圆锥状晶状体前突及黄斑周边微粒，有阳性家族史可资鉴别，表现为性连锁显性遗传、常染色体显性遗传及常染色体隐性遗传等方式。

4. 隐匿性肾小球肾炎

临床上主要表现为无症状性血尿或（和）蛋白尿，无水肿、高血压和肾功能损害。

5. 继发性肾病

狼疮性肾炎、糖尿病肾病、紫癜性肾炎等均可表现为水肿、蛋白尿等症状，但通常均存在原发疾病的临床特征及实验室检查，如狼疮性肾炎多见女性，常有发热、关节痛、皮疹、抗核抗体阳性等；糖尿病肾病则有长期糖尿病病史，血糖升高；紫癜性肾炎常有皮肤紫癜、关节痛、腹痛等症状。

6. 链球菌感染后肾小球肾炎

慢性肾炎急性发作需与此相鉴别，前者无肾炎病史，在链球菌感染后1～3周发病，有低补体血症，8周内恢复，是一种自限性疾病。肾活检病理示毛细血管内增生性肾炎，电镜下可见"驼峰"样电子致密物在基膜上皮侧沉积，而慢性肾炎急性发作常在感染后1周内发病。

三、现代医学治疗

（一）治疗原则

慢性肾炎的治疗应以防止或延缓肾功能进行性恶化、改善或缓解临床症状及防治严重并发症为主要目的，而不以消除尿蛋白及尿红细胞为目标。因此，一般不宜给糖皮质激素及细胞毒药物，应根据患者的具体情况进行针对性治疗。

（二）一般治疗

1. 限制食物中蛋白及磷摄入量

根据肾功能状况，给予优质低蛋白饮食（每日0.6～1 g/kg），同时控制磷的摄入，在低蛋白饮食时应避免营养不良，防止负氮平衡，可适当增加糖类的摄入量以满足每日生理代谢所需的热量，可配合必需氨基酸或 α-酮酸 [如开同：0.1~0.2 g/（kg·d）]，一般不需限盐，水肿明显时应进低盐饮食，一般每日摄取钠 1.2 g/d。

2. 避免加重肾脏损害的因素

感染、劳累、妊娠及应用肾毒性药物（如氨基糖苷类抗生素等），均可能损伤肾脏，导致肾功能恶化，应予以避免。近年来含马兜铃酸（aristolochic acid，AA）的中成药、复方煎剂可导致肾小管间质损害，越来越受到人们的重视，故应避免过多、过量服用。常用的含马兜铃酸中草药有关木通、广防己、马兜铃、青木香、天仙藤、朱砂莲、寻骨风等，含马兜铃酸的中成药有：龙胆泻肝丸、八正散、妇科分清丸、排石冲剂、甘露消毒单、纯阳正气丸、冠心苏合丸等。

（三）药物治疗

1. 合理控制血压

（1）高血压是加速肾小球硬化、促进肾功能恶化的重要因素，积极控制高血压对延缓慢性肾脏疾病进展具有重要意义。治疗原则：①力争把血压控制在理想水平：有蛋白尿的肾脏病患者血压应控制在17.3/10.7 kPa（130/80 mmHg）以内，若蛋白尿＞1 g/24 h，血压应控制在16.7/10 kPa（125/75 mmHg），收缩压达标比舒张压达标对延缓肾功能进展更为重要。②选择能延缓肾功能恶化、具有肾脏保护作用的降压药物，降压治疗包括非药物治疗与药物治疗两部分，药物治疗一般以血管紧张素转换酶抑制药（ACEI）及血管紧张素受体拮抗药（ARB）为基础，当增加这两类药物的剂量仍未达到目标血压时，需根据患者的实际情况加用其他类型的降压药，非药物治疗包括适当运动、纠正不良生活习惯、戒烟等。

（2）ACEI 与 ARB 的临床应用：对临床表现以蛋白尿为主的慢性肾脏病，ACEI 和 ARB 具有降低血压、减少尿蛋白和延缓肾功能恶化的肾脏保护作用。研究显示延缓肾功能不全进展与 ACEI 及 ARB 减少蛋白尿的作用有关，而与这两类药物的降压作用无关。一般来说，对于蛋白尿＞0.5~1 g/24 h 的慢性肾脏病患者，无论血压正常与否均应接受 ACEI 和（或）ARB 治疗，且最好在出现肾功能不全之前开始。近年来的研究显示 ACEI 与 ARB 这两类药物联用时剂量较单用时小，减少蛋白尿的作用更明显，不良反应与单药治疗相似，但尚需多中心、大样本的研究。常用药物：如下。ACEI 类：贝那普利（洛汀新）、福辛普利。ARB 类：代文、科素亚、安博维，在用药过程中要注意患者肾功能、血钾及血容量的变化，伴肾动脉狭窄的患者要慎用。

（3）有研究认为长效二氢吡啶类钙离子通道阻滞药，如氨氯地平和非二氢吡啶类钙离子通道阻滞药，如维拉帕米具有一定的延缓肾功能恶化的肾脏保护作用，值得进一步验证。常用药物：氨氯地平（络活喜），5~10 mg/d，1 次/天；

非洛地平（波依定），5～10 mg/d，1 次/天，注意部分患者可出现踝部水肿，需与肾炎水肿相鉴别。

2. 应用抗血小板药及抗凝药

大剂量双嘧达莫（300～400 mg/d）、小剂量阿司匹林（40～300 mg/d）有抗血小板聚集作用，以往有报道长期服用能延缓肾功能衰退，目前的研究结果仅显示对系膜毛细血管性肾小球肾炎有一定疗效。低分了量肝素以抗 Xa 活性为主，抗凝作用强，出血危险性小，对肾小球疾病有一定的治疗作用尤其是增生性肾炎。常用的如速避凝 3075～6150 U/次，1 次/天，皮下注射，疗程8～12周。本品与抗血小板药合用会增加出血的危险性，许多具有活血化瘀作用的中成药因其作用平和，安全性高，在临床上常被选用，如三七总苷片等。

3. 其他治疗

（1）纠正胰岛素抵抗（IR）：胰岛素抵抗可刺激细胞外基质的聚集，促进多种炎症细胞因子的产生，增加钠潴留等，都会对肾脏造成有害影响。对肾脏病患者的胰岛素抵抗的治疗包括运动、低蛋白饮食、纠正酸中毒、补充卡尼汀（肉毒碱）、阻断 RAS 系统及应用 PPAR-γ 激动药等。在生理情况下肾脏髓质可表达 PPAR-γ（过氧化物酶增生活化因子受体 γ），肾小球不表达，但在病理情况下肾小球与系膜细胞均表达 PPAR-γ，PPAR-γ 激动药噻唑烷二酮类（TZDs）（又称胰岛素增敏药）与 PPAR-γ 结合后，具有不依赖血糖、血压水平变化的肾保护作用，包括减轻肾小球及系膜细胞的肥大，抑制 PAI-I 及 TGF-β 的表达等。动物实验表明 TZD 可降低血压、减少蛋白尿，延缓肾小球硬化的发生。目前常用的 TZDs：罗格列酮（文迪雅），2～4 mg/次，1～2 次/天；吡格列酮，15～45 mg/次，1 次/天，但这类药物有导致和加重肥胖的作用，在应用时需加注意。

（2）调脂治疗：高脂血症与肾脏病密切相关，是肾小球硬化发生发展的独立致病因素，降脂的目标是：低密度脂蛋白＜2.5 mmol/L（降脂治疗的首要目标），总胆固醇＜4.5 mmol/L，高密度脂蛋白＞1.1 mmol/L，三酰甘油＜1.5 mmol/L，目前常用的是他汀类药物（statins）。

四、中医药治疗

（一）治疗原则

益肾清利活血是治疗慢性肾炎的基本大法，益肾即扶正以固根本，避免触发因素，可分健脾益肾、滋养肝肾、养肺补肾；清利指清湿热、利小便，以祛标邪；活血即流畅气机、张显肾气，贯穿治疗始终，三者当综合应用，慢性肾炎病程长，注意守方守法。

（二）辨证要点

本病总属本虚标实之证，本虚主要责之于肺、脾、肾，与肾虚的关系最密切；标实是指外感、湿热、淤血等，肾虚为发病之本；湿热为进展之基；淤血为疾病之果，肾虚为本，湿热、淤血贯穿始终，肾虚辨证不外脾胃阳虚、肺肾气虚，肝肾阴虚等，但肾虚是根本，湿热既有外感所致，更有湿热内生，还有内外合邪以及药物饮食等原因。

1. 辨虚实

病程长，身疲乏力者以虚证为主，病程短无乏力者以实证为主，面色萎黄，少气乏力以气虚为主；面色㿠白，畏寒肢冷以阳虚为主；五心烦热、目睛干涩以阴虚为主。

2. 辨病位

初起病多在肺、脾；久病多属脾、肾，腰脊酸痛，下肢水肿明显者，病在肾；纳少脘胀，大便溏者，病在脾；颜面水肿，咽痛，易感冒，病在肺；头晕耳鸣，视物模糊者，病在肝。

3. 辨病邪性质

面肢水肿，苔腻脉沉为水湿；咽喉肿痛，皮肤疮疡，小便黄赤，苔黄，脉数为热邪；腰痛固定，舌暗红有瘀斑为血瘀；恶心呕吐，口有尿味为湿浊。

4. 辨水肿

阳水：发病急，每成于几日之间，肿多由上而下，心热烦渴，小便短涩色黄，大便多秘，形壮色红，气息粗长，多见于青壮年，脉多滑而有力。阴水：病多渐起，日积月累，或由阳水转来，病多内伤，由下而上，身冷不热、不渴，小便或短，但多不赤涩，大便或见溏薄，神疲气怯，劳则病加，病程较长，多见于正虚久病之人。

5. 辨蛋白尿

慢性肾炎蛋白尿总由脾肾两虚所致，可由外邪引动而增加，神疲乏力，食少便溏者以脾虚为主；腰膝酸软，时头晕耳鸣者以肾虚为主；感受外邪，发热、咽痛、尿赤、口干苦，苔黄腻者为热毒内蕴；蛋白尿持续或伴镜下血尿，神疲乏力，咽干，苔黄，脉细数，为湿热留恋。

6. 辨血尿

慢性肾炎血尿病因病机以热、虚、瘀三方面为主，发热、咽痛、咳嗽，苔薄脉浮，为风邪上扰；腰酸膝软，五心烦热，口干咽燥，尿赤灼热感，多为阴虚内热，血热妄行；神疲乏力，面色少华，腹胀便溏，多为脾不统血，血不归经；病程长者，多有瘀滞，应活血而止血。

（三）辨证论治

慢性肾炎总属本虚标实之证，治疗当分清本证与标证。

1. 标证

（1）水湿证。

主症：颜面或肢体水肿，次症：舌苔白或白腻，脉细或细沉。

分析：水湿内蕴，水渍肌肤，故颜面或肢体水肿；脉气壅滞，阳气内遏，故脉细或细沉；湿困脾阳，故舌苔白或白腻；三焦决渎失司，膀胱气化不利，可见小便短少；脾因湿困，故可有胸闷，纳呆，泛恶。

治法：利水消肿。

选方：五皮饮。

常用药：生姜皮、桑白皮、陈皮、大腹皮、茯苓皮等。方中以茯苓皮利水渗湿，健脾以助运化为君；生姜皮辛散水饮，桑白皮肃降肺气，通调水道，共为臣药助君药利水；大腹皮、陈皮理气除湿共为佐使。

临证备要：风水上行，面先肿，当发散宣肺，兼行水；湿渍下坠，足先肿，宜利小便，若腰以上肿甚兼风邪者，可加防风、羌活等以散风除湿；腰以下肿甚，当加防己、生薏苡仁等以利水消肿；身重腰酸无力，脘痞纳呆，可用除湿汤加大腹皮、宣木瓜；兼有寒象者，可加淡附片、干姜以温阳行水；兼有热象者，酌加滑石、车前草等以利湿清热。

（2）湿热证。

主症：皮肤疖肿、疮疡，咽喉肿痛，小便黄赤、灼热或涩痛不利，面目或肢体水肿，次症：口苦或口干、口黏，脘闷纳呆，口干不欲饮，苔黄腻，脉濡数或滑数。

分析：湿热水邪，壅遏肌肤经隧，故面目肢体水肿，皮肤绷紧光亮；湿热外遏，气血不畅，故皮肤疖肿、疮疡，咽喉肿痛；湿热不化，可见小便黄赤不利；湿热内阻，津不上承，故口干，湿浊上蒸，故口苦，黏腻；苔黄腻、脉濡数或滑数为湿热壅遏之象。

治法：清利湿热。

选方：龙胆泻肝汤。

常用药：龙胆草、醋柴胡、泽泻、车前子（包煎）、生地黄、当归、炒栀子、炒黄芩、甘草等，方中以龙胆草清肝泻火，除下焦湿热而为君；黄芩、焦山栀苦寒泻火，共为臣药，助君药清利湿热；泽泻、车前子清热利湿，使邪从小便而出；湿热中阻，易伤阴生瘀，故以当归活血、生地黄滋阴养血，柴胡调畅中焦气机，甘草调和诸药。

临证备要：热结咽喉，咽喉肿痛明显。可用银翘散合玄麦甘橘汤加减；湿热壅于上焦，证见咳吐黄黏痰、口干苦黏腻者，可用杏仁滑石汤加减；肿势严重，兼见气粗喘满，倚息不得卧，脉弦有力，为水浊上逆胸中，选用葶苈大枣泻肺汤酌加杏仁、防己或五苓散。以泻肺利水。上下分消；湿热滞于中焦，证见腹胀痞满，口气臭秽者，可选黄连温胆汤加减；湿热蕴结下焦，证见小溲黄赤、灼热者，可选用八正散加减；湿热久羁，化燥伤阴，可选猪苓汤滋阴利水。

（3）血瘀证。

主症：面色黧黑或晦暗，腰痛固定或呈刺痛，舌色紫暗或有淤点、瘀斑，次症：脉象细涩，尿纤维蛋白降解产物（FDP）含量升高，血液流变学检测全血、血浆黏度升高。

分析：淤血阻络，气血不通，故腰痛固定呈刺痛；淤血内阻，新血不生，机体失养，故面色黧黑或晦暗，肌肤甲错或肢体麻木；舌紫暗或有淤点瘀斑，脉细涩均为内有淤血之象。

治法：活血化瘀。

选方：血府逐瘀汤。

常用药：柴胡、当归、生地黄、川芎、赤芍、怀牛膝、桔梗、枳壳、甘草、桃仁、红花等。方中当归、川芎、赤芍、桃仁、红花活血化瘀；怀牛膝活血通脉，引淤血下行；柴胡舒肝解郁，升达清阳；桔梗、枳壳宽胸行气，使气行则血行；生地黄凉血清热，与当归共奏养血润燥之功，使祛瘀而不伤阴血。全方可行血分之瘀滞，解气分之郁结，活血而不伤阴，祛瘀而又生新，合而用之，气行瘀祛。

临证备要：患者兼气虚、阳虚者，可改用桂枝茯苓丸加味，以益气活血；久病入络，肾脏缩小者，可加服大黄䗪虫丸，以祛瘀生新、化瘀散结、缓中补虚；慢性肾炎病程绵长，病邪日久入络，致气血瘀滞，虫类药物能搜剔逐邪，通达经络，直达病所，可适当选用地龙、蝉蜕、全蝎、土鳖虫等以通经活络，搜剔余邪。

（4）湿浊证。

主症：纳呆，恶心或呕吐，口中黏腻，舌苔腻，血尿素氮、肌酐偏高，次症：脘胀或腹胀，身重困倦，精神萎靡。

分析：湿浊中阻，脾为湿困，枢机不利，故腹胀、纳呆，浊气上逆，故时恶心、呕吐；湿浊熏蒸，故口中黏腻，苔腻，湿困脾阳，气机不利，故身重神萎。

治法：健脾化湿泄浊。

选方：胃苓汤加减。

常用药：制苍术、白术、茯苓、泽泻、猪苓、车前子、姜半夏、陈皮、制大黄、刘寄奴等。方中苍术燥湿健脾；白术、茯苓健脾化湿；泽泻、猪苓、车前子淡渗利水；姜半夏、陈皮和中降逆，燥湿运脾；制大黄荡涤泻下而去湿浊，诸药合用，共奏健脾理气，化湿泻浊之功。

临证备要：若呕吐明显者，可加姜竹茹以和胃降逆；湿郁化火，兼见头晕、头痛、口苦、目赤、溲赤，宜用龙胆泻肝汤以清利湿热；肾功能发生损害，血肌酐、尿素氮升高者，可合用生大黄、蒲公英、刘寄奴、生牡蛎以解毒降浊。

2. 本证

(1) 脾肾气虚证。

主症：腰有酸痛，疲倦乏力，或水肿，纳少或脘胀。次症：大便溏，尿频或夜尿多，舌质淡红，边有齿痕，苔薄白，脉细。

分析：腰为肾之府，故肾虚则腰酸痛；肾虚膀胱失司，故尿频或夜尿多；脾气不足，运化无权，故纳少脘胀、便溏；中气不足，气机不利，故神疲乏力。

治法：补气健脾益肾。

选方：异功散加减。

常用药：党参、生黄芪、炒白术、茯苓、薏苡仁、杜仲、怀牛膝、泽泻、甘草等。方中生黄芪、潞党参补气健脾；炒白术、生薏苡仁健脾渗湿；厚杜仲、怀牛膝益肾补气；泽泻利水渗湿，甘草调和诸药，诸药合用，共奏益肾健脾之功。

临证备要：淡渗之后，水肿渐消，脾虚未复，见胃中胀满不食，应酌减渗利之品，不可久用疏利，以免伤正；若脾虚湿困者，可酌用苍术、藿香、佩兰等以加强化湿之功；脾虚便溏者，加大芡实、炒扁豆等或参苓白术散（《和剂局方》）健脾助运；水肿明显者，可用车前子、猪苓、茯苓皮以利水消肿，利水伤胃阴，见口燥舌干，大便干结。可选用致和汤加怀山药、潞党参等，以甘淡复胃，调补脾阴。

(2) 肺肾气虚证。

主症：颜面水肿或肢体肿胀，疲倦乏力，少气懒言，易感冒，腰脊酸痛，次症：面色萎黄，舌淡，苔白润，有齿印，脉细弱。

分析：肺气不足，卫外不固，故平素易感冒，通调水道失司，故颜面水肿；肺失通调，肾失开合，水湿潴留，故肢肿，气虚则机体失养，可见面色萎黄，少气懒言等；肾虚精气不足，故腰脊酸痛。

治法：补益肺肾。

选方：益气补肾汤加减。

常用药：人参、黄芪、白术、茯苓、山药、山茱萸、炙甘草等。方中以生黄芪、潞党参为君药，补益肺肾之气，以抗外邪；以怀山药、山茱萸肉平补肾气为臣药，以助君补肾；佐以炒白术、茯苓补益后天脾胃之气，以生气血；炙甘草补肺肾之气，又可调和诸药，诸药合用，共奏补肺益肾之功。

临证备要：兼外感表证，应先解表，兼风寒者，以麻黄汤加减；兼风热可用银翘散加减；若头面肿甚，咽干疼痛，可用麻黄连翘赤小豆汤加减；若水气壅滞，遍及三焦，水肿甚，便秘者，可用己椒苈黄丸合五苓散加减；尿蛋白多者可加用芡实、金樱子、猫爪草等；尿中红细胞多者可加用墨旱莲、萆草、青风藤等。

（3）脾肾阳虚证。

主症：全身水肿，面色㿠白，畏寒肢冷，腰脊冷痛（腰脊酸痛），纳少或便溏（泄泻、五更泄泻）。次症：精神萎靡，性功能失常（遗精、阳痿、早泄），或月经失调，苔白，舌嫩淡胖，有齿痕，脉沉细或沉迟无力。

分析：脾阳不振，命门火衰，不能温运四肢，故畏寒肢冷，腰脊冷痛；脾运虚弱，水气不化，病归于肾，水聚皮下肌肉，故全身水肿；脾阳亏虚，中焦失运，故纳少便溏，肾不暖土，故五更泄；肾阳不足，精气亏虚，故男子阳痿早泄，女子月经失调，舌嫩淡胖，边有齿印，脉沉细或沉迟无力，为阳虚水盛之象。

治法：温补脾肾。

选方：附子理中丸或济生肾气丸加减。

常用药：附子、炙桂枝、党参、白术、生黄芪、茯苓皮、车前子、泽泻、干姜、炙甘草等。方中附子、桂枝温补脾肾阳气；生黄芪、潞党参补中益气，健脾行水；炒白术、茯苓健脾化湿；干姜辛热，温中扶阳；车前子、泽泻淡渗利水；炙甘草补中扶正，调和诸药，共奏温补脾肾之功。

临证备要：若肾阳虚甚，形寒肢冷、大便溏薄明显者，可加肉桂、补骨脂加强温脾肾之力；水肿明显者，可选实脾饮合真武汤；伴有胸腔积液，证见咳逆上气，不能平卧者，可加用葶苈大枣泻肺汤；阳虚水逆，胸胁支满，心悸气促，吐清涎痰涎者，可用苓桂术甘汤；兼腹腔积液者，可加用五皮饮以利水，正虚不甚肿势明显者，可酌情选用黑白丑、甘遂、芫花等。

（4）肝肾阴虚证。

主症：目睛干涩或视物模糊，头晕耳鸣，五心烦热或手足心热或口干咽燥，腰脊酸痛。次症：遗精，滑精，或月经失调，舌红少苔，脉弦细或细数。

分析：肝肾亏虚，阴精不足，身失滋养，故目睛干涩，头晕耳鸣；阴虚则内热，故五心烦热、口干咽燥；肾阴不足，虚火扰动，故腰酸，男子遗精、滑精，女子月经失调；舌红少苔，脉细弦，为阴虚内热，脉气不利。

治法：滋养肝肾。

选方：杞菊地黄丸加减。

常用药：熟地黄、山茱萸、山药、泽泻、牡丹皮、茯苓、枸杞子、菊花等，方中以熟地益肾填精为君；辅以山萸肉滋养肝肾，怀山药补脾益阴，三药共用，并补三阴，又配茯苓健脾淡渗，以助怀山药之健脾；泽泻清泻肾火，以防熟地之滋腻；牡丹皮清泻肝火，以制山萸肉之温，诸药合用，使滋补而不留邪，降泻而不伤正，共奏滋养肝肾之功。

临证备要：阴精伤损，阴伤较甚者，可用补肾填精之左归丸；肝肾阴虚甚者，可加当归、赤白芍以助养肝阴之功；兼心阴虚者，可加柏子仁、酸枣仁、五味子等以养心安神；兼肺阴虚者，可加天冬、大麦冬、五味子等以滋养肺阴；兼阳亢者，可加天麻、钩藤等以平肝潜阳，水肿肾虚，滋阴补肾，注意勿过凉腻，以免损伤阳气，而助水湿。

（5）气阴两虚证。

主症：面色无华，少气乏力，或易感冒，午后低热或手足心热，腰痛或水肿。次症：口干咽燥或咽部暗红、咽痛，舌红或偏红，少苔，脉细或弱。

分析：脾肾肺气虚，气血不能充于颜面及血脉，体失所养，故面色无华，少气乏力；肺卫不固，平素易感冒；阴虚内热，故午后低热，手足心热；虚火上扰，故口干咽燥咽红痛；肾精不足，失于濡养，故腰酸；肾失开合，膀胱气化失司，水湿内蕴，故肢肿。

治法：益气养阴。

选方：参芪地黄汤加人参、黄芪。

常用药：人参、黄芪、生地黄、山药、山茱萸、牡丹皮、泽泻、茯苓等。本方取六味地黄丸之补益肝肾之阴，加黄芪、人参以大补元气，共奏气阴双补之效。

临证备要：大便干者，可加大黄、生首乌、柏子仁等；若口干咽燥、干咳少痰、小便短赤，可用人参固本丸；若见咽痛日久，咽喉暗红，可加玄参、沙参、麦冬、赤芍等以养阴活血；兼心气虚者，可加大麦冬、五味子以养心气；兼肾气虚者，可加菟丝子、覆盆子等以补养肾气。

临床上慢性肾炎病机复杂，单纯的本证与标证并不多见，每多虚实错杂，标本同病，常见的虚实夹杂证型有：脾肾气虚，水湿内停；肺肾气虚，感受外邪；肝肾阴虚，湿热留恋；气阴两虚，淤血阻络。《内经》云："知标本者，万举万当，不知标本，是谓妄行。"此时当权衡缓急，标本同治，在临证时合理组方，根据正虚与邪实的程度，把握好补益与清利的尺度，适当配伍针对本证及标证的药物，不可过于清利以防伤正，同时切忌过早补益，以免留邪。

（四）专病专方专药

1. 常用单方验方

（1）芪玉汤：黄芪30 g，玉米须15 g，糯稻根须15 g，煎汤代茶频饮，可改善蛋白尿。

（2）茜草9 g，白茅根30 g，水煎服，适用于血尿患者。

（3）玉米须60 g，海金砂30 g，马鞭草60 g，水煎服，适用于水肿兼见小便不利，尿频灼热感，或尿检有白细胞、红细胞或脓细胞者。

2. 中成药

（1）雷公藤总苷片。①功效：祛风除湿，舒筋活络，清热解毒。②主治：慢性肾炎。③适应证：慢性肾炎各型，10～40 mg/次，3次/天，1～2个月为1个疗程，使用时应注意其肝损害、白细胞减少、月经不调、可逆性影响男性生育能力等不良反应。

（2）黄葵胶囊。①功效：清利湿热，解毒消肿。②主治：慢性肾炎。③适应证：慢性肾炎湿热证，5粒/次，3次/天，8周为1个疗程。

（3）火把花根片。①功效：疏风除湿，清热解毒。②主治：慢性肾炎各型。③用法：3～5片/次，3次/天，1～2个月为1个疗程，注意事项与雷公藤总苷片相似，但作用较平和。

（4）正清风痛宁。①功效：祛风除湿，清热解毒，活血通络，行水利尿。②主治：慢性1肾炎各型。③用法：3片/次，3次/天。④主要不良反应有：皮疹、消化道反应，肝损，白细胞下降等。

3. 食疗方

（1）鲤鱼汤：鲜鲤鱼1条，约500 g，去内脏，生姜15 g，葱15～30 g，米醋30～50 mL，共炖，不放盐，喝汤吃鱼，适用于水肿日久不消者。

（2）玉米须煎剂：于玉米须60 g，洗净煎水服，连服6个月，用于儿童慢性肾炎轻度水肿或蛋白尿不消者。

（3）黄芪粥：黄芪60 g，粳米100 g，将黄芪煎煮后去渣，把粳米和药汁放入锅内，加清水适量，煮至米烂成粥，早晚各服1次，可改善蛋白尿。

（4）消蛋白粥：芡实30 g，白果10枚，糯米30 g，共煮粥，每日1次，10天为1个疗程，每次2～4个疗程，适用于慢性肾炎中后期，正气虚损，蛋白尿日久不消者。

（五）其他疗法

1. 针灸治疗

取水分、气海、三焦俞、三阴交四穴针刺，每日一次，10天为1个疗程，有健脾益肾，利水消肿之功，用于慢性肾炎脾肾阳虚证，水肿明显者。

2. 穴位注射

用板蓝根或鱼腥草注射液1 mL，取足三里或肾俞穴，两侧交替穴位注射，1次/天，10天为1个疗程，若兼见腹胀脘痞，恶心呕吐，乏力便溏，舌淡苔白厚腻者，选取脾俞、阴陵泉、足三里、内关等针刺。

第三节　肾病综合征

一、疾病概述

肾病综合征（NS）是指一组表现为蛋白尿、低蛋白血症、水肿、高脂血症的临床症候群。这些表现都直接和间接地与肾小球滤过膜对血浆清蛋白的滤过增加，致使大量清蛋白从尿中丢失有关，所以，诊断的关键应为大量蛋白尿和低蛋白血症。大量蛋白尿是肾小球疾病的特征，在肾血管疾病或肾小管间质疾病中出现如此大量的蛋白尿是十分少见的。由于低蛋白血症、高脂血症和水肿都是大量蛋白尿的后果，又有人将诊断的要点定为大量蛋白尿，但在严重低蛋白血症时，尿蛋白的排出量减少而达不到一定标准，并不能因此而排除肾病综合征的诊断。虽然肾病综合征作为一组临床证候群具有共同的临床表现、病理生理和代谢变化，甚至治疗方面也有共同的规律。但是，由于这是由多种病因、病理和临床疾病所引起的一组综合征，所以其表现、机制和防治各方面又各有其特点。肾病综合征不应被用作疾病的最后诊断。

肾病综合征不是一个独立的疾病，而是许多疾病过程之中，损伤了肾小球毛细血管滤过膜的通透性而发生的一个综合征。这些肾脏疾病大致可分为 3 类：①光镜下肾小球无明显病理改变的原发性肾病综合征。②原发性肾小球肾炎和继发性肾小球疾病导致的肾病综合征。③其他肾脏疾病。

临床上区分肾病综合征的病因时可概括为原发性和继发性两类。只有在认真排除了继发性肾病综合征的可能性，才可下原发性肾病综合征的诊断。继发性肾病综合征的原因很多，常见者为糖尿病性肾病、系统性红斑狼疮肾炎、变应性紫癜性肾炎、肾淀粉样变、新生物、药物及感染引起的肾病综合征，我国又以前 3 种为最常见。一般说，儿童应着重除外遗传性疾病、感染性疾病及变应性紫癜等引起的继发性肾病综合征；中青年则应着重除外结缔组织病、感染、药物引起的继发性肾病综合征；老年人则应着重排查有无代谢性疾病和新生物有关的肾病综合征。此外，原发性肾病综合征占小儿肾病综合征的 80%，而在成人仅为 25%；约有 50% 的成人肾病综合征病因为继发性肾小球肾炎，儿童则为 10%～15%。

引起原发性肾病综合征的病理类型也有多种，以微小病变肾病、系膜增生性肾炎、膜性肾病、系膜毛细血管性肾炎及肾小球局灶节段性硬化 5 种病理临床类型最为常见。其中儿童及青少年以微小病变肾病较多；中年以膜性肾病多见，国内资料提示系膜增生性肾炎占 25%～31.8%，应引起临床重视。

大量蛋白尿是肾病综合征的特征，亦是肾病综合征病理生理改变的基础。蛋白尿形成的机制，目前已确认肾小球基膜通透性变化是根本原因，包括电荷屏障、孔径屏障的变化。而肾小管上皮细胞重吸收原尿中的蛋白，并对之进行分解代谢的能力对蛋白尿的形成也有一定影响。蛋白尿还受血浆蛋白浓度及肾小球滤过率等因素的影响。由于大量清蛋白从尿中丢失，于是就出现了水肿、低蛋白血症、高脂血症、内环境紊乱和感染等一系列并发症。

肾病综合征是以水肿为主的症候群，在中医学中应归入"水肿"的范畴。水肿、精微流失与亏损为本综合征的中心证候。水肿几乎为必见症状，多数为全身性水肿，甚至有胸腔积液、腹腔积液。精微流失系指蛋白质等精微物质从尿液泄漏流失，尿液外观含多量泡沫，消散缓慢；精微亏损指血浆蛋白明显下降。引起本综合征的病因如下。①风邪外袭：风邪上受，经由鼻窍、皮毛而袭肺，并循经络而及肾。肺气失于宣畅，肾气不能蒸化，则水液不能正常敷布，精微亦难以固摄。②水湿内侵：居处潮湿、冒雨涉水、恣饮生冷，皆可致水湿内侵，阻遏三焦气化功能，使清气不升，精微下泄；浊气不降，水道闭塞。③湿热疮毒：疮毒湿火、烂喉丹痧、猩红斑疹以及虫咬螫等诸毒，均可湿热弥散三焦，五脏功能障碍，使水液流行逆乱，不循常道而外溢肌肤。④劳倦饥饿：劳伤或纵欲，饥饱不一，均能耗气伤精，累及脾肾，致精血亏乏，水湿内生，横逆泛溢。以上病因导致肺、脾、肾三脏对水液代谢调节功能的失常。由于外邪侵袭，肺失治节、肃降，可以出现面部水肿，或加重原来脾肾两虚所引起的水肿；脾虚不能运化则水湿潴留泛溢；肾虚不能气化，州都之官失用，皆可引起水肿。故《景岳全书·肿胀》说："凡水肿等证，乃肺脾肾相干之病。盖水为至阴，故其本在肾；水化于气，故其标在肺；水惟畏土，故其制在脾。"在水肿的形成过程中，还要注意水、气、血三者的关系。气行则水行，气滞则水停；"血不利则为水"，血能病水，水能病血，实际上水与气血的关系，反映了肝与水液代谢的关系，肝气条达，则无气滞，亦不会产生淤血；肝失疏泄，气机不畅、气滞血瘀，则可产生水肿。所以，水肿的发生间接的也与肝有关。

本综合征急性起病者，以感受风热或湿热之邪为主，或初感风寒湿邪，久而湿郁化热。风邪袭肺，肺失通调，水道不利；湿热壅遏、脾运失健，水津不布。随着治疗及病势发展的趋向，或邪去正安而病愈；或邪去正伤，由实转虚；或邪恋正伤，虚实夹杂。若为邪去正伤，可因伤及肾气而转化为肾气亏虚证；伤及脾肾之阳而转化为脾肾阳虚证。如为邪恋正伤者，风寒湿热之邪可循经络及肾，瘀阻肾络而转化为肾络瘀阻证；邪热入里，灼伤肝肾之阴，可转化为肝肾阴虚证；邪毒内陷，留着不去，耗伤正气，可转化为湿毒内留、正气耗竭之危重证候。其慢性起病者，起病即以正气虚弱为主要表现，其病机多循气虚－阳虚－阴阳两虚－虚中夹实的规律转化，亦有由气阴两虚转化为阴阳两虚者。病位则由肾－脾肾或肝肾－多脏器损伤的规律转化。

肾病综合征临床治疗困难。使用激素和免疫抑制药治疗，虽可使一部分患者完全缓解，但复发率高，对维持肾功能的远期疗效并不确切，同时这些药物也存在明显的不良反应。中医药发挥辨证施治的特长，结合专方专药治疗肾病综合征，或在结合激素和免疫抑制药治疗并克服其毒性和不良反应方面，取得了长足的进步，明显提高了疗效，还使不少难治性肾病综合征获得缓解，并能长时间地维持肾功能的稳定。

二、诊断要点

(一) 临床表现

肾病综合征的起病方式不很固定，但常以水肿为主诉而就诊较多，也有仅仅发现尿沫较多，也有无任何症状偶然因体检发病的，症状和体征很少特异性。如有以下临床表现，可以临床诊断为肾病综合征。

1. 高度蛋白尿 (>3.5 g/d)

这是肾病综合征的标志，这样大量的蛋白尿在其他肾小球疾病是极少见到的。尿蛋白量与 GFR、血浆清蛋白浓度和饮食有关。为了避免烦琐，临床上可以测定尿蛋白/尿肌酐比值，>2.0 (以 mg/L 为单位) 即属于肾病综合征程度的蛋白尿。

2. 低蛋白血症 (<30 g/L)

这是长期丢失大量蛋白尿的后果，但并不是所有有大量蛋白尿的患者都会出现低蛋白血症，只有当肝脏清蛋白合成等代偿作用无法弥补尿蛋白大量丢失时，才会出现低蛋白血症，并因此影响血浆渗透压，造成血浆有效容量减少，可出现直立性低血压、昏厥，甚至急性肾衰竭。

3. 水肿

水肿常渐起，初起多见于踝部，呈凹陷性，而且与体位有明显相关。肾病综合征时水钠潴留主要在血管外，造成组织间液增加。一般来说出现凹陷性水肿时，水钠潴留已超过 5 kg。

4. 高脂血症

血浆胆固醇升高 (>6 mmol/L)，而三酰甘油 (TG) 的水平正常，在严重时有极低密度脂蛋白 (VLDL) 增加，三酰甘油和胆固醇都增加。尿内可发现圆形脂肪小体和脂肪管型。高脂血症的严重程度与患者的年龄、吸烟史、营养状态、肥胖程度、有无糖尿病有关。狼疮性肾炎所致的肾病综合征可无高脂血症。长期的高脂血症，尤其是 LDL 上升及 HDL 下降，可加速冠状动脉粥样硬化的发生，增加患者发生急性心肌梗死的危险性。高脂血症与肾脏病密切相关，是继高血压、蛋白尿之后明确为促使肾脏病进展的非免疫性因素之一。是肾小球硬化发生发展的独立致病因素。高胆固醇血症和高密度脂蛋白血症两者与肾小球硬化的相关性已很明确，近年来高 TG 血症及富含 TG 的脂蛋白对肾脏的致病性研究受到越来越多学者的关注。

5. 高凝状态和血栓形成

由于高胆固醇血症及高纤维蛋白原血症的联合影响，血浆黏稠度增加，容易发生高凝状态。肾静脉血栓 (单侧或双侧性) 是肾病综合征高凝状态的结果，也可能发生周围静脉或 (及) 动脉和肺动脉及静脉闭塞。

6.电解质和内分泌代谢的变化

（1）钠的潴留和钾排泄的增加。

（2）尿锌排泄增加，导致锌缺乏，引起发育障碍、性功能减退和创伤愈合延迟。

（3）丢失甲状腺-结合球蛋白使甲状腺功能试验异常。

（4）丢失与维生素 D_3 结合蛋白可引起维生素 D 缺乏症、继发性甲状旁腺功能亢进和骨病。

（5）丢失抗凝血酶等因子可能会引起高凝状态，增加血栓形成倾向，可导致肾静脉血栓形成。

（二）体征

肾病综合征的主要体征是程度轻重不一的水肿，以组织疏松及低垂部位为明显。晨起时眼睑、面部可见水肿，活动后下肢水肿明显。随病情发展，水肿可发展至全身，严重者可出现胸腔、腹腔、阴囊，甚至心包腔的大量积液。水肿的出现及其严重程度与低蛋白血症呈正相关，与病情及病变严重性无关。

（三）检查与检验

1.尿常规及肾功能检查

24 小时尿蛋白定量＞3.5 g，尿中可出现红细胞及管型。肾功能可正常或肾小球滤过功能下降。

2.血清蛋白电泳测定

原发性肾病综合征血清蛋白降低，α_2 及 β-球蛋白升高，γ-球蛋白可正常或降低。继发性肾病综合征血清蛋白降低，α_2 及 β-球蛋白升高不明显，而 γ-球蛋白增高明显。

3.血清补体测定

补体经典途径激活者，C_{1q}、C_4、C_2、C_3 活性降低，旁路途径激活者仅有 C_3 降低。

4.尿蛋白聚丙烯胺凝胶电泳

微小病变型以中分子蛋白尿为主；滤过膜损害较严重的往往以高分子蛋白尿为主；混合性蛋白尿主要见于肾小球滤过膜损害严重伴有肾小管-间质损害。

5.尿 C_3 测定

含量增加主要见于增生性及硬化性病例。

6.尿酶测定

尿 N-乙酰-β-氨基葡萄糖苷酶（NAG）与尿蛋白浓度之比［NAG（mU/mL）/尿蛋白（mg/mL）］在 10 以上多数提示为肾炎性肾病综合征，在 10 以下多为微小病变型肾病综合征。当病变影响到肾小管及间质时尿溶菌酶增高。

7. 尿纤维蛋白降解产物（FDP）测定

多数微小病变型病例尿 FDP＜1.25 μg/mL，而多数增生性肾炎病例尿 FDP＞1.25 μg/mL。若尿 FDP 持续＞3 μg/mL，提示病变活动较强。

8. 肾穿刺活检

在充分排除继发性肾病综合征的基础上，才可作出原发性肾病综合征的诊断，而其病理诊断必须依据肾活检。肾活检对成年人，特别是年龄较大者，很有必要。因为成人肾病综合征，由微小病变引起者仅 20％左右，其病理类型多样化，肾活检对于正确地定出治疗计划和估计预后很有帮助。引起肾病综合征的常见病理类型有：

（1）微小病变（MCD）：本型约占小儿原发性肾病综合征的 80％，随年龄增长而逐渐降低，在＞16 岁的成人中，约占 20％。肾病综合征的临床表现常很典型，以单纯性蛋白尿为主，尿蛋白呈高度选择性，对激素治疗敏感（常于用药 1 个月左右出现明显效果），但易复发，较少进展为肾衰竭。

（2）系膜增生性肾小球肾炎（MsPGN）：本型在我国原发性肾病综合征成人中约占 30％，在青少年较常见。在不知不觉中发现大量蛋白尿，或蛋白尿发生在前驱感染之后，多数患者有镜下血尿，约 30％患者有高血压，较易进展为肾功能不全。系膜增生轻微者，对激素的反应尚可，但疗程较长。

（3）局灶性节段性肾小球硬化（FSGS）：可发生于各种年龄，多在 40 岁以前发生肾病综合征，在特发性肾病综合征中约占 15％，在肾病综合征之前多有长期的无症状蛋白尿，2/3 以上的病例在诊断时有明显的肾病综合征表现，伴有血尿和高血压。大部分病例对激素疗效不佳，肾小球滤过率进行性降低，低蛋白血症明显者，发展至尿毒症颇为迅速。

（4）膜性肾病（MN）：可见于任何年龄，但年龄愈大愈常见，在诊断时患者常超过 30 岁，在我国约占肾病综合征的 10％，男性较女性多见。本病的病程进展缓慢，通常持续蛋白尿多年，肾功能才逐渐恶化，病情进行过程中逐渐出现高血压及肾小球滤过功能损害。肾病综合征可自发性缓解和复发交替。免疫抑制药治疗可使肾病综合征不同程度的缓解和保存肾功能，而且未见有近期的严重不良反应。

（5）膜增生性肾炎（MPGN）：分为 I 型和 II 型，临床上较少见，仅占成人肾病综合征的 7％，约 60％膜增生性肾炎表现为肾病综合征，常有血尿、高血压或（及）肾功能损害，有持续性低补体血症存在，易发生肾静脉血栓形成。各种治疗对本型的药物疗效均不满意，自然缓解也不常见。目前常用治疗为隔日维持剂量激素与抗血小板凝集药物的长期联合应用。

（四）鉴别诊断

主要与引起继发性肾病综合征的疾病相鉴别。常见的疾病有以下几种。

1. 糖尿病肾病

糖尿病肾病出现肾病综合征时，几乎都合并有视网膜病变，常伴有高血压和肾功能不全。因此对尚无视网膜病变且病程短于 10 年的糖尿病患者出现大量蛋白尿者，应做肾活检应明确病理诊断。

2. 狼疮性肾炎

多见于年轻女性，常伴有系统性病变，特别是发热、关节痛、皮疹、血沉显著增快、贫血、血小板减少及球蛋白明显增高，血清抗核抗体阳性率可达 95%，补体测定可见 C_4、C_{1q} 与 C_3 一致显著下降。

3. 肾淀粉样变性

淀粉样变性是一种全身性代谢性疾病。原发性淀粉样变性病因不详，约有 1/4 的病例肾脏受累。继发性淀粉样变性发生于某些慢性疾病，约 3/4 的病例肾脏受累。多发性骨髓瘤最常合并淀粉样变性，有 1/3 的病例发生肾损害。肾淀粉样变性的早期表现为无症状性蛋白尿，逐渐发展为肾病综合征，最后死于肾衰竭。本病多见于中老年，有舌、心脏、消化道的改变；肝、脾、骨髓也常受累。确立诊断需做肾穿刺活检。

4. 变应性紫癜性肾炎

多发生在 6~7 岁儿童。秋末至春初多见，可有上感或食物、药物过敏因素。临床上特征性变应性紫癜、关节痛及胃肠道症状可帮助诊断。在不典型病例，特别是成年患者应仔细询问病史及细致的临床检查，努力发现肾外表现是重要的。

5. 多发性骨髓瘤

多发于中老年男性患者，有骨痛、骨侵蚀、病理性骨折及贫血、出血倾向等病变；血清蛋白电泳出现异常的 M 蛋白成分或尿中轻链蛋白持续阳性；骨髓涂片或组织活检有异形浆细胞增生，且数目应在 10% 以上。轻链型多发性骨髓瘤多出现肾功能损害，称为"骨髓瘤肾"。但临床上此类患者常缺乏典型的临床表现，往往只能通过多部位的组织活检而得到确诊，应提高对此类疾病的重视。不能轻易诊断或排除。

6. 肿瘤相关的肾病综合征

各种恶性肿瘤均可通过免疫机制或释放异常蛋白成分引起肾病综合征，如淋巴瘤、白血病、支气管肺癌及结肠癌等。肿瘤引起的肾损害主要表现为蛋白尿，极少引起肾功能损伤。肿瘤相关肾病的病理类型常见的有膜性肾病、肾小球系膜增生、微小病变、膜增生性病变、新月体肾炎、淀粉样变性等，病理类型多种多样，且与肿瘤的性质和部位无明显相关性。一般来说。实体肿瘤引起膜性病变最常见，其次为系膜增生性病变，霍奇金病主要引起肾脏微小病变。肾损害可以是肿瘤的首发症状，而且肿瘤引起肾损害的组织形态学改变缺乏特异性，因此必须重视临床病情分析。肿瘤相关肾病治疗的关键是积极治疗肿瘤，一般来说，肿瘤病灶切除或经有效放化疗而缩小，肾病即可得到缓解。

三、现代医学治疗

（一）一般治疗

1. 休息

肾病综合征，尤其在水肿期，应以卧床休息为主，同时注意保证床上或床旁活动。在缓解期，可逐步增加活动量，但若因此增加了尿蛋白的漏出，又应酌情减少活动。

2. 饮食治疗

（1）控制钠盐摄入：水肿时应进低盐饮食，一般摄取钠 1.2 g/d。水肿严重时限制为0.5 g/d。

（2）蛋白质和脂肪：由于大量蛋白尿，肾病综合征时患者往往呈现负氮平衡，机体处于营养不良的状态，同时肝脏合成清蛋白的功能增强，如果饮食内给予足够的蛋白质和热量，则患者每日可合成清蛋白22.6 g。因此，在肾病综合征的早期、极期，给予较高的高质量蛋白质摄入 [1~1.5 g/（kg·d）] 有助于缓解低蛋白血症及其并发症。但由于限制蛋白质入量可延缓慢性肾功能损害的进展，对于慢性、非极期的肾综合征应摄入较少量、高质量的蛋白质 [0.7~1 g/（kg·d）]。至于出现慢性肾功能损害时，则应给予低蛋白饮食 [一般0.65 g/（kg·d）]。供给蛋白质的同时，热量的摄入也必须充分，每摄入 1 g 蛋白质，必须同时摄入非蛋白质热量138.1 kJ（33 kcal）。但脂肪不能作为主要的热量来源。一般不应超过总热量的1/3，低脂饮食对蛋白尿和高脂血症均有效。通过口服鱼油提供人体必需的、自身不能合成的多不饱和脂肪酸对肾病综合征的治疗有积极意义。黄芪当归合剂可促进肝脏合成蛋白质，可长期应用。

（3）足够热量：肾病综合征患者必须供应足够的热量，使蛋白质充分利用，避免氨基酸氧化。一般146.5 kJ，肥胖者可适当降低。

（4）丰富的维生素和矿物质：应选择富含铁及维生素 A、维生素 C 及 B 族维生素的食物。由于长期大量蛋白尿，可导致钙磷缺乏，易发生低钙血症，注意补钙。微量元素锌可适当补充，铜、铁等物质应根据血中浓度补充。

（二）药物治疗

1. 水肿的治疗

（1）利尿药：如限制水钠仍不能控制水肿，则需要使用利尿药。首选利尿药是呋塞米，一般按先口服，后静脉注射的原则。口服从 20 mg，2 次/天开始，可递增至 60~120 mg/d。静脉注射较口服效果好，可将呋塞米（≤100 mg）加入葡萄糖液内，缓慢静脉注射。呋塞米长期用药（7~10 天）后，其利尿效果大为减弱，故最好采用间隙用药（停 3 天后再用）。使用呋塞米应注意出现低血钾可能。配合使用保钾利尿药可避免此不良反应并增强利尿效果。如螺内酯（安体舒通）20 mg/次，3 次/天；或氨苯喋啶 25 mg/次，3 次/天。于单独应用呋塞米后常规补钾是不必要的，可让患者多食用一些含钾丰富的食物。

（2）静脉补充清蛋白或血浆：于低血容量，特别是因低血容量而少尿时应用人体清蛋白或血浆，有很好的利尿作用，特别是输液结束时给予襻利尿药（如呋塞米）更可增加利尿效果。但不应将血浆制品作为营养品及利尿药而频繁使用。否则可增加肾小球滤过及近曲小管蛋白重吸收的负担，有资料表明给予血浆蛋白组的患者对激素治疗的反应性下降，蛋白尿缓解速度减慢。此外，也可造成其他不良反应。所以，仅在以下情况短暂输注清蛋白或血浆是适宜的。①有严重水肿，静脉注射呋塞米后仍不能达到利尿消肿的效果。②使用呋塞米后，患者出现血容量不足的表现，甚至引起肾前性肾功能减退。用法：静脉滴注清蛋白或血浆之后。接着立即静脉滴注呋塞米 80～120 mg（加入葡萄糖液体内）。缓慢滴注40～60 分钟。

2. 降蛋白尿的特异性药物治疗

部分患者如 MCD，单纯激素治疗即可取得满意疗效。一般来说，细胞毒药物及免疫抑制药不作为一线用药，应考虑其毒性和不良反应、具体病情及患者的经济能力。但对于单纯激素治疗不敏感的病例常需联合细胞毒、免疫抑制药等药物以增加巩固疗效。

（1）糖皮质激素。①使用原则：首剂要足，一般小于 40 mg/d 无效；疗程要长，维持 1 年以上者复发较少；减量要慢，快则易复发，使用 2 周即对垂体产生抑制，突然停药可造成不良反应。②用法：临床上使用激素可分为 3 阶段：诱导缓解阶段、逐渐减量阶段、小剂量维持阶段。对于各种不同病因及病例类型患者应予个体化治疗。a. 口服疗法：泼尼松 1 mg/（kg·d）开始，一般连续使用4～8 周后减量，减量要慢，维持时间要长。b. 大剂量糖皮质激素静脉冲击疗法：可迅速、完全的与糖皮质激素受体结合，使其达到饱和，并完全抑制一些酶的活性，从而发挥激素抗感染、免疫抑制及利尿的最大效应，且不良反应相对较少，但应注意血压明显升高、兴奋、消化道溃疡等的发生。剂量及疗程：目前常用0.5～1 g 甲泼尼龙溶于 250 mL 葡萄糖溶液中静脉滴注，1 次/天，连用 3 天为1 个疗程，必要时可重复使用 1～2 个疗程。疗程结束后继续给予中等剂量的泼尼龙（30～40 mg/d）口服，病情缓解后逐步减量。有学者使用地塞米松冲击治疗，用法：地塞米松 30～70 mg/d，或 1～2 mg/（kg·d），连用 3 天，疗程结束后该为泼尼松口服。由于地塞米松对下丘脑-垂体-肾上腺轴的抑制时间长（48～72 小时），而甲泼尼龙为 12～36 小时，可引起肾上腺皮质功能减退，故一般不主张使用地塞米松冲击疗法。③注意事项：使用时应重视其不良反应，主要是糖皮质激素对三大代谢、消化系统、中枢神经系统、心血管系统、肌肉骨骼系统、泌尿系统、内分泌系统的不良影响，长期应用注意骨质疏松、感染及肿瘤的发生。长期激素治疗者应给予低盐、低糖、低脂、高蛋白饮食同时适当补充钙、钾、维生素 D 等。肾上腺皮质功能亢进、青光眼、精神病、癫痫、真菌感染、妊娠早期者忌用。

（2）细胞毒药物。①环磷酰胺（CTX）：属于烷化剂类细胞毒药物，能增加激素治疗肾病综合征的缓解率，但本身没有降蛋白尿的作用。可采用口服和静脉给药方法。常规方案是每日口服 100 mg 或隔日 200 mg 静脉注射，当药物累积剂量达 6～8 g 时停药。亦可在激素诱导缓解的基础上，CTX 1 g 溶于 250 mg 葡萄糖注射液中静脉滴注，每月 1 次。根据具体病情可使用 6～8 次。目前多使用每月一次给药的方案，以减少不良反应。主要不良反应有：性腺抑制（尤其是女性的卵巢衰竭）、胃肠道反应、脱发、肝功能损害，少见远期致癌作用（主要是淋巴瘤等血液系统肿瘤），出血性膀胱炎、膀胱纤维化和膀胱癌在长期口服环磷酰胺治疗者常见，而间歇环磷酰胺冲击治疗罕见。②苯丁酸氮芥：也是一种烷化剂，对生殖系统的毒性作用少于 CTX，故临床上多用于儿童患者，因其局部刺激性较大，必须静脉给药。常用剂量为 0.1～0.2 mg/（kg·d），疗程 6～12 周。

（3）免疫抑制药。第一种是环孢素 A（CsA，新山地明、田可）：其免疫抑制机制主要是选择性抑制 Th 细胞的产生和释放，抑制其上 IL-1 受体的表达，抑制 IL-2 的产生及 T 细胞产生 IFN。CsA 对细胞免疫和胸腺依赖性抗原的体液免疫的抑制作用具有较高的选择性。

主要不良反应有：①肾毒性，可使血清肌酐（Scr）和尿素（BuN）水平呈剂量依赖性和可逆性的升高；长期应用可造成不可逆的小管萎缩和间质纤维化；CsA 剂量小于 5 mg/（kg·d）时，发生肾实质损害的危险性较小。②高血压。③病毒感染，可增加巨细胞病毒的感染。④肝损。⑤胃肠道症状等。

CsA 用法：儿童的起始剂量为 100～150 mg/（m² · d），成人剂量不超过 5 mg/（kg·d），血药浓度保持在 150～200 ng/mL；若病情缓解，尿检蛋白转阴，可在 CsA 治疗 6～12 周后撤减，常以每月减量 1/4。至最少剂量 2 mg/（kg·d）维持，一般维持 2 年以上。

使用注意事项：①剂量不可过大，成人不超过 5 mg/（kg·d），儿童不超过 6 mg/（kg·d）。②用药过程中若 Scr 持续升高超过原有水平的 30% 时应减量至 0.5～1 mg/（kg·d）。CsA 治疗 3 个月以上临床效果不明显时，应停用。③治疗期间应定期检测血药浓度以指导治疗。④肾功能受损者，开始剂量不应大于 2.5 mg/（kg·d）；Scr 超过 180 μmol/L 者，最好不用。⑤应用 1 年以上的患者，应进行肾活检观察肾小管间质的病变情况。

第二种是霉酚酸酯（MMF，吗替麦考酚酯）：口服后迅速水解为具有活性的霉酚酸（MPA），是一种新型抗代谢免疫抑制药。MPA 可通过抑制次黄嘌呤单核苷酸脱氢酶，来抑制鸟嘌呤核苷酸的合成，淋巴细胞比其他体细胞更依赖这条合成途径，故 MPA 具有更强的抑制淋巴细胞增生的能力，还可以诱导活化的淋巴细胞凋亡，减少炎症细胞的聚集、减轻炎症损伤。最初该药用于器官移植，20 世纪 90 年代后期该药用于治疗特殊类型的狼疮性肾炎、系统性血管炎及部分难治性肾病综合征取得明显疗效。MMF 的用法：诱导剂量 $1 \sim 2$ g/d，每天分 2 次空腹口服，持续 $3 \sim 6$ 个月后减量至 0.5 g/d，维持治疗 $6 \sim 12$ 个月。维持时间过短（不到 6 个月）则停药后易复发。MMF 一般需与激素合用，不可与硫唑嘌呤合用。MMF 短期不良反应较 CTX 及 CsA 等均轻，主要不良反应是骨髓抑制、感染、肝功能损害、胃肠道症状。对于 MMF 的适应证、治疗时间及长期应用的安全性还值得进一步研究。

第三种是 FK506（他克莫司，普乐可复）：是 20 世纪 90 年代新推出的一种免疫抑制药。可选择性抑制不同免疫应答中的淋巴细胞分泌的各种细胞因子，如 IL-2、IL-3、IL-4、γ-IFN 等，还能破坏同种异型抗原刺激的 T 细胞上 IL-2 受体的表达。其治疗作用与 CsA 相似，但肾毒性小于 CsA。目前 FK506 用于治疗肾脏病的研究尚不多。FK506 的用法：成人起始剂量为 0.1 mg/（kg·d），血药浓度维持在 $5 \sim 15$ ng/mL，疗程为 12 周，若病情缓解，FK506 可减量至 0.08 mg/（kg·d），再维持 12 周，6 个月后减至 0.05 mg/（kg·d）维持。

第四种是雷公藤（TW）：具有抗感染及免疫抑制作用，但无激素不良反应。用法：儿童，治疗剂量为 1 mg/（kg·d），维持 3 个月以上；成人，$1 \sim 2$ mg/（kg·d），维持治疗 $4 \sim 8$ 周，以后改为 1 mg/（kg·d），维持 $6 \sim 12$ 个月。注意事项：少数患者服后可发生胃肠道反应，但可耐受；若出现白细胞减少、血小板减少、停药后可恢复正常；女性患者可出现月经紊乱，男性患者可引起精子数目减少、活力降低等不良反应；哺乳期妇女服此药需断奶，孕妇忌用。

（4）降脂治疗：重视高脂血症的治疗对肾病综合征的长短期疗效均有好处。首先应避免进食富含胆固醇的食物，鼓励进食富含不饱和脂肪酸的食物（如鱼油和向日葵油）、戒烟及适当地运动，在利尿治疗时应避免使用噻嗪类等可使血脂升高的药物。目前临床上尚无特效的药物能够控制血脂而无明显的不良反应。一般应以中药治疗为主。严重高脂血症时，可服降脂药物，目前比较推荐的是 3-羟基-3 甲基戊二酰辅酶 A（HMG-CoA）还原酶抑制药，即他汀类药物。最近大量研究发现他汀类药物除具有降脂作用以外，还有抗感染、免疫调节、抑制系膜细胞增生和细胞外基质产生等作用，能够延缓肾功能损害，具有非降脂的肾脏保护作用。常用的他汀类药物有：洛伐他汀，常用剂量 $10 \sim 80$ mg/d。每晚顿服；辛伐他汀，$5 \sim 80$ mg/d。每晚顿服；普伐他汀，$10 \sim 80$ mg/d，每晚顿服；氟伐他汀，$20 \sim 80$ mg/d，每晚顿服；阿伐他汀，$10 \sim 80$ mg/d，每晚顿服。他汀类药物可降低总胆固醇、LDL-C 和三酰甘油以及升高 HDL-C。研究发现，其降低总胆固醇和 LDL-C 的作用虽与剂量有相关性，但并非呈直线相关关系。当药物剂量加大 1 倍时，其降低总胆固醇的幅度仅增加 5%，降低 LDL-C 的幅度增加 7%。他汀类药物不良反应少见，有腹痛、腹泻、便秘、肌肉痉挛、皮疹、视力模糊、肌酐激酶（CK）升高等。可有肝功能异常，多与药物剂量有关，当氨基转移酶超过正常上限的 3 倍时慎用。偶可出现肌病临床表现并伴显著的 CK 升高（超过正常值上限 10 倍），常为自限性，应迅速停药。其他常用的降脂药有苯氧芳酸类（或称贝特类）如非诺贝特，0.2 g/d；鱼油制剂，如多烯康、脉络康及鱼烯康制剂，用量为 1.8 g/次，3 次/天。

（5）抗凝治疗：在肾病综合征患者具有明显的血液浓缩、血脂升高，并应用大量糖皮质激素及利尿药时，有可能增加血栓形成的危险，可给予抗凝治疗。如短期应用小剂量肝素 5000 U/12 h，伴抗血小板聚集药物双嘧达莫（300～600 mg/d）或小剂量阿司匹林（40～80 mg/次，1 次/天）。中药活血化瘀药物对抗凝、降低血液黏稠度有肯定的疗效，应积极应用。

（6）其他非特异性治疗：①血管紧张素转换酶抑制类药（ACEI）和 AT II 受体拮抗药（AT1RA）：理论上此二类药物可减少肾病综合征患者的蛋白尿，保护肾功能，但需大样本、前瞻性、有对照的临床研究。常用的 ACEI 类有：盐酸贝那普利，10～20 mg/d；胆肾双通道排泄的蒙诺，10～20 mg/d。AT1RA 类：代文，80 mg/d；科素亚，100 mg/d。对于合并高血压的患者可使用。血压应控制在 17.3/11.3 kPa（130/85 mmHg）以下，最好是 16/10.7 kPa（120/80 mmHg）左右。降压效果不理想可合用钙离子通道阻滞药。应用此类药物要注意高血钾、干咳、低血压，血肌酐升高等不良反应，血清肌酐超过 265 μmol/L（3 mg/dL）者慎用。②非甾体类抗感染药（NSAIDs）：此类药物降低蛋白尿是以减少肾脏血流量、降低肾小球滤过率为代价的，近年来已少用。新型的高选择性环氧化酶 II（COX-2）抑制药（如塞来昔布，200 mg/次，1～2 次/天）已广泛用于风湿性疾病的治疗，动物实验证明使用 COX-2 抑制药可减少蛋白尿、减轻肾小球硬化、小管间质纤维化、降低 TGF-β 的表达，且对肾脏血流动力学的影响没有其他 NSAIDs 明显，但其肾毒性作用与传统的 NSAIDs 无显著区别，因此 COX-2 抑制药在肾脏病领域中的疗效到底如何，值得深入研究，目前使用此类药物应慎重。

（7）治疗策略：糖皮质激素、细胞毒药物和免疫抑制药对一些类型的肾病综合征可以起到治疗蛋白尿和保护肾功能的作用，但是所有这些药物的不良反应较大，复发率高，适应证少。因此，必须对这些药物的不良反应和对不同类型的肾炎疗效十分清楚，以决定是否使用、如何使用和何时使用这些制剂，从而取得最佳疗效。以下简介上述制剂在一些肾病综合征常见病理类型中的应用。

(三) 特殊病变的治疗

1. 微小病变及轻度系膜增生性肾炎

这两种病理类型治疗方法和对激素的反应均较类似。微小病变型肾病综合征在小儿患者对激素治疗的反应良好 (有效率90%以上) 且快 (2周左右),但成年人则稍逊 (有效率80%,平均起效时间为2~6周)。但由于激素依赖和激素抵抗等原因,有时需要配合细胞毒药物和环孢素 A。

(1) 激素治疗。①激素常规疗法:初治病例,小儿患者泼尼松60 mg/ ($m^2 \cdot d$) (最大可至80 mg),至蛋白尿消失 1 周后改为40 mg/ ($m^2 \cdot 48$ h),至少用 4 周,然后每月减少 5~10 mg/ ($m^2 \cdot 48$ h),小剂量维持 1~6 年;成人患者开始泼尼松为 1 mg/ ($kg \cdot d$)至缓解或服用至少 6 周,改为 0.95 mg/ ($kg \cdot 48$ h),每月的递减量为 0.2~0.4 mg/ ($kg \cdot 48$ h)。本法治疗成功关键是初始剂量要足,大剂量诱导时间要充分,有效者减药速度要慢。②激素冲击疗法:本法可以降低长期大剂量激素应用所导致的不良反应。可采用甲泼尼龙 1 g 静脉滴注,3 天为 1 个疗程,冲击结束后服用泼尼松 30~40 mg/d。

(2) 细胞毒药物:此类药物单独治疗肾病综合征较少应用,但对于"激素依赖型"和"激素抵抗型"者与激素联合治疗,可以提高疗效并减少激素的用量。首选环磷酰胺,静脉注射比口服的胃肠道不良反应小,较易耐受。用法:①环磷酰胺 0.2 g 加入生理盐水 20 mL 缓慢静脉注射,隔日 1 次,累积总量为 150 mg/kg。②环磷酰胺 0.6 g 加入生理盐水 500 mL 静脉滴注,连续 2 天,2 周 1 次。共计6~7 次。应用期间应注意监测血常规、肝功能。

(3) 环孢素 A:虽然在小儿或成人"激素依赖型"和"激素抵抗型"中有有效的报告,但在肾病综合征治疗中的应用尚未肯定,特别是本药的肾毒性 (引起间质性肾炎)、停药后复发以及药费昂贵使本药的使用有较大的局限性。其用量是 4~5 mg/ ($kg \cdot d$),血药浓度维持在 150~200 ng/mL,联合使用小剂量激素,尿蛋白转阴 2 周后逐渐减量。无论效果如何,一般不超过 8 周,减量至停药总疗程不超过 6 个月。

(4) 霉酚酸酯:观察性研究证实对于微小病变和系膜增生性肾炎 (包括激素依赖型和激素抵抗型),MMF 联合糖皮质激素有肯定疗效,可用于 CTX 等药物无效或有严重不良反应时。

2. 局灶节段性肾小球硬化

应用泼尼松伴 (或不伴) 细胞毒类药物的 2~3 个月足量疗法。用药方法及疗程同微小病变型肾病。但本病的多数患者对此类药物无治疗反应。在小儿50%~70%的患者对激素治疗无反应并逐渐发展为慢性肾功能损害,在成人的反应更差。为此,以下思路可以试用:①大剂量、长时间激素及细胞毒药物治疗。②泼尼松冲击治疗及细胞毒类药物联合应用。③ 小剂量环孢素 A [4~

7 mg/（kg・d）〕配合泼尼松隔日 0.5～0.6 mg/kg。④MMF 联合糖皮质激素可取得部分疗效。

3. 膜性肾病

首先要区分原发性与继发性病变，注意寻找排除可以引起 MN 的各种原因。如结缔组织病、肿瘤、乙肝等。对那些病因不明者统称为特发性膜性肾病（IMN）。IMN 缺乏病因性治疗方法，治疗应有长期观点，分阶段用药。强调个体化处理，努力减少并发症。目前以下治疗策略可考虑：

（1）非免疫性治疗应该是处理病情的第一考虑，包括降蛋白尿、降血压及降血脂。较长期应用大剂量的血管紧张素转换酶抑制药（ACEI）及 ATⅡ受体拮抗药（AT1RA）常能减少尿蛋白量，但要有耐心。对那些蛋白尿＜3 g/24 h，肾功能正常者，不强调使用免疫抑制药。

（2）对尿蛋白量较多达 4～5 g/24 h 维持半年以上的病例，或长期应用非免疫治疗不能见效者，如肾功能正常，可应用 CsA 治疗。剂量为 3～5 mg/kg，初始剂量为 5 mg/kg，血药浓度 12 小时谷值维持在125～225 μg/L，60％～70％的病例尿蛋白能明显减少或缓解。其缺点是停药后（4～6 个月）复发率高，疗程要长一些（1～2 年）复发率可以减低。

（3）对于肾活检组织伴有明显细胞浸润增生反应的病例，或是长期大量蛋白尿（＞6～8 g/24 h）反复发作者，血浆蛋白＜25 g/L，尿蛋白谱显示大量高分子量蛋白者，或已有肾小球滤过率减少趋势者，则应使用 CTX 联合激素的疗法。CTX 可以口服 1.5～2 mg/（kg・d），也可静脉注射。同时合用泼尼松 0.5 mg/（kg・d），疗程半年，通常蛋白尿可以明显减少，有时也伴有肾功能的改善。

（4）国外有学者主张应用 1 g 甲泼尼龙连续 3 天冲击疗法，继以 0.4～0.5 mg/（kg・d）口服泼尼松持续 1 个月，然后交替应用口服 CTX1 个月〔0.2 mg/（kg・d）〕，上述方案轮回应用 3 次（共 6 个月）作为1 个疗程。一般在那些肾病综合征很重或肾功能欠佳时才应用。

总的说来，大剂量激素单独应用疗效并不好，而带来的不良反应特别是感染并发症及静脉血栓形成往往使病情恶化。在使用上述各种免疫抑制药诱导治疗取得疗效后，都必须使用维持疗法，仍然是非免疫性治疗为主。

4. 难治性原发性肾病综合征

微小病变及系膜增生性肾炎中激素依赖或抵抗型；膜性肾病、局灶节段性肾小球硬化及膜增生性肾炎中激素抵抗型〔激素依赖：应用糖皮质激素有效，但撤药过程中复发 2 次或以上。激素抵抗：应用泼尼松或相当于泼尼松 1 mg/（kg・d）以上达 12 周以上无效〕。主要有两方面含义，一是部分合并明显血尿和（或）高血压和（或）贫血及肾功能减退，对激素抵抗的肾病综合征，病理上多为 FSGS、MN、MPGN、RPGN、重症 IgAN 等；另一方面是本来对激素敏感的肾病综合征患者，由于感染、高凝状态、血栓栓塞或各种原因导致小管间质损害，而转化为难治性肾病综合征，病理上多为 MCD、IgMN 和轻度 IgAN。

难治性肾病综合征患者对常规激素治疗无效，常需联合运用细胞毒药物及其他免疫抑制药。根据患者的具体病情，短期运用甲泼尼龙静脉冲击疗法联合细胞毒药物，若病情仍不缓解，可改用 CsA、MMF 等。近来 FK506、血浆置换、人剂量免疫球蛋白静脉疗法已运用于肾脏病的治疗，其疗效有待于进一步研究。

四、中医药治疗

(一) 治疗原则

肾病综合征的中医治疗，往往采用扶正祛邪并举的治法。需要注意有关要点：①扶正有调补气血阴阳之别，但补气容易补阴难，补阳不宜太辛热，气阴双补最常用。②祛邪当以清化湿热、活血化瘀贯穿治疗全过程，兼顾利水、泄浊、防外感。③发挥中医药在防治激素、细胞毒性药物不良反应方面的优势。④以辨证治疗为主，结合辨病。

(二) 辨证要点

1. 辨虚实

本病属本虚标实已有公认，但虚实之分，颇有分歧。在 20 世纪 70 年代末以前，均推脾肾阳虚为主，但现在由于生活条件的改善、治疗的进步及治疗方法的多样化等原因，脾肾阳虚证逐渐减少，气阴两虚和肝肾阴虚逐渐增多，脾肾气虚仍有相当的比例。标实之邪，应重视水湿、湿热和淤血，外感也在起病和发病过程中起关键作用。要注意正虚各证之间、正虚与邪实的兼夹和转化，临床上几乎无纯虚纯邪之证。

2. 辨水肿

可从病程、体质、二便、舌脉及水肿起始部位入手辨证。凡起病急、病程短、体质强、小便短赤、大便秘结、舌质红、苔黄或腻、脉浮数或沉实有力、水肿起始部位在腰以上者，有风寒湿热或疮毒等外邪所致者属湿热阳水居多；凡起病缓、病程长、体质差、小便清、大便溏、舌淡苔薄、脉象细弱、水肿起于腰以下者，由饥饿劳倦所致者属阴水虚证居多。

3. 辨尿蛋白及血尿

尿蛋白、尿血等泄漏丢失，常归咎于肾的封藏失职，但并非专责肾虚，因虚实皆可影响肾的封藏。凡起病急、病程短、伴有风寒湿热外邪侵袭证候的蛋白尿或血尿，辨证属实；当起病隐匿、病程长、并结合证型、脉、舌具备虚证的辨证依据时，才属于肾虚。水肿伴单纯蛋白尿者，一般以虚为主，邪微病轻；水肿同时伴蛋白尿和血尿者，多属虚实夹杂，治疗棘手。

(三) 辨证论治

1. 风水泛溢

多见于肾病综合征因外感劳累为诱因而引发或因此在病情缓解期而复发。

主症：眼睑及颜面水肿，迅速遍及全身，肢节酸重，小便不利，可兼见恶风寒，鼻塞、咳嗽、舌苔薄白，脉浮紧，或兼见咽部红肿疼痛，舌质红，脉浮数。

分析：风为阳邪，善行数变，其性向上，故与水湿相合，多先见眼睑及颜面水肿，然后迅速波及全身；水湿困阻经络，下注膀胱，气化失常，则肢节酸痛，小便不利。如初起风寒犯肺，肺气失于宣肃，故见恶风寒、鼻塞、咳嗽、苔薄白等风寒表证；如因于风热外袭，则可见咽部红肿疼痛，舌红，苔黄，脉浮数。

治法：疏风行水。

选方：风寒为主者用五皮饮 (《三因极一病证方论》) 加麻黄、杏仁；风热为主者用越婢汤 (《金匮要略》) 和麻黄连翘赤小豆汤 (《伤寒论》) 加减。

常用药：麻黄、杏仁、茯苓皮、广陈皮、大腹皮、桑白皮、生姜皮、车前草、连翘、石膏、白茅根等。前方以麻黄、杏仁疏散在表之风寒，宣肺行水；佐以五皮以皮走皮，去除皮肤肌腠之水湿；复加车前子草渗利水湿，增加利水消肿效果。后方麻黄和石膏相合，去麻黄之温热之性，留行水消肿之效，又可辛凉宣达，以祛在表之风热；佐连翘、赤小豆并加白茅根、桔梗、黄芩清上通下，清热利湿，使表里之水气得以分消。

临证备要：①本证的治疗要注意疏风散邪，也要通利小便，有肺经症状者还须宣畅肺气，实为疏风、宣肺、利水同用之法。但疏风以微汗为佳，利尿不可猛浪，因汗多易伤及阳气，利水过度致阴液耗损。②临床上因外感而诱发本病者不少，但以风热为多见。故越婢汤和麻黄连翘赤小豆汤用得较多，但据经验，石膏用量应为麻黄用量的 3～4 倍，可起到利水而不发汗的效果。同时可加重疏风清热利咽之品，如板蓝根、射干、僵蚕、蝉衣等。③对于久患本病，脾肾本虚，卫阳已虚，复被风寒，见汗多、恶风、无热，当改用补虚固表，微佐行水法，方用防己黄芪汤加减。④若水肿严重，出现胸腔积液、喘息气逆不得平卧，乃水气犯肺，肺气不利者，可加用葶苈子、苏子等参伍应用，或以三拗汤 (《太平惠民和剂局方》) 和三子养亲汤 (《韩氏医通》) 加减以宣降肺气；颈项肿甚加海藻、昆布；下肢肿甚加禹州漏芦、木瓜。

2. 湿热壅盛

多见于素体阳盛者，因皮肤、咽喉感染而发病；或使用激素助阳、湿与热合，胶结互着之时。

主症：遍身水肿，皮色润泽光亮，胸腹痞闷，烦热口渴，大便秘结，小便短赤，或皮肤有疮疡疖肿，舌质红，苔黄或腻，脉滑数。

分析：湿热壅阻，水气弥散三焦，外溢肌表，气急升降失常，故水肿遍及全身且皮色光亮绷急，胸腹痞闷；水湿化热，湿热壅结，津液不能上承，则口渴、便结、小便短赤；如湿热化毒，外发而见皮肤有疮疡疖肿。舌脉为湿热内壅之象。

治法：分利湿热。

选方：疏凿饮子（《重订严氏济生方·水肿门》）加减。

常用药：泽泻、赤小豆、商陆、羌活、大腹皮、椒目、伏苓皮、木通、黄柏、秦艽、生姜皮等。方中用商陆、槟榔破结逐水，通利二便，使水湿邪热从前后分消；再佐大腹皮、茯苓皮、生姜皮辛散淡渗皮肤之水，椒目、赤小豆、黄柏清利湿热，加强利水消肿的效果。羌活、秦艽疏风透表，风胜燥湿。

临证备要：①本证肿势颇重，单一治法恐难以见效，宜上下表里分消始能建功。故多选用本方，采取短暂攻逐之法，多可转机取效。但攻逐之法易伤正气，必须中病即止。亦可攻补兼施，交替而行。②本方疏散、破结、淡渗、利窍，"外散内利"。令上下表里之湿，分消走泄，但目的在于破浊消水，散去湿热之结滞，令水自下行而肿自消。表散之药，只是取疏风胜湿，风去湿自行之法，非主要之法，或去之不用，或易防风、防己、祛风利湿，更加的对。③湿热胶结，肠府热盛，有时可见大便不通，湿热郁闭而病势急迫者，可仿己椒苈黄丸意，倍大黄，加汉防己、葶苈子。④本证有兼咽喉肿痛或皮肤疮疖者，系湿热热毒为患，要加金银花、连翘、蒲公英、野菊花、赤芍、牡丹皮等清热凉血解毒，切断诱因。⑤湿热较重，口苦而黏，溲黄而混，或有尿频尿急尿痛，脉细濡而数，苔黄腻，宜改用胃苓汤（《丹溪心法》）合滋肾丸（《兰室秘藏·小便淋闭门》）加减。常用药有制苍术、生薏苡仁、法半夏、广陈皮、云茯苓、黄柏、肉桂、知母、白茅根、芦根、六一散、车前草等。

3. 气阴两虚

多见于肾病综合征水肿减退或消退以及激素使用不当所致。

主症：双下肢轻度水肿，腰膝酸软，倦怠乏力，畏寒或肢冷手足心热，口干而不欲饮水，尿少色黄，大便时干时稀，舌质暗红、舌体胖大而有齿痕、苔薄黄，脉弦细或细数。

分析：脾肾两亏，水湿未尽，大肿虽退但水气犹存。脾肾气虚加之水气困遏，腰膝酸软和倦怠乏力之证依然。气虚一时不温肌肤，阴虚且虚阳浮越，故畏寒，或肢冷但手足心热。阴液亏少，水湿阻遏，津液不布，故口干而不欲饮水。二便苔脉所示，是气阴俱不足的表现。

治法：益气养阴。

选方：参芪地黄汤（《沈氏尊生书》）或大补元煎（《景岳全书》）加减。

常用药：党参、黄芪、生地黄、山药、山茱萸、牡丹皮、泽泻、茯苓、枸杞子、当归、杜仲、炙甘草等。前方系六味地黄丸滋阴泻火基础上加补益脾肾之气的党参、黄芪而成，气阴双补，有所清利。后方者则以滋补肾阴为主。当据气阴亏虚之比重不同而选用。

临证备要：①本证气阴两虚，水湿逗留，补气药应重用党参或太子参、黄芪、滋阴药则不宜厚味，做到补气而不伤阴，滋阴而不恋邪。②本证治疗时补气药、滋阴药比例的把握是关键。原则是补气不可过于温，尽可能选一些具有气阴双补作用的药物，如太子参、黄精、玉竹、杜仲等；滋阴药不可壅滞，恐脾运不健难以接受，也虑助湿，水湿难去，故应选麦冬、枸杞子、五味子等平补之品。③肾病综合征适用激素治疗后，或脾肾气虚、阳虚证水肿消退后，或肝肾阴虚久用滋阴药后，最常出现的虚证是气阴两虚证，同时又易兼有水湿、湿热、淤血症，此时宜益气养阴和络渗湿，其中益气养阴为主，和络渗湿兼使，药物有：生黄芪、怀山药、墨旱莲、枸杞子、紫河车、车前子、生薏苡仁、益母草。治疗体会是，益气不宜太温，宜甘平；补阴不宜滋腻，宜甘微寒；除湿热不宜用燥，宜甘淡、甘凉；清热解毒不宜苦寒，宜甘寒。

4. 脾肾阳虚

多见于肾病综合征水肿严重阶段、严重低蛋白血症的情况下。

主症：面色㿠白，形寒肢冷，遍体水肿，按之没指，甚至可伴胸腔积液、腹腔积液，乃至胸闷气急，小便短少，大便溏薄，舌淡体胖，苔薄或腻，脉沉细。

分析：阳气虚衰而面色㿠白，形寒肢冷。水湿不化，开阖失司，水液不循常道而停留体内，溢于肌肤，故见遍身悉肿，按之没指，甚至可伴胸、腹腔积液、湿浊上泛，气逆于上则胸闷气急。脾虚则运化失常，水湿渗于肠道而小溲短少、大便溏薄。脉沉细为水湿在里而脾肾虚，舌淡体胖、苔腻则水湿内盛而阳气已衰。

治法：温补脾肾，通阳利水。

选方：真武汤（《伤寒论》）合实脾饮（《重订严氏济生方·水肿门》）加减。

常用药：茯苓、白芍、白术、附子、生姜皮、厚朴、木瓜、木香、草果仁、大腹皮、干姜、甘草等。方中以附子、干姜为君，温养脾肾、扶阳抑阴，茯苓、白术、木瓜、生姜皮健脾和中，渗利水湿；厚朴、木香、草果仁、大腹皮下气导滞，化湿利水，共为臣药。以白芍、甘草和营敛阴，调和诸药。诸药同用，同补脾肾之阳，又起利水消肿之功。

临证备要：①本证为阴水重证，阳虚阴盛，本虚而标实，必须温补和利水药同用，不可偏执一端，实验证明两者同用利水效果强。温阳药主药为附子，剂量宜重，可用 30～60 g，但用时须久煎 150 分钟，以去其毒性而存温阳之效，见效即可减量。②真武汤原方中用芍药，后人有改为白芍，谓其用以制约术附之温燥，其实芍药能"破坚积。利小便"（《神农本草经》），《本草别录》称芍药能

"通顺血脉，去水气，利膀胱大小肠"，甄权谓"治脏腑壅气"，用之能有破散水结、开水液下行之路。更得姜苓之助，使得内结水寒，从小便而出，从而免除了"水气上逆"之变。故芍药应选赤芍为好，并且用量可适当大些。③温脾肾药的选用除附子、干姜外，还可选用仙茅、淫羊藿、巴戟天等温润之品，少选鹿角片、鹿茸、牛鞭等温燥昂贵之品。

5. 肝肾阴虚

易发生在肾病综合征经中西药结合治疗。水肿消退。但激素不良反应明显，或伴有高血压的患者。

主症：水肿不著，但腰酸痛，口干、咽喉干痛，头晕目眩，心烦易怒，尿赤，盗汗，舌红，苔薄，脉细数。

分析：肝肾阴虚而湿热留恋不去，水湿停滞但水肿不甚。湿热伤阴，扰于上则口干，咽喉干痛。阴虚阳亢而头目眩晕，上扰心神则性情急躁。肾虚则腰痛，阴虚则盗汗、烦热。上扰下注故尿赤。舌红、脉弦细数为肝肾阴虚之证。

治法：滋补肝肾。

选方：二至丸（《医方集解》）合杞菊地黄丸（《医级·杂病类方》）加减。

常用药：女贞子、墨旱莲、枸杞子、菊花、熟地黄、山茱萸肉、山药、泽泻、茯苓、牡丹皮、益母草、白芍等。二至丸是治肝肾不足的常用方，二药补益肝肾而不滋腻，墨旱莲还有清热凉血之功。再有枸杞子、菊花、地黄、山药、山茱萸肉补益肝肾潜阳，用茯苓、泽泻、益母草行水道，去除留恋之湿，牡丹皮有活血凉血的功能，防虚火炎上，灼伤血络。

临证备要：①有时本证虚阳上亢的表现较明显，原方可改用大补阴丸（《丹溪心法》）加减，药用黄柏、知母、熟地黄、龟甲等。②本证若伴有高血压、肝阳上亢的表现时，方中可加钩藤、白蒺藜、怀牛膝、磁石、龙骨等平肝潜阳。③若素体肝肾阴虚或相火妄动与湿热依附为虐，或湿热久稽伤及肝肾之阴，此种"阴虚湿热"之证，在治疗上矛盾重重单纯滋阴或清化湿热，都不能切合病机，当滋阴与清化并举，权衡轻重缓急，用药有所侧重。《三家医案》载滋荣养液膏，此方滋而不浊，正如其方解说，有承流宣化，滋水息肝，播植生机，激浊扬清之功，可以效法。肝肾阴虚症状的改善较缓慢，必须辨证准确，长期守方治疗，不可动辄更方，没有恒性。④肝肾阴虚兼有血尿时，切忌见血止血，否则，愈止愈瘀，血愈外溢。治当益阴固其本，通利顺其性，更忌温燥伤阴，苦寒耗液之品。养阴之品有人善用何首乌、桑葚子。因"何首乌养血益肝，固精补肾……为滋补良药，不寒不燥，功在地黄、天门冬之上"（《本草纲目》）。"桑葚子益肾脏而固精"（《滇南本草》）。并用女贞子、墨旱莲，凉而不寒，滋而不腻，于阴虚血热之证，最为合拍。阴虚生内热，或肾亏相火旺者，又当用知母、生地黄、黄柏、栀子折其火热之势。通利则用车前草、白茅根、泽泻等，利而不伤正。更有生地榆一味，其性寒味苦，善清下焦血分之热，不独便血用之，治疗血尿亦有奇功，则不过治便血以地榆炭为宜，治血尿以生地榆为佳。

6. 肾虚络阻

可出现在多种类型的肾病综合征，尤其是病程长、治疗效果差，肾穿刺活检有肾小球硬化灶或肾间质纤维化的患者中。

主症：面浮肢肿，迁延日久，皮肤甲错或见红丝赤缕、淤点瘀斑，或腰痛尿赤，舌淡或红，舌边有淤点，舌下筋脉瘀紫，苔薄黄或腻，脉细涩。

分析：患病日久，湿热互结，脉络阻滞，水液不循常道，溢于肌肤故见水肿。淤血阻滞，血液运行不畅，肌肤失于荣养而皮肤甲错，或见红丝赤缕、淤点瘀斑。瘀滞于内，血不循经，溢于脉外而有腰痛尿赤之证。舌脉为淤血内阻之象。

治法：益肾和络。

选方：桃红四物汤（《医宗金鉴·妇科心法要诀》）加减。

常用药：当归、赤芍、生地黄、川芎、桃仁、红花、益母草等。原方为治妇女经水不调兼有淤血之证者。方中以四物汤益肾养血，桃仁、红花及益母草行瘀通肾络，益母草并有活血利水的作用。

临证备要：①以活血化瘀法治疗肾病综合征，是临床常用的重要一法。尽管临床表现淤血症状可能不很明显，仍须参合应用，不必等淤血症状毕现。②结合煎剂加上有关活血化瘀中药静脉制剂的应用可加大行瘀通络的力度。③配伍上注意两点，一是配补气药，起"气行血行"的作用，常配生黄芪、党参以益气行血；二是尽量选用具有活血利水双重作用的药物，如益母草、马鞭草、川牛膝、泽兰。④血瘀重症可试用虫类药，如水蛭、地鳖虫、蜈蚣、全蝎等，其中水蛭宜研粉装胶囊吞服效佳。

（四）专病专方专药

1. 常用单方验方

（1）卢氏消肿丸：黑白丑 65 g，红糖 125 g，老姜 500 g，大枣 65 g，共研细末，泛丸。分 3 g 服，3 次/天，饭前服。治湿热壅盛之水肿。

（2）加味化瘀肾炎方：益母草 30 g，丹参 15 g，当归 15 g，白茅根 15 g，车前子 15 g，泽泻 15 g，红花 12 g，川芎 12 g，牛膝 12 g，白术 12 g，麻黄 10 g。水煎服，每日 1 剂。治肾络瘀阻之水肿。

（3）五白五皮汤：猪苓、云苓、白术、泽泻、桂枝、桑皮、陈皮、生姜皮、大腹皮、茯苓皮各 10~15 g，白茅根 30 g。水煎服，每日 1 剂。消肾病综合征之水肿。

（4）消蛋白方：丹参 30 g，石韦、益母草、黄芪各 15 g，对长期蛋白尿不消者，重用石韦和黄芪。水煎服，每日 1 剂。

（5）龙蜂方：龙葵 30 g，白英 30 g，蛇莓 30 g，露蜂房 9 g。水煎两汁，1天分服。本方具有清热解毒、祛风利水之效，用治肾病蛋白尿反复不愈者。

（6）田螺肉 2～3 只，细盐半匙，捣烂敷脐和脐下二指处。每日换 1 次，可消除水肿、腹腔积液、尿闭。

2. 中成药

（1）雷公藤总苷片：适用于肾病综合征的蛋白尿，但对微小病变型、系膜增生性肾炎型的蛋白尿效果明显。20～40 mg/次，3 次/天。使用时应注意其肝损及白细胞减少等不良反应。

（2）火把花根片：适用于肾病综合征的蛋白尿，2～3 片/次，3 次/天。注意事项：其不良反应与雷公藤总苷片相似，但较轻。

3. 食疗方

（1）加味黄芪粥：生黄芪 30 g，陈皮 6 g，生薏苡仁 30 g，赤小豆 15 g，鸡内金（细末）9 g，糯米 30 g。用法：先煎煮黄芪、陈皮后去渣取汁，再以生薏苡仁、赤小豆、鸡内金末及糯米同煮成粥，每日 1 剂。①功效：益气健脾、利水消肿。②主治：肾病综合征水肿、蛋白尿。

（2）车前子粥：车前子 15 g，粳米 100 g。用法：洗净车前子，装入纱布袋内，加清水煎煮后，取出药袋。将药汁、粳米加水煮粥。2 次/天，早晚食用。①功效：利水消肿。②主治：肾病综合征水肿。

（3）大蒜蒸西瓜：西瓜 1 个，大蒜 60～90 g。用法：在西瓜上挖一洞，剥去蒜皮入内，以瓜皮塞口，隔水煮熟，食蒜和瓜瓤。①功效：利水消肿。②主治：肾病综合征水肿。

（4）田鸡冬瓜汤：冬瓜（连皮）500 g，田鸡 2 只。用法：田鸡去内脏，与冬瓜一起炖熟，按水肿程度加少许调味品，汤渣同服。①功效：利水消肿。②主治：水湿未化、傍晚足跗微肿、纳食无味等证。

（五）其他疗法

中药穴位注射：肾俞（双）、足三里（双），每日每穴注射 2 mL，鱼腥草注射液和板蓝根注射液交替应用。20 天为 1 个疗程，疗程之间，间隔 1 周。有效病例在 2～3 个疗程即能见效。

（六）并发症的治疗

1. 感染

一旦发生应及时选用敏感、强效及无或肾毒性小的抗生素治疗，并加强支持疗法。常用的有青霉素、氨苄西林、阿莫西林、哌拉西林、头孢曲松、头孢哌酮、林可霉素、红霉素等。

2. 肾功能损伤

NS 患者多有有效循环血量的不足，应预防肾前性肾衰竭的发生。对于急性肾衰竭患者应积极治疗基础病，应用襻利尿药以冲刷管型，碱化尿液以减少管型的形成，及早进行透析治疗。对于肾功能损伤缓慢进展的患者应按慢性肾衰竭治疗。

3. 血栓、栓塞并发症

一旦确诊应立即给予抗凝治疗，对于急性起病者可阻止血栓扩展，慢性血栓患者可防止和减少新血栓及肺栓塞的发生。抗凝治疗以低分子肝素为首选，一般 25 mg 静脉滴注或皮下注射，1/4～6 h，4 周为 1 个疗程；长期抗凝者可选用华法林口服，2.5 mg，1 次/天，一般持续半年以上，以凝血酶原时间延长 2 倍为度。抗血小板药物亦常用，双嘧达莫 300～600 mg/d 或阿司匹林 40～80 mg/d 口服。血栓一经证实，6 小时内溶栓效果最佳，常选用尿激酶、链激酶。尿激酶对于急性脑血栓、脑栓塞和外周动静脉血栓，2 万～4 万 U/d，1 次/天或分 2 次给药，可溶于 20～40 mL 灭菌生理盐水静脉推注，或溶于 5% 葡萄糖生理盐水或低分子右旋糖酐 500 mL 中静脉滴注；视网膜血管栓塞者，5000～20 000 U/d，可做静脉滴注或静脉推注；急性心肌梗死者，50 万～150 万 U/d，溶于灭菌生理盐水或 5% 葡萄糖溶液 50～100 mL 中，30～60 分钟静脉滴注完毕。

（七）调护与转归

1. 调摄

肾病综合征患者有明显水肿和高血压时，应卧床休息，水肿基本消退，血压平稳后可下床活动。病情缓解后应积极锻炼身体，增强体质，但应劳逸结合，避免病情反复或加剧。注意气候变化，及时增减衣被，避免受凉。

2. 护理

一般护理应详细记录 24 小时液体出入量，观察呕吐、腹泻、出汗情况以及静脉补液与尿量的关系。注意观察尿液色泽及尿沫的变化。在治疗过程中应注意观察激素、雷公藤制剂、免疫抑制药、细胞毒药物的不良反应。平时做好皮肤的护理，尤其是高度水肿、卧床、高龄的患者，避免皮肤感染的发生。

3. 预后转归

一般来说，肾病综合征无持续高血压，无持久肾功能不全，尿蛋白为高度选择性，对激素治疗反应良好的患者预后较好。肾病综合征的预后与转归与病理类型密切相关，微小病变型预后好，一般不会发生肾功能不全；局灶节段性肾小球硬化者 10 年内进展至肾功能不全者约为 40%；膜性肾病一般 1/3 患者可缓解，1/3 蛋白尿治疗效果不显但肾功能正常，另 1/3 患者会进展至肾功能不全；膜增生性肾炎多数在发病时即有肾功能受损，约 50% 的患者在 10 年左右发展到肾衰竭。

五、诊断与疗效标准

(一) 诊断标准

(1) 大量蛋白尿（>3.5 g/24 h）。

(2) 低蛋白血症（浆清蛋白<30 g/L）。

(3) 明显水肿。

(4) 高脂血症。

其中（1）、（2）项为必备。

(二) 疗效标准

1. 治愈标准

(1) 尿常规正常。

(2) 水肿消失、血浆蛋白及血脂恢复到正常范围。

(3) 肾功能正常。

(4) 停药后半年无复发。

2. 好转标准

(1) 完全缓解：①肾病综合征表现完全消除。②血浆清蛋白超过 35 g/L。③连续 3 天检查尿蛋白少于 0.3 g/24 h。④肾功能正常。

(2) 部分缓解：①肾病综合征表现完全消除。②连续 3 天检查尿蛋白 0.3～2 g/24 h。③肾功能正常。

(3) 无效标准：水肿等症状与体征无明显好转，24 小时尿蛋白定量>2 g，肾功能无好转。

第四节　急性肾衰竭

急性肾衰竭（acute renal failure ARF）是指由于肾脏自身和（或）肾外各种原因引起的双肾的排泄功能在短期内迅速减退的一组临床综合征。随着病情急剧进展，多伴有少尿或无尿，以致体内代谢产物蓄积、水电解质失衡，并引起相应的临床表现和血生化改变。

本病属中医"癃闭""关格""水肿"等范畴。癃闭是以小便量少，排尿困难，甚则小便闭塞不通为主症的一种病证。其中小便不畅，点滴而短少，病势较缓者称为癃；小便闭塞，点滴不通，病势较急者称为闭。关格指既有小便不通，又有吐逆的病证。《景岳全书》中描述："小便不通是为癃闭，此最危急症也。水道不通，则上犯脾胃而为胀，外侵肌肉而为肿，泛及中焦则为呕，再及上焦则为喘。数日不通，则奔迫难堪，必致危殆。"该病可见于任何年龄，是肾脏疾病中的危重症，如能做到早期诊断、及时抢救，则肾功能可完全恢复，如延误时机则至死亡。在透析疗法开展之前，病死率达 90％，随着医学技术的发展，早期开展预防透析治疗后，已使急性肾衰竭的病死率大为降低。

一、病因病理

(一) 西医病因病理

1. 病因

急性肾衰竭的常见病因可分为肾前性、肾实质性和肾后性三大类。

(1) 肾前性：急性肾衰竭系指由于各种肾前因素引起血管内有效循环血容量急剧降低，致使肾血流量不足，肾小球滤过率显著降低所导致的急性肾衰竭。肾前性急性肾衰竭的常见原因可分为血容量减少（如脱水、失血）、心力衰竭、心排血量不足或细胞外液分布异常（如低蛋白血症、大量腹腔积液），最终可发展为肾性肾衰竭。

(2) 肾性：急性肾衰竭系指各种肾实质病变所导致的肾衰竭，或由于肾前性肾衰竭不能及时去除病因、病情进一步发展所致。常见于以下原因。①肾小球疾病：见于急性肾炎、急进性肾炎、溶血尿毒综合征、狼疮性肾炎等。②肾小管疾病：急性肾衰竭以急性肾小管坏死最多见，由肾缺血及肾毒性物质如氨基糖苷类、造影剂、重金属、有机溶剂、某些中草药等所致。③肾间质疾病：由于感染性或变应性疾病所致，或由于淋巴瘤、白血病等蔓延侵及肾间质所致。④肾血管性疾病：见于各种原发性或继发性肾小血管炎，肾动脉、肾静脉血栓形成，败血症引起的弥散性血管内凝血等。

(3) 肾后性：急性肾衰竭系指由于肾集合小管和肾以下泌尿系梗阻导致其上方的压力增高，引起的急性肾衰竭，可见于结石、感染、肿瘤、畸形、外伤等。

2. 发病机制

本病的发病机制尚未完全阐明，目前研究大多着重于肾缺血和（或）肾中毒引起肾小管损伤学说。其主要发病机制如下。①肾小管损伤：当肾小管急性严重损伤时，由于肾小管阻塞和肾小管基膜断裂引起肾小管内液反漏入间质，从而引起急性肾小管上皮细胞变性、坏死，肾间质水肿，肾小管阻塞，肾小球有效滤过率降低。②肾小管上皮细胞代谢障碍：肾小管上皮细胞的损伤及代谢障碍，导致肾小管上皮细胞坏死。③肾血流动力学变化：肾缺血和肾毒素的作用致使血管活性物质释放，引起肾血流动力学变化，导致肾血液灌注量减少，肾小球滤过率下降而致急性肾衰竭。④缺血再灌注损伤：实验证实肾缺血再灌注损伤主要为氧自由基及细胞内钙含量超负荷，使肾小管上皮细胞内膜脂质过氧化增强，导致细胞功能紊乱，以致细胞死亡。

（二）中医病因病机

1. 病因

中医学认为，本病发生多与外感六淫疫毒、饮食不当、意外伤害、失血失液、中毒、虫咬等因素有关。

（1）六淫疫毒：外感六淫疫毒，邪热炽盛，肺热壅滞，膀胱湿热，入气入血，损伤肾络，气化失司，而见少尿、血尿等。

（2）饮食不节：过食肥甘厚味、辛辣刺激之品，损伤脾胃，湿热内生，湿热下注肾与膀胱，使膀胱气化功能受阻，发为本病。也有因食入有毒之物，损伤肾脏，气化不利而产生本病。

（3）意外伤害：严重外伤、大面积烧伤、大量失血等导致阴血亏耗，水化无源而致癃闭。

2. 病机

本病病位在肾，涉及肺、脾（胃）、三焦、膀胱。病机主要为肾失气化，水湿痰浊壅滞于内所致。初期主要为火热、湿毒、痰浊之邪壅滞三焦，水道不利，以实热居多；后期以脏腑虚损为主。

二、临床表现

根据尿量减少与否，急性肾衰竭可分为少尿型和非少尿型。急性肾衰竭伴有少尿或无尿表现者称为少尿型。非少尿型系指血尿素氮、血肌酐迅速升高，肌酐清除率迅速降低，而不伴有少尿的表现。临床常见少尿型肾衰竭，其临床过程可分为三期。

（一）少尿期

少尿期一般持续 1～2 周，长者可达 4～6 周，持续时间越长，肾损害越重。持续少尿大于 15 天，或无尿大于 10 天者，预后不良。少尿期的系统症状有以下几点。

1. 水钠潴留

患者可表现为全身水肿、高血压、心力衰竭、肺水肿、脑水肿，可伴有稀释性低钠血症，血钠常＜125 mmol/L。

2. 电解质紊乱

常见高钾、低钠、低钙、高镁、高磷和低氯血症。

3. 代谢性酸中毒

表现为恶心、呕吐、疲倦、嗜睡、呼吸深大、食欲缺乏，甚至昏迷，血 pH 值降低。

4. 尿毒症

因肾排泄障碍，使各种毒性物质在体内积聚所致。可出现全身各系统的症状，其严重程度与血中尿素氮及肌酐增高的浓度相一致。①消化系统：表现为食欲缺乏、恶心、呕吐、腹胀、腹泻，严重者可伴发消化道出血或黄疸，消化道出血可加重氮质血症，严重者可致死。②心血管系统：主要因水钠潴留所致，表现为高血压和心力衰竭，还可发生心律失常、心包炎等。③血液系统：ARF 常伴有正细胞正色素性贫血，贫血随肾功能恶化而加重，系由于红细胞生成减少、血管外溶血、血液稀释和消化道出血等原因所致。出血倾向（牙龈出血、鼻出血、皮肤淤点及消化道出血）多因血小板减少、血小板功能异常和 DIC 引起。急性肾衰竭早期白细胞总数常增高，中性粒细胞比例也增高。

5. 感染

感染是 ARF 最为常见的并发症，以呼吸道和尿路感染多见，致病菌以金黄色葡萄球菌和革兰氏阴性杆菌最多见，ARF 患者任何部位感染都易发生败血症。

6. 皮肤改变

皮肤干燥伴水肿，多汗部位常有尿素结晶析出，呼气带尿臭气味。

（二）多尿期

当 ARF 患者尿量逐渐增多，全身水肿减轻，24 小时尿量达 4000 mL 以上时，即为多尿期。一般持续1~2 周（长者可达 1 个月），此期由于大量排尿，可出现脱水、低钠和低钾血症，仍有生命危险，故多尿期严密检测血压、电解质等是十分必要的。

（三）恢复期

多尿期后肾功能改善，尿量逐渐恢复正常，血尿素氮、血肌酐逐渐恢复正常，但仍有不同程度肾功能的损害，患者表现为虚弱无力、消瘦、营养不良、贫血、皮肤脱屑等。经 3~5 个月才能恢复正常，部分患者发展为慢性肾衰竭，少数患者遗留不可逆的。肾功能损害。药物所致的急性肾小管坏死为非少尿型急性肾衰竭，临床表现较少尿型急性肾衰竭症状轻、并发症少、病死率低。

三、实验室检查

（一）尿液检查

1. 尿量变化

少尿型 ARF 患者<400 mL/24 h，完全无尿提示双侧完全性尿路梗阻，双侧肾动脉栓塞或肾皮质坏死等。

2. 尿沉渣检查

可见肾小管上皮细胞、上皮细胞管型和颗粒管型及少许红细胞、白细胞等。

3. 尿比重

肾前性氮质血症时，尿比重>1.025；少尿而尿比重<1.015 多见于急性肾小管坏死，急性肾小球肾炎所致肾衰，尿比重可达 1.015。

4. 尿渗透浓度

主要反映肾浓缩功能，肾前性氮质血症时尿渗透浓度＞500 mOsm/L，急性肾小管坏死时常＜350 mOsm/L。

5. 尿肌酐及尿素氮测定

ARF 时排泄量减少，尿肌酐排泄多＜1 g/d（正常值＞1 g/d），尿中尿素氮排泄＜6 g/d（正常值＞6 g/d）。

6. 尿钠

肾前性氮质血症时，尿钠显著减少常＜20 mmol/L，而急性肾小管坏死时，肾小管重吸收钠障碍，尿钠排出增多，尿钠常＞40 mmol/L。

（二）血清生化检查

1. 电解质

在 ARF 时血清出现"三高三低"即钾、镁、磷逐渐升高，而钙、钠、氯降低。

2. 肌酐、尿素氮

ARF 时肌酐、尿素氮升高，作为监测病情指标之一。

（三）肾影像学检查

1. 腹平片

可了解肾脏的大小、形态。固缩肾提示有慢性肾脏疾病，两侧肾脏不对称要考虑一侧梗阻或血管疾病。

2. 超声检查

了解肾脏大小、形态、血流及输尿管、膀胱有无梗阻，对诊断有无尿路梗阻的敏感性、准确性均较高。

3. 逆行性和下行性肾盂造影

主要用于了解有无尿路梗阻。

4. 放射性核素检查

可了解肾血流量、肾小球、肾小管功能。

5. 血管造影

可了解肾血管病变，适用于怀疑肾动脉或静脉栓塞的病例。

6. CT、磁共振

可提供可靠的影像学诊断，但检查费用昂贵。

（四）肾活检

对于原因不明的 ARF，肾活检是可靠的诊断手段，可帮助诊断和评估预后。

四、诊断和鉴别诊断

(一) 诊断依据

(1) 尿量显著减少：出现少尿（每日尿量<250 mL/m^2）或无尿（每日尿量<50 mL/m^2）。

(2) 氮质血症：血清肌酐$\geqslant 176$ μmol/L，BUN$\geqslant 15$ mmol/L，或每日血肌酐增加$\geqslant 44$ μmol/L 或 BUN$\geqslant 3.57$ mmol/L，有条件时测肾小球滤过率（如内生肌酐清除率），常每分钟$\leqslant 30$ mL/1.73 m^2。

(3) 有酸中毒，水电解质紊乱等表现。无尿量减少为非少尿性 ARF。

(二) 临床分期

如前所述。

(三) 病因诊断

1. **肾前性和肾实质性 ARF**

(1) 尿沉淀物检查：功能性急性肾衰时往往只出现透明和细小颗粒管型，而器质性急性肾衰时则出现上皮细胞管型、变性细胞管型和大量粗颗粒细胞管型，还可出现大量游离的肾小管上皮细胞。

(2) 尿液-血浆渗透压的比值：功能性急性肾衰竭时尿渗透压正常或偏高（>600 mOsm/L），尿液-血浆渗透压比值$>2:1$，而器质性急性肾衰竭时尿渗透压接近血浆渗透压 [300mOsm/（L·H$_2$O）]，两者比值$<1:1$。

(3) 尿钠浓度：功能性急性肾衰竭时，尿钠的再吸收功能未破坏，因而钠得以保留，尿钠浓度小于2 mmol/L。器质性急性肾衰竭时钠的再吸收降低，使尿钠上升常超过 40 mmol/L。

(4) 尿液-血浆肌酐比值：功能性急性肾衰竭时尿浓度功能尚未破坏，故尿液-血浆肌酐比值常大于40:1。器质性急性肾衰竭时肾小管变性坏死。尿浓度功能被破坏，尿液-血浆肌酐比值常小于 10:1。

(5) 血尿素氮-肌酐比值：功能性急性肾衰竭时肾小管内流速下降，肾小管对滤过的尿素重吸收增加，而肌酐的排泄保持恒定不变，因此，血尿素氮-肌酐比值大于 20:1。器质性急性肾衰竭时两者比值常为10:1。

(6) 1 小时酚红排泄试验：用常规方法做酚红试验，但仅收集 1 小时的尿液标本，用生理盐水冲洗膀胱以减少残尿造成的误差。酚红的排泄需要有足够的肾血流量和肾小管的分泌功能，因此排泄量极微时常表示有器质性急性肾衰竭，如酚红排泄量在 5% 以上，则可能存在功能性急性肾衰竭，而肾小管功能未全受损。

2. **肾后性 ARF**

泌尿系统影像学检查有助于发现导致尿路梗阻的原因。

五、治疗

(一) 西医治疗

治疗原则是去除病因, 积极治疗原发病、减轻症状, 改善肾功能, 防止并发症的发生。

1. 少尿期的治疗

(1) 去除病因和治疗原发病: 肾前性 ARF 应注意及时纠正全身循环血流动力障碍, 包括补液、输注血浆和清蛋白、控制感染等, 避免接触肾毒性物质, 严格掌握肾毒性抗生素的用药指征、并根据肾功能调节用药剂量, 密切监测尿量和肾功能变化。

(2) 饮食和营养: 应选择高糖、低蛋白、富含维生素的食物, 尽可能供给足够的能量。供给热量210～250 J/ (kg·d), 蛋白质 0.5 g/ (kg·d) 应选择优质动物蛋白, 脂肪占总热量30％～40％。

(3) 控制水和钠的摄入: 坚持量入为出的原则, 严格限制水、钠摄入, 有透析支持则可适当放宽液体人量, 每日液体量＝尿量＋显性失水 (呕吐、大便、引流量) ＋不显性失水－内生水。无发热患儿每日不显性失水为 300 mL/m^2, 体温每升高 1 ℃, 不显性失水增加 75 mL/m^2, 内生水在非高分解代谢状态为250～350 mL/m^2, 所用液体均为非电解质液, 髓襻利尿药 (呋塞米) 对少尿型 ARF 可短期试用。

(4) 纠正代谢性酸中毒: 轻、中度代谢性酸中毒一般无须处理。当血浆 HCO_3^- <12 mmol/L 或动脉血 pH<7.2, 可补充 5％碳酸氢钠 5 mL/kg, 提高 CO_2CP 5 mmol/L, 纠酸时宜注意防治低钙性抽搐。

(5) 纠正电解质紊乱: 包括高钾血症、低钠血症、低钙血症和高磷血症的处理。

(6) 透析治疗: 凡上述保守治疗无效者, 均应尽早进行透析。透析的指征: ①严重水潴留, 有肺水肿、脑水肿的倾向。②血钾持续或反复超过 6.5 mmol/L。③BUN>28.6 mmol/L, 或血浆肌酐>707.2 μmol/L; ④严重的难以纠正的酸中毒。⑤药物或毒物中毒, 该物质又能被透析去除。在儿童、尤其是婴幼儿以腹膜透析为常用。

2. 多尿期的治疗

(1) 维持水的平衡: 患者在少尿期内大多处于程序不同的水过多状态, 因此随着多尿期的到来, 让其自行排出过量的水分, 以达到新的平衡。液体的补充应按尿量的1/3～2/3 量即可, 若按尿量等量补充, 将使多尿期延长。

(2) 维持电解质平衡: 随着水分的排出, 必有大量电解质的丢失, 因此必须及时补充。一般每升尿需补充生理盐水 500 mL, 24 小时尿量超过 1500 mL 时应酌情补充钾盐。

（3）防治感染：此期患者往往十分虚弱，抵抗力极低，容易发生感染，必须积极予以防治。

（4）加强营养：逐渐增加高质量的蛋白质的摄入，贫血严重者可输血。

3. 康复期的治疗

由于急性肾衰竭后蛋白质的负平衡相当严重，故此期主要的治疗方针是积极补充营养，给予高蛋白、高糖、高维生素饮食。此外应逐步增加活动量，以促进全身各器官功能的恢复。肾功能的恢复常需一年以上。

（二）中医治疗

急性肾衰竭辨证时应区分少尿期及多尿期，少尿期以邪实为主，常见邪热、湿毒、血瘀等病理因素。热邪日久，耗气伤津，则见津亏气脱。多尿期则余邪渐清，津液亏耗，或肾气不足，固摄无权，尿多不禁。多尿期、恢复期以虚为主。

1. 少尿期

（1）热毒炽盛。

症状：小便点滴不通，或量极少而灼热，小腹胀满疼痛或恶心欲吐，口干咽燥，或大便秘结不通，舌红苔黄燥，脉数。

治则：泻火解毒。

方药：黄连解毒汤加味。黄连9 g、黄柏9 g、黄芩12 g、栀子9 g、金银花12 g、蒲公英15 g、车前草30 g、泽泻15 g、生甘草6 g。

随证加减：若热结肠腑，大便干结者，加生大黄、枳实、栝蒌等泄热通腑；若胃失和降，恶心呕吐者，加半夏、陈皮、竹茹、生姜等和胃止呕；若由蛇毒、蜂毒等所致者，可加蛇舌草、半边莲、连翘等清热解毒。

（2）浊瘀阻塞。

症状：小便点滴而下，或尿细如线，甚则阻塞不通，小腹胀满疼痛，舌紫暗，或有淤点，脉涩。

治则：行瘀散结，通利水道。

方药：代抵当丸加减。大黄12 g、归尾6 g、生地9 g、穿山甲6 g、芒硝9 g、桃仁9 g、桂枝6 g、郁金9 g、莪术6 g。

随证加减：若淤血比较重，可加红花、牛膝等增强其活血化瘀作用；若病久气血两虚，面色不华，宜益气养血行瘀，可加黄芪、丹参之类；若尿路有结石，可加金钱草、海金沙、石韦等通淋利尿排石。

（3）湿热蕴结。

症状：小便量极少而短赤灼热，小腹胀满，口苦口黏，或口渴不欲饮，或大便不畅，舌质红，苔黄腻，脉数。

治则：清热利湿，通利小便。

方药：黄连温胆汤加减。黄连 6 g、姜半夏 12 g、陈皮 6 g、枳实 12 g、姜竹茹 12 g、茯苓 15 g、车前子 15 g（包煎）、生大黄 6 g、生甘草 6 g。

随证加减：若水湿内蕴，水肿严重者加泽泻、猪苓以利水消肿；湿阻中焦，舌苔黄厚腻者，加佩兰、苏梗、草果等芳香化湿。

（4）气脱津伤。

症状：小便不通，神疲乏力，食欲缺乏，气短而语声低微或面色白，手足逆冷，舌淡，苔薄白，脉微弱。

治则：益气养阴，回阳固脱。

方药：生脉饮合参附汤加味。人参 9 g（另炖）、麦冬 15 g、五味子 6 g、熟附子 9 g、玄参 15 g、黄芪 15 g。

随证加减：若淤血明显，唇黑甲青者，加当归、丹参等养血活血；若失血血虚明显者，以当归补血汤加味，重用黄芪 30 g，加当归、熟地黄补气养血。

2. 多尿期

（1）气阴两虚。

症状：小便量可，排出无力，神疲乏力，食欲缺乏，口渴口干，头晕烦躁，舌淡红，苔薄白，脉弱。

治则：益气养阴。

方药：参芪地黄汤加减。党参 15 g、黄芪 15 g、生地 15 g、麦冬 15 g、石斛 15 g、山茱萸 9 g、玄参 15 g、茯苓 15 g、白芍 15 g、丹皮 12 g。

随证加减：若气虚为主者，加人参、白术、山药等以益气健脾；若阴虚明显者，加沙参、枸杞子、知母等滋阴清热；若余邪未尽，湿热留恋，身热苔腻者，则可加滑石、薏苡仁、白豆蔻、藿香等清化湿热。

（2）肾阴亏虚。

症状：小便递增，神疲乏力，腰酸腿软，形体消瘦，皮肤干燥，心烦口干，舌红，少苔，脉细数。

治则：滋阴补肾。

方药：六味地黄丸加味。生地 12 g、白芍 15 g、山茱萸 9 g、枸杞子 15 g、山药 15 g、茯苓 15 g、丹皮 12 g、泽泻 12 g。

随证加减：若肾失固摄，尿多不禁，加桑螵蛸、金樱子、芡实固摄缩尿；若阴虚内热，五心烦热者，加知母、鳖甲、赤芍养阴清热。

（三）中成药

（1）清开灵注射液：由牛黄、水牛角、黄芩、金银花、栀子等组成。

功效：清热解毒，镇静安神。适用于急性肾衰少尿期。每日 20～40 mL 加入 10% 葡萄糖注射液 250 mL 中静脉滴注，每日 1 次。

（2）生脉注射液：由人参、麦冬、五味子组成。

功效：益气固脱，养阴生津。适用于急性肾衰竭休克阶段及多尿期的患者。40 mL 加入 10％葡萄糖注射液 250 mL 中静脉滴注，每日 1 次。

（3）参麦注射液：用本品 40～60 mL 加入 5％～10％葡萄糖注射液 100～250 mL 中，静脉滴注，每日 1 次，10～15 天为一个疗程。可益气固脱，养阴生津，生脉。用于治疗本病气阴两虚型。

（四）单方验方

冬虫夏草功效：补益肾精。适用于急性肾衰竭，特别是肾毒性药物及其他。肾小管—间质病变而致的急性肾衰竭。每日 5～10 g，单独煎汤或研粉。煎汤可煎煮多次频繁服用，最后食入虫草；研粉可分 2～3 次口服。

（五）针灸疗法

（1）少尿期取穴：中极、膀胱俞、阴陵泉。每日 1 次，宜平补平泻。

（2）休克期取穴：涌泉、人中、合谷，补法。

（3）多尿期取穴：气海、中极、肾俞、大椎、三阴交、关元、足三里。每日 1 次，每次 4～6 个穴位，虚证用补法。

（六）物理疗法

1. 肾区热敷方

丹参、桃仁、佩兰、赤芍、木香、细辛、忍冬藤、车前子、桂枝，研末外敷，可用于急性肾衰竭少尿期。

2. 药浴方

通常由麻黄、桂枝、细辛、附子、红花、地肤子、羌活、独活等组成。将其打成粗末，纱布包裹煎浓液，加入温水中，患者在其中浸泡，使之微微汗出，每次浸泡 40 分钟，每日 1 次，应用于急性肾衰竭少尿期。

六、预防与护理

（一）预防

（1）积极治疗原发病，控制和消除诱发因素。

（2）对于有肾脏疾病的患者，应尽量避免使用具有肾毒性的中西药物。

（二）护理

（1）保证足够的热卡。

（2）少尿期应严格纪录 24 小时出入量，量入为出，注意防治高血钾及酸中毒，多尿期则须防止脱水及低血钾。

七、预后

随着透析的广泛开展，ARF 的病死率已有明显降低。预后与原发病性质、

肾脏损害的程度、少尿持续时间长短等相关。并且亦与早期诊断和早期治疗与
否、透析与否和有无并发症等有直接关系。

第五节　IgA 肾病

IgA 肾病（IgAN）又称 Berger 病，是一组以 IgA 为主的免疫复合物在肾小
球系膜区沉积为特征、临床和病理表现多样化的原发性肾小球疾病。在我国
IgAN 占原发肾小球疾病的 45.26%，占慢性肾衰竭患者肾活检的 26.69%。
IgAN 预后相对良好，在确诊后的 20～25 年，约半数患者发展为肾功能不全，
20%～30%（也就是说每年有 1%～2%）的患者不可逆转地进展为终末期肾病。

一、发病机制

其发病机制至今依然不清，当前对 IgAN 的分子遗传学及免疫学机制是研究
热点。

（一）遗传基因多态性

IgAN 占肾活检患者的构成比有明显的地域和种族差别，高发区域依次为亚洲、
欧洲、美洲，高发患者人种依次为黄种人、白人、黑人，同时部分 IgAN 患者有比
较明确的家族史，提示许多遗传因素可能与 IgAN 的发病及发展进程相关。

血管紧张素 Ⅱ 由血管紧张素 Ⅰ 在血管紧张素酶（ACE）作用下生成，人类
50% 的 ACE 水平变化受到 ACE 基因插入（Ⅰ）/缺失（D）多态性的调控，在
进行性 IgA 肾病患者 ACE 基因的 DD 表型比 ID 和 Ⅱ 更多见。近来对 IgAN 患者
血管紧张素 Ⅰ、血管紧张素原和血管紧张素 Ⅱ 的 Ⅰ 型受体基因多态性研究发现，
仅 DD 型基因者可能有患 IgAN 的倾向，但都不能预测是否发生终末期肾衰。载
脂蛋白（Apo）E 与脂类结合后形成低密度脂蛋白，与肾脏进行性损害密切相
关。apoE$_2$ 基因表型的 IgAN 患者血清中三酰甘油含量明显升高，出现严重肾组
织损伤的频率显著增高，显示 apoE$_2$ 基因与 IgAN 的病理进展密切相关。细胞因
子（CK）基因调节着 CK 在体内的含量，在免疫反应中起重要作用。白介素-1
(IL-1)、肿瘤坏死因子（TNF）可刺激肾小球系膜细胞的增生、促进中性粒细胞
及单核巨噬细胞黏附和成纤维细胞分泌而导致肾纤维化，是 IgA 肾病病情加重的
一个重要因素。Uteroglobin 基因 G38A 多态性中 GG 基因型可能和 IgAN 的进展
及高血压相关，但和 IgAN 的易感性不相关。神经肽 Y 及一氧化氮合酶等基因多
态性可能均与 IgAN 有关。

（二）免疫病理机制

IgAN 患者基础的免疫异常是 IgA 免疫系统，而不是肾脏。在大多数 IgAN

患者血清中发现 IgA 和含 IgA 的复合物水平升高，但是单纯浓度升高并不足以发生 IgAN。环境抗原可能刺激缺乏 β-1，3 半乳糖苷酶（负责糖基化）的 B 细胞产生并过度合成糖基化缺乏的 IgA_1，对此机体产生自身抗体，而这些免疫复合物很难被网状内皮系统移除。循环中大分子 IgA 的分子成分包含低糖基化的 IgA_1 和 IgA-CD89。

有学者研究证实近 1/3 IgAN 患者血清 IgA_1 呈低糖基化，血清低糖基化程度重者发病年龄较轻，但肾功能损伤较重，血 IgA_1 低糖基化程度不能推测肾脏病理轻重或近期疗效。现已明确，沉积在系膜区的 IgA 主要是多聚型的 IgA_1，主要来自黏膜免疫系统和骨髓、部分是扁桃体来源的。部分骨髓移植和扁桃体摘除的患者，沉积在肾小球的 IgA 减少或消失。正常扁桃体的免疫细胞 IgG：IgA：IgM：IgD 的百分比为 65：30：3.5：1.2。IgA_1：IgA_2 的构成比为 80：20。IgAN 复发性扁桃体炎患者分泌 IgG 的细胞占 37%，而分泌 IgA 的细胞占 56%，分泌二聚体 IgA 的细胞数量平行性增加。循环免疫复合物通过旁路途径激活补体瀑布引起肾脏损伤。糖基化异常 IgA_1 的循环免疫复合物体外刺激系膜细胞增生。该循环免疫复合物不能通过肝脏内皮细胞的窦状隙，但可通过肾小球内皮细胞的窗孔，沉积于肾小球的系膜区，刺激系膜细胞产生各种炎症介质，包括细胞因子、化学因子和生长因子。转铁蛋白受体（TfR）是人类系膜细胞表达的 IgA_1 受体之一。TfR 与 IgA_1 联合，不连接 IgA_2，与系膜区 IgA_1 复合沉积，并在 IgAN 患者过度表达。多聚 IgA_1 及转铁蛋白受体与培养的系膜细胞相互作用并介导内在化。低糖基化 IgA_1 比健康人更有效地联结转铁蛋白受体，异常糖基化 IgA_1 及其免疫复合物形成有利于系膜 TfR-IgA_1 相互作用，这在 IgAN 发病机制的最初阶段起作用。

二、临床表现和分型

IgAN 好发于青壮年，男性多见（约 2 倍于女性）。40%～50% 的患者起病时主要表现为上呼吸道感染（包括扁桃体炎或咽炎）同步或先后发作性肉眼血尿，胃肠炎所致的肉眼血尿相对少见。血尿常常为无症状性，可伴有排尿不适，以致按细菌性膀胱炎治疗。肉眼血尿持续数小时或数日，可伴全身非特异性症状如不舒服、疲劳、肌肉疼痛和发热。部分患者起病时伴有腰酸或不定部位的腹部间断无规律隐痛或轻微的尿频。肉眼血尿在儿童比年轻人更常见。也有少数患者（<5%）起病时即表现为恶性高血压（<10%）急性肾衰竭。部分患者起病隐匿，表现为无症状性镜下血尿和（或）蛋白尿，需定期健康查体或体检才能发现，随着生活水平的提高和人们对自我健康的重视，这部分患者的比例在逐年增加。

IgAN 临床表现和病理所见几乎涵盖了所有的肾小球肾炎患者的临床和病理表现，从无症状性血尿和（或）蛋白尿到急进性肾炎肾衰竭，从肾小球轻微病变到新月体肾小球肾炎，IgA 肾病其实是"肾脏病的垃圾篓"；此外，其预后差别非常大，有人确诊后数月即进入终末期肾衰竭，有人许多年后肾功能仍正常。

将其按照临床和病理进行分型诊断和治疗很有必要，因此参考南京军区总院的临床分型、结合我们的经验将 IgAN 分为反复肉眼血尿、肾病范围蛋白尿、无症状尿检异常、血管炎、高血压及终末期 IgAN 6 个类型。

（一）反复肉眼血尿型

肉眼血尿反复发作，血尿发作有明显的诱因，多数是各种感染，如上呼吸道感染、扁桃体炎、胆囊炎、腹泻等。常在感染数小时后出现肉眼血尿（可为新鲜血尿，也可为陈旧性）。发病期间有腰酸胀痛感，血尿间歇期间不伴大量蛋白尿和高血压。

（二）肾病范围蛋白尿型

持续性蛋白尿，通常无肉眼血尿，可以伴有高血压和（或）肾功能不全。

（三）无症状尿检异常型

多数患者起病隐匿，持续性镜下血尿，无蛋白尿，亦无高血压及肾功能不全等临床表现。持续性镜下血尿伴轻度蛋白尿（<1 g/d），临床表现轻重不一，少数患者伴有高血压及肾功能减退。本型病理改变差异较大。从轻度肾小球系膜增生性病变到肾小球硬化不等，间质病变轻重不一，往往与临床表现难以联系。

（四）血管炎型

普遍起病较急，临床上血尿症状较突出，可合并有高血压及肾功能损害。部分患者血液中抗中性粒细胞胞浆抗体（ANCA）阳性。肾组织学病理改变除系膜病变外，有毛细血管襻坏死及间质血管炎等病变，新月体可超过 30%。

（五）高血压型

突出表现为血压持续升高，需用降压药物控制。少数患者发生恶性高血压，可伴有不同程度的肾功能不全。病理检查示肾组织中有较多的废弃性病变（如 FSGS 或全肾小球硬化以及广泛的间质纤维化）。

（六）终末期 IgAN 型（终末期肾病型）

除表现蛋白尿、镜下血尿及高血压外，还合并肾衰竭的其他症状，如贫血、乏力、夜尿增多、食欲缺乏、甚至恶心、呕吐。血肌酐超过 442 μmol/L，B 超显示肾脏缩小（长径短于 9 cm）、双肾实质变薄（<1.5 cm）、回声增强、结构紊乱、皮髓交界不清。

三、实验室检查

尿液检查：镜下血尿，尿红细胞位相检查多为变形红细胞尿，芽孢形红细胞大于 5％就有诊断意义。尿蛋白排泄量多少不等，约半数（与肾活检指征有关）患者尿蛋白＜1 g/d，约 1/4 患者为肾病范围蛋白尿或肾病综合征。约 1/3 患者血 IgA 和 IgA_1 浓度增高。有些患者有抗肾小球基膜、系膜肾小球内皮细胞的抗体。血补体（C_3、C_4、C_1q 和 C_2-C_9）水平正常或升高。50％～75％的患者补体 C_3 片段以及 C_4 联结蛋白浓度升高。IgAN 患者皮肤活检显示皮肤毛细血管壁有 IgA 沉积的阳性率 75％，诊断的特异性 88％，也可以伴有 C_3、裂解素和纤维蛋白原沉积。

四、病理

（一）免疫荧光

主要特征是免疫球蛋白 IgA 在肾小球系膜区沉积，在血管壁沉积者病理类型常较重。多数病例伴有 C_3 沉积；部分患者伴有 IgG，IgM 沉积；极少数病例有 C_1q 沉积，但亮度较 IgA 弱，纤维蛋白原相关抗原在肾小球内沉积也常见。如果多种免疫球蛋白同时在肾小球内沉积，且亮度较强，应考虑狼疮肾炎。

（二）光镜

最常见的病理类型是不同程度的系膜增生性肾小球肾炎。Masson 染色常见嗜复红蛋白在系膜区、内皮下沉积，部分病例小动脉壁也可见嗜复红蛋白沉积。光镜下从无明显病变、轻度系膜增生、局灶增生、FSGS 样病变、中度系膜及重度系膜增生、毛细血管内增生性肾小球肾炎直至增生硬化和硬化性肾炎均可见到。毛细血管襻纤维样坏死及不同程度的新、旧新月体常见，但表现为新月体肾炎和膜增生性肾小球肾炎者少见。小动脉炎、小静脉炎也可以见到。可有小动脉内膜增厚和内膜下嗜复红蛋白沉积。红细胞管型及与肾小球病变程度一致的肾小管萎缩，肾间质淋巴、单核细胞浸润常见。

（三）病理分型

1. WHO 分型

Ⅰ级：光镜下大多数肾小球正常，少数部位有轻度系膜增生伴或不伴细胞增生，称轻微改变，无肾小管和间质损害。

Ⅱ级：轻度病变，半数以上肾小球正常，少部分肾小球可见系膜细胞增多，肾小球硬化、粘连等改变，新月体罕见。

Ⅲ级：局灶性节段性肾小球肾炎，系膜细胞弥散增生，系膜区增宽，病变呈局灶节段性改变，偶尔可见到粘连及新月体。间质病变较轻，仅表现间质水肿、灶性炎细胞浸润。

Ⅳ级：弥散系膜增生性肾炎，几乎所有肾小球都可以见到系膜细胞弥散性增生，系膜区明显增宽，肾小球硬化，常常还见到废弃的肾小球。半数以上肾小球合并有细胞粘连及新月体。间质小管病变较重，肾小管萎缩明显，间质可见大量的炎细胞浸润。

Ⅴ级：弥散硬化性肾小球肾炎，病变与Ⅳ级相似，但更重，可见到肾小球呈节段性和（或）全球性硬化，透明样变及球囊粘连等改变较为突出，新月体较Ⅳ级更多。小管间质病变也较Ⅳ级更重。

以上分型的不足之处是它过分强调了肾小球病变，对间质小管的损害未予以足够的重视。其次对肾小球损害程度缺少量的指标。因此，此分级很难客观准确反映 IgA 肾病病理损害的特点及严重程度。

2.Lee 分类法

1982 年 Lee 等对大量 IgA 肾病病理研究的基础上，将一些能够反映 IgA 肾病病理损害程度的特征性改变，如系膜细胞的增生程度、肾小球硬化数目、有无毛细血管外增生和小管间质病变半定量化，提出了新的分级方案。此方案的优点是更加系统、准确地反映了 IgA 肾病患者的临床病理的相关性及轻重程度，更适合于临床的应用。见表 4-2。

表 4-2 Lee 的 IgA 肾病分级

分级	肾小球病变	小管-间质病变
Ⅰ	绝大多数肾小球正常，偶尔轻度系膜增宽（节段），伴或不伴细胞增生	无
Ⅱ	肾小球局灶系膜增殖和硬化（<50%），罕见新月体	无
Ⅲ	弥散系膜增生和增宽（偶尔局灶节段），偶见小新月体和粘连	局灶间质水肿，偶见细胞浸润，罕见小管萎缩
Ⅳ	重度弥散系膜增生和硬化，部分或全部肾小球硬化，可见新月体(<40%)	肾小管萎缩，间质浸润，偶见间质泡沫细胞
Ⅴ	病变性质类似Ⅳ级，但更严重，肾小球新月体形成超过 45%	类似Ⅳ级，但更严重

通过大量的临床观察发现 Lee 分类也存在部分缺陷，突出表现在它忽视了间质纤维化这样一个极为重要的指标，结果一些组织改变为 FSGS 累及肾小球 10%以上，按 Lee 分类法为Ⅱ级损害的患者预后普遍不好。分析其原因是没有将间质纤维化作为一个独立的指标来看待，从而使一些肾小球局灶硬化伴有间质纤维化的患者列入Ⅱ级损害，影响了分级的准确性。

3.Hass 分级法

1996 年 Hass 在 Lee 分级的基础上，结合大量的临床观察，将一些被人们所忽视但确能反映 IgA 肾病预后的指标列入观察项目中，并进行半定量分析，如肾小管数目、肾小管萎缩的数目以及间质纤维化范围等，尤其是对一些组织学改变类似于 FSGS，但不存在新月体或间质纤维化改变，按 Lee 氏分类归入Ⅱ级病变的病例进行了改进，并将 IgA 肾病分为 5 个亚型，此分型的特点是综合了大量临床病理研究的结果，选出一些确能影响疾病预后的病理变化作为判断指标，从而使病理分型更加客观、全面，适合于临床运用。其中Ⅱ型是一个独特的亚型，它不同于预后较好的 Lee Ⅱ 级及 WHO 的 Ⅲ 级损害，而是将一些肾小球损害类似于特发性 FSGS 病变的患者单独为一个类型，这些患者除个别肾小球有局灶硬化外，并无其他异常，既无新月体形成，也不存在重度间质纤维化（低于 40％小管萎缩）等病变，但事实上这类患者的临床和预后并非普遍良好，不少患者的临床进展速度与 FSGS 相类似。其次是强调了间质纤维化在肾脏病理组织学中的地位，它指出无论肾小球的组织学改变属于哪种类型，只要皮质中 40％以上的小管发生萎缩或消失，即可归于第 5 种亚型，其预后不佳。见表 4-3。

4. Memphis 积分系统

1997 年发表了 Memphis 积分系统，主要用于评估 IgA 肾病患者大宗临床和病理资料的回顾性分析和前瞻性的验证，判定 IgA 肾病的预后与哪些参数相关。见表 4-4。

表 4-3 Hass 的 IgA 肾病分级

亚型	肾小球改变	肾小管和间质改变
Ⅰ（轻微改变）	肾小球仅有轻微系膜增加，无节段硬化，无新月体	无病变
Ⅱ（FSGS 样病变）	肾小球类似特发性 FSGS 样改变，伴肾小球系膜细胞轻度增加，无新月体	无病变
Ⅲ（局灶增生性肾小球肾炎）	50％左右的肾小球细胞增生，细胞增生初期可仅限于系膜区，或可由于毛细血管内细胞增生致肾小球毛细血管襻阻塞。可见新月体。绝大多数Ⅲ型病变示肾小球节段性细胞增生	无病变
Ⅳ（弥散增生性肾小球肾炎）	超过 50％的肾小球细胞增生，像Ⅲ型病变一样，细胞增生可以是节段性或球性的，可见新月体	少于皮质小管的 40％萎缩或小管数目减少（PAS）
Ⅴ（晚期慢性肾小球肾炎）	40％以上肾小球硬化，可表现为上述各种肾小球病变	皮质小管的 40％以上萎缩或小管数目减少（PAS）

表 4-4 Memphis 积分系统

光镜	
肾小球数	
系膜细胞增生	肾小球受累％
系膜基质增加	无，轻，中，重（根据典型的肾小球）
毛细血管襻闭锁	无，轻，中，重（根据典型的肾小球）
肾小球硬化（球性）	肾小球数，病变肾小球％
肾小球硬化（节段性）	肾小球数，病变肾小球％
细胞性新月体，非纤维素性粘连，襻坏死	肾小球数，病变肾小球％
纤维性或纤维细胞性新月体，纤维素性粘连	肾小球数，病变肾小球％
间质水肿和（或）白细胞浸润	％（最好根据受累的皮质组织估计）

续表

间质纤维化	%（最好根据受累的皮质组织估计）
小管萎缩	%（最好根据受累的皮质组织估计）
小管损伤：微绒毛消失，胞质嗜碱/酸，核过染，粗空泡，小管炎，上皮与基膜分离（≥3 个/6 个标准）	无，轻，中，重（根据观察标本）
动脉硬化	无，轻，中，重
小动脉硬化	无，轻，中，重
免疫荧光 IgG，IgA，IgM，κ、λ，C_3，C_4，C_{1q}，P 物质，纤维蛋白原	分系膜区和毛细血管襻积分，如阴性，微量，＋，＋＋，＋＋＋，未做
电镜	
系膜区沉积物	无/有，透亮/致密
内皮下沉积物	无/有，透亮/致密
上皮下沉积物	无/有，透亮/致密
基膜改变	无，薄（成人＜220 nm）厚（成人＞450 nm），其他

（四）电镜表现

与光镜所见相对应，以系膜增生性肾小球肾炎为主要表现，常呈现不同程度系膜细胞和基质增生，早期以系膜细胞增生为主，晚期系膜基质增生为主，电镜特征性的病变是系膜旁区见电子密度高的、圆拱状或团块状的沉积物，系膜区则见大小不等、形态不一，电子密度较高的致密物，其量不定，常与免疫荧光染色的强度相平行。IgA 肾病亦可表现其他多种病理类型，有相应的电镜下表现。内皮下也可见中等电子密度的致密物，部分病例上皮下及肾小囊基膜中有小致密物。病变重者系膜区基膜样物质增加，致使肾小球硬化。有的病例致密层可明显增厚，尚见节段性基膜不规则增厚，分层，甚至系膜细胞及基质插入，形成双轨。少数病例基膜节段性变薄。上皮足突节段或大部融合，蛋白尿重者可见脏层上皮细胞病变，包括细胞肿胀、足突融合、微绒毛化等。还可见壁层上皮细胞增生及新月体形成，亦可见囊腔内变形红细胞。

五、诊断和鉴别诊断

本病依靠肾活检诊断，肾小球系膜区或伴毛细血管壁以 IgA 为主的免疫球蛋白呈颗粒样或团块状沉积。诊断原发 IgAN 时，必须除外狼疮肾炎、变应性紫癜肾炎、肝硬化引起的肾脏损害等能导致继发性肾小球系膜区 IgA 沉积，才能考虑 IgAN 的诊断，见表 4-5。

表 4-5　IgA 系膜沉积相关性疾病

疾病种类	疾病名称
结缔组织病	系统性红斑狼疮、强直性脊柱炎、混合结缔组织病、感染后关节炎、白塞病、重症肌无力等
肠道疾病	口炎性腹泻、溃疡性结肠炎、局灶性肠炎、克罗恩病、麸质反应性肠炎
皮肤病	变应性紫癜、疱疹性皮炎、银屑病、结节性红斑
肿瘤	支气管癌、肺癌、黏膜分泌性癌、IgA 免疫球蛋白病、蕈样真菌病、非霍奇金淋巴瘤、肾细胞癌
血液系统疾病	周期性中性粒细胞减少症、混合性冷球蛋白血症、免疫性血小板减少症、红细胞增多症、良性单克隆免疫球蛋白
肝脏疾病	肝硬化（包括乙醇性肝硬化）、非肝硬化性门脉高压症、肝移植、白介素治疗肝肿瘤后
感染性	急性链球菌感染、弓形体病、EB 病毒感染、艾滋病病毒感染、骨髓炎、麻风感染、结核病、乳腺炎
其他	家族性地中海热、特发性肺含铁血黄素沉积症、腹膜后纤维化、淀粉样变、结节性多动脉炎、家族性 IgA 肾病、巩膜炎

六、治疗

治疗目的：有效降低蛋白尿，减少肉眼血尿发作次数，控制血压致目标值（尿蛋白低于 1 g/d 者，血压 17.3/11.3 kPa（130/85 mmHg）；糖尿病患者或尿蛋白高于 1 g/d，血压 16/10 kPa（120/75 mmHg）以下）和（或）高尿酸（血肌酐正常）血症，减轻或控制肾脏急性可逆性病变（毛细血管襻坏死、细胞新月体、细胞纤维新月体、系膜细胞增生等），减少肾组织损伤，维持肾功能稳定，延缓肾衰竭进展等。

（一）一般治疗

1. 预防和减少 IgA 的产生

本病属于免疫复合物肾炎，其抗原可能包括食物及各种病原体。对食物过敏者，尽量避免某些食物抗原（如肉、蛋、奶、麸类等）；预防呼吸道感染，积极寻找、治疗感染病灶，并尽可能在用免疫抑制药之前彻底治疗，如反复发作性扁桃体炎、胆囊炎、鼻窦炎、慢性肠炎、附件炎等，以减少病原体进入体内，以期降低肉眼血尿发作次数，减轻镜下血尿、减少尿蛋白量，延缓 IgAN 的进展。

2. 扁桃体摘除术

在一些 IgAN 患者扁桃体摘除能改善尿检异常、稳定肾功能，有益于肾脏的长期存活，但不一定能改善明显肾损害患者的预后。IgAN 扁桃体摘除的主要指征是：①扁桃体感染后尿检恶化、轻至中度肾损害。②反复发作性扁桃体炎。

③扁桃体肿大致鼾症者。

（二）对症治疗

血管紧张素转化酶抑制药（ACEI）和（或）受体拮抗药能有效地减少 IgAN 患者的蛋白尿、保护肾功能，尤其是伴有高血压和蛋白尿、甚至在血压正常的患者也应该应用。这些制剂也可改变肾小球基膜对分子大小的选择性而减少蛋白尿。

1. 控制血压

（1）ARB/ACEI，首选 ARB 或双通道排泄 ACEI，血肌酐超过 265.2 μmol/L（3 mg/dL）时也可用 ACEI。

（2）钙通道阻滞药（CCB）和 β-受体阻滞药和（或）小剂量利尿药。

2. 调脂治疗

他汀类药物阻断细胞内甲羟戊酸代谢途径，使细胞内胆固醇合成减少，反馈性刺激细胞膜表面（主要是肝细胞）低密度脂蛋白受体数量和活性增加，促进胆固醇的清除，从而降低胆固醇血浓度。他汀类药物还具有一定的抗感染、抗动脉粥样硬化，减少细胞外基质积聚，抑制系膜细胞增生，减少蛋白尿和延缓肾不全进展的作用。

3. 延缓肾衰竭治疗

优质低蛋白饮食，减少蛋白尿、降血压、调脂及对症治疗等。

4. 其他药物

（1）低分子肝素或肝素：用于抗凝和减少蛋白尿。低分子肝素：常用的制剂有法安明、立迈青。改善血液的高凝状态，抑制微血栓的形成，改善肾小球内凝血；药物本身具有负电荷，有利于保护肾小球基膜负电荷屏障，防止蛋白漏出；可以抑制肾小球系膜细胞和内皮细胞的增殖，从而减少系膜组织对肾小球毛细血管的压迫和破坏，使血流通畅具有扩张血管和促进脂蛋白酶释放的作用。肝素 50 mg，皮下注射，一日1～2次，因可引起免疫性血小板减少－血栓形成综合征及出血的不良反应，而较少应用。

（2）双嘧达莫：每日 300～400 mg 口服。尽管至今还没有关于抗凝药与抗血小板聚集药物应用于 IgA 肾病治疗的循证医学的证据，但已应用多年。双嘧达莫抑制血小板中磷酸二酯酶活性，使血小板内 cAMP 增加，使 ADP 释放及 ADP 与血小板聚集；抑制环氧化酶，使血小板生成 TXA_2 及肾内合成 PGE_2 减少，合成 PGI_2 增多；大剂量可使小血管扩张；抑制肾小球毛细血管通透性因子释放，降低毛细血管通透性；阻断免疫复合物沉积；使出球血管扩张，球内压力减低，滤过分数下降，尿蛋白排出减少。也有学者认为是通过抑制氧自由基，阻止微量蛋白的滤出而降低蛋白尿。

（3）鱼油：中富含 ω-3，是多聚不饱和脂肪酸，能竞争抑制花生四烯酸，减少前列腺素、血栓素和白三烯的产生，从而减轻肾小球和肾间质的炎症反应，降低系膜细胞收缩，抗血小板凝聚和血管收缩，达到保护肾脏的作用。鱼油的疗效尚未被公认。

（4）尿激酶：25万U静脉点滴，每日1次，持续15天1个疗程联合贝那普利治疗病变超过3级，SCr＜353.6 μmol/L（4 mg/dL），肾组织内纤维蛋白沉积的IgA肾病，可能有效。尿激酶治疗的机制：该药通过促纤溶，可能清除沉积在肾组织的纤维蛋白或减少其继续沉积，而保护内皮细胞功能，阻抑内凝血向炎症转化，延缓IgA肾病进展，需密切检测出、凝血功能，防止出血。

（三）免疫抑制药治疗

1. 糖皮质激素

IgA肾病尿蛋白超过1 g/d，肾功能下降不太明显的患者用糖皮质激素（甲泼尼龙或泼尼松）治疗能有效地减少蛋白尿，防止肾功能恶化，减少系膜基质的堆积。IgA肾病伴重度蛋白尿或肾功能受损者，泼尼松（龙）合用免疫抑制药。具体用法：每天泼尼松0.8～1 mg/kg，一般不超过60 mg/d，治疗8～12周；减量期：每次减5 mg/d，3～4周减1次；维持期量为15 mg/d，每次减2.5 mg/d，4周减1次，总疗程1～2年。激素治疗非肾病范围蛋白尿以低剂量为好，对肾功能改善有益。

IgA肾病伴蛋白尿者，无论是否合并高血压，均在口服泼尼松的同时联合服用ACEI或ARB。其目的是减少蛋白尿，防止肾小球硬化，避免由于肾单位数减少而处于代偿性肥大的肾小球进一步损伤。

糖皮质激素冲击治疗的指征：病理检查有大或小细胞新月体和（或）纤维素样坏死（血管炎型）等活动病变者，伴或不伴大量蛋白尿及肾功能急骤恶化的患者。甲泼尼龙0.5～1 g/d，静脉滴注3天后，泼尼松维持。合用吗替麦考酚酸酯（MMF）或环磷酰胺（CTX）冲击治疗。

长期服用糖皮质激素的患者，30％～50％会发生骨质疏松，其抑制原始骨细胞增生和成骨细胞活性，抑制胶原生成和骨钙素的合成，促进成骨细胞的凋亡，增加破骨细胞的生成，促进破骨细胞的活性，增加甲状旁腺素分泌，使破骨细胞增加骨吸收；增加肾脏排泌钙和抑制肠道的钙吸收，造成机体钙负平衡，减少骨形成、增加骨吸收，使骨的强度和硬度下降。糖皮质激素致骨质疏松的高危人群：基础骨密度减低、年龄大于50岁、肾小球疾病病程长，泼尼松用量大（尤其是甲泼尼龙冲击治疗者）更易发生骨质疏松；其中基础骨密度是糖皮质激素治疗后是否发生骨质疏松的重要因素；而体质量指数（体重/身高^2）和年龄是基础骨密度的主要决定因素。伊班膦酸钠1 mg，每3个月1次，静脉滴注，可防治糖皮质激素所致的骨量减少或骨质疏松。

2. 环磷酰胺与糖皮质激素联合

应用于 IgAN 伴大量蛋白尿、进行性肾功能下降者。单用环磷酰胺治疗肾病综合征疗效不如糖皮质激素，但对于"激素抵抗"和"激素依赖"患者，环磷酰胺与糖皮质激素联合治疗有较好的疗效。

常用方法：每次 50 mg，每日 2～3 次。冲击疗法为每次 800～1000 mg。每月 1 次，持续 3 次，而后每 1～3 个月 1 次。一般主张总量不超过口服 12 g、静脉 8 g。注意其骨髓抑制，出血性膀胱炎，肝脏损害及性腺抑制的不良反应。

3. MMF

1.5～2 g/d 持续 6 个月；1 g/d 持续 6 个月；0.75 g/d 持续 6 个月。总疗程 1.5～2 年。若体重 50 kg 以下的患者，MMF 的起始剂量为 1～1.5 g/d。MMF 抑制免疫，但不引起显著的骨髓抑制；减轻残余肾的代偿肥大，并显著降低细胞增生、肌成纤维细胞形成和胶原Ⅲ的沉积；抑制平滑肌细胞增生的作用，可作用于纤维化早期的炎性细胞激活、中期肾间质细胞的增生和肌成纤细胞的转分化、晚期的细胞外基质聚集等，而抑制肾间质纤维化。MMF 对减少 IgAN 蛋白尿、保护肾功能有效；也有无效的报道。

4. 硫唑嘌呤

2 mg/kg 治疗 IgAN 降蛋白尿有效。多用于其他免疫抑制药的后续维持治疗，维持期视病情而定。需注意其肝酶升高、骨髓抑制的不良反应。

5. 雷公藤多苷

20 mg，必要时增加至 40 mg，每天 3 次，口服。有效降低患者蛋白尿、维持肾功能稳定，无大规模的临床研究结果。

该药有多种免疫抑制作用，诱导 T 细胞凋亡、抑制 T 细胞增生、抑制 NF-κB 以及白介素-2 的产生、抑制内皮细胞血管内皮细胞生长因子（VEGF）mRNA 表达以及 VEGF 的生成和分泌，抑制肾小管上皮细胞抗原呈递。体外试验证明，大黄素能抑制肾小球系膜细胞的增生，抑制培养的正常（异常）增生的系膜细胞 cmyc 原癌基因的表达，阻抑细胞向 S 期转化，拮抗转化生长因子 β 刺激系膜细胞产生细胞外基质。但需注意雷公藤多苷对肾间质的不良影响。

6. 来氟米特（爱若华）

20 mg，每天一次。它通过抑制酪氨酸激酶和二氢乳清酸脱氢酶而抑制 T 细胞和 B 细胞的活化增殖。近来用于治疗 IgAN 蛋白尿有效，但应用时间较短，无大规模的临床研究。

7. 咪唑立宾

咪唑立宾是一种嘌呤核苷合成抑制药，能特异性地抑制快速增长的淋巴细胞，如 T 细胞、B 细胞的分裂和增殖，从而产生免疫抑制作用。数篇文章报道，该药减少蛋白尿、血尿，改善组织学且不良反应小。

（四）对单纯性血尿的治疗

既往认为肾小球源性血尿是 GBM 断裂引起，无有效药物治疗。近来有人用泼尼松龙和硫唑嘌呤（0.1 g/d）持续 4 月，平均随访 5 年并重复肾活检。治疗结束时治疗组 77％的患者血尿消失。作者推荐早期治疗防止免疫损伤，改善肾组织病理特征。

七、预后

大量蛋白尿尤其是正规应用免疫抑制药治疗 3 个月后仍＞3 g/24 h 者、高血压（药物疗效不好）、血尿酸增高（血尿酸可能对发生小管间质病变以及肾组织的炎症有独立作用）和肾功能受损；明显的球性肾小球硬化、小管萎缩、间质纤维化是目前公认的预后不良的指标。而节段性肾小球硬化、球囊粘连、新月体形成、沿毛细血管襻免疫复合物沉积、肾内严重的小动脉病变或肾小管周围毛细血管丢失也是预后不良的指标。但这些均不是一成不变的，肾活检的组织也只是肾穿刺当时的情况，经过积极治疗部分病变尚可以逆转。那些反复发作的肉眼血尿患者预后良好，可能与其伴有自限性炎症过程有关，急性肾衰（急性肾小管损伤）伴肉眼血尿并不影响预后。

IgAN 患者妊娠的时机：一般认为肾小球滤过率大于 70 mL/min，肾活检无严重小动脉或间质的损伤，尿蛋白排泄量接近正常，已按疗程治疗结束。

第五章　血液系统疾病

第一节　贫　血

从功能上讲，贫血可以定义为机体红细胞总量减少，不能对组织器官充分供氧的一种病理状态，但因目前尚无适合临床检验要求的直接测定红细胞总量的方法，所以在诊断有无贫血时，一直沿用的是反映外周血红细胞浓度的指标，包括血红蛋白（hemoglobin，Hb）定量、红细胞（red blood cell，RBC）计数及血细胞比容（hematocrit，Hct）。凡单位体积血液中的血红蛋白水平、红细胞计数及血细胞比容低于可比人群正常值的下限即可认为有贫血存在。在评价贫血的实验室指标中，以血红蛋白最为常用和可靠。血红蛋白浓度受诸多因素影响，如年龄、性别和长期居住地的海拔高度等。国内诊断贫血的标准定为：成年男性血红蛋白<120 g/L，红细胞$<4.5\times10^{12}$/L 及血细胞比容<0.42；成年女性血红蛋白<110 g/L，红细胞$<4\times10^{12}$/L，血细胞比容<0.37。妊娠中后期因血浆量增加，血液发生生理性稀释，故孕妇贫血的诊断标准定为：血红蛋白<100 g/L，血细胞比容<0.30。因血红蛋白水平、红细胞计数及血细胞比容是浓度指标，故其测定值与血液稀释状态相关。凡可导致血浆量相对减少（血液浓缩或脱水）的情况如严重腹泻、大面积烧伤、高渗液腹膜透析、长期限制液体摄入及糖尿病酸中毒等，均能造成上述指标的相对升高。相反，凡引起血浆量相对增多（血液稀释）的病理情况如充血性心力衰竭及急性肾炎等，均可造成上述指标的相对降低。此外，在急性失血，机体来不及代偿时，红细胞总量虽明显减少，但因为构成血液的血浆和红细胞平行下降，故上述指标在 6 小时内仍可在正常范围。因此，在诊断贫血时对各种影响因素应加以全面考虑，以避免误诊。

一、病因和发病机制

贫血是继发于多种疾病的一种临床表现，其发病机制可概括为红细胞生成不足或减少、红细胞破坏过多和失血 3 类，分述如下。

（一）红细胞生成不足或减少

红细胞生成起源于多能造血干细胞。红细胞生成素（erythropoietin，Epo）作用于红系定向祖细胞水平，促进红细胞生成。红细胞生成不足的常见机制如下。①骨髓衰竭：包括造血干细胞数量减少或质量缺陷，如再生障碍性贫血（aplastic anemia，AA）及范可尼贫血（Fanconi anemia，FA）。②无效造血：包括获得性和遗传性无效造血，前者如骨髓增生异常综合征（myelodysplastic syndrome，MDS），后者如先天性红系造血异常性贫血。③骨髓受抑：如肿瘤的放射治疗或化学治疗造成造血细胞的损伤。④骨髓浸润：如血液恶性肿瘤、肿瘤骨髓转移、骨髓纤维化，可直接造成骨髓有效造血组织的减少。⑤造血刺激因子减少：如慢性肾衰竭所致的 Epo 合成减少。⑥造血微环境异常：造血微环境由多种基质细胞成分、非细胞性大分子生物活性物质、微循环、神经内分泌因子及其之间的复杂网络构成，为造血干细胞分化、发育、增生和成熟提供必需的条件和场所。因目前无法模拟体内造血微环境的复杂体系，故对其在贫血发病中的确切意义尚所知甚少，但在某些贫血如再生障碍性贫血的发病中可能有一定的作用。⑦造血物质缺乏：叶酸和（或）维生素 B_{12} 缺乏导致细胞 DNA 合成障碍，引起巨幼细胞贫血。铁是合成血红蛋白的重要物质，铁缺乏可造成缺铁性贫血。

（二）红细胞破坏过多

此类贫血的共同特点是红细胞寿命缩短，称为溶血性贫血。红细胞破坏主要涉及红细胞内在和外在两种机制。①红细胞内在缺陷：红细胞基本结构包括细胞膜、代谢酶类和血红蛋白异常或缺陷均可造成其寿命缩短。②红细胞外在因素：基本可分为免疫相关性和非免疫相关性。前者主要是通过体液免疫抗体介导红细胞破坏所致的一类溶血性贫血。后者包括多种非免疫因素，如物理（机械、温度等）、化学（化学毒物、药物、代谢和生物毒素等）和生物（微生物感染）因素等所致的溶血性贫血。

（三）失血

包括急性和慢性失血。急性失血主要造成血流动力学的变化，而慢性失血才是贫血最常见的原因。

贫血的病因和发病机制复杂多样，有时是多因素叠加的结果。临床医师不能满足于贫血的初步诊断，而应仔细寻找出贫血的病因，才能采取针对性的有效治疗。

二、分类

贫血有多种分类方法。目前所用的分类方法各有其优缺点，临床上常合并应用，分述如下。

（一）细胞计量学分类

人工检测原称为形态学分类，如用自动血细胞分析仪检测时，宜称为细胞计量学分类，利用红细胞平均体积（mean cell volume，MCV）、红细胞平均血红蛋白含量（mean cellhemoglobin，MCH）和红细胞平均血红蛋白浓度（mean cell hemoglobin concentration，MCHC）3 项红细胞指数（RBC indices）对贫血进行分类（表 5-1）。

表 5-1　贫血的细胞计量学分类

类型	MCV（fl）	MCH（pg）	MCHC（%）
大细胞性贫血	>100	>32	31~35
正常细胞性贫血	80~100	26~32	31~35
单纯小细胞性贫血	<80	<26	31~35
小细胞低色素性贫血	<80	<26	<26

（二）病因和发病机制分类

根据病理生理学分类，可提示贫血的病因和发病机制，有助于指导临床治疗（表 5-2）。

表 5-2　贫血的病理生理学分类

红细胞生成减少	红细胞破坏增加（溶血性贫血）	失血
骨髓衰竭	内源性异常	急性失血性贫血
再生障碍性贫血	先天性红细胞膜缺陷	慢性失血性贫血
范可尼贫血	遗传性球形红细胞增多症	
红系祖细胞增生分化障碍	遗传性椭圆形红细胞增多症	
纯红细胞再生障碍性贫血	遗传性热异形红细胞增多症	
慢性肾衰竭所致贫血	遗传性棘红细胞增多症	
内分泌疾病所致贫血	遗传性口形红细胞增多症	
先天性红系造血异常性贫血	获得性红细胞膜缺陷	
无效造血	阵发性睡眠性血红蛋白尿症	
骨髓增生异常综合征	红细胞酶异常	
先天性红系造血异常性贫血	红细胞葡萄糖-6-磷酸脱氢酶缺陷症	
营养性巨幼细胞性贫血	丙酮酸激酶缺乏症	
造血功能受抑	其他酶缺陷	
抗肿瘤化学治疗	卟啉病	
放射治疗	珠蛋白合成异常	
骨髓浸润	珠蛋白生成障碍性贫血	
白血病	异常血红蛋白病	
其他血液恶性肿瘤	外在因素异常	
实体瘤骨髓转移	免疫相关性（抗体介导性）	

续表

红细胞生成减少	红细胞破坏增加（溶血性贫血）	失血
DNA 合成障碍（巨幼细胞性贫血）	温抗体型自身免疫性溶血性贫血	
维生素 B_{12} 缺乏	冷性溶血病	
叶酸缺乏	药物相关抗体溶血性贫血	
先天性或获得性嘌呤和嘧啶代谢异常	新生儿同种免疫性溶血性贫血	
血红蛋白合成障碍	非免疫相关性	
缺铁性贫血	机械性因素	
先天性无转移铁蛋白症	行军性血红蛋白尿症	
红系造血调节异常	心血管创伤性溶血性贫血	
氧亲和力异常血红蛋白病	微血管病性溶血性贫血	
原因不明或多重因素	其他物理和化学因素所致贫血	
慢性病性贫血	微生物感染所致贫血	
营养缺乏所致贫血	单核-吞噬细胞系统功能亢进	
铁粒幼细胞贫血	脾功能亢进	

按贫血的程度将贫血分为轻度（Hb>90 g/L），中度（Hb 60～90 g/L），重度（Hb 30～60 g/L）和极重度（Hb<30 g/L）。

三、临床表现

贫血的临床表现是机体对贫血失代偿的结果。活动耐力下降、心慌气短是贫血患者就医的常见原因。贫血患者通过下列机制进行代偿：①贫血刺激红细胞生成更多的 2，3-二磷酸甘油，使血红蛋白-氧解离曲线右移，血红蛋白氧亲和力降低，有利于氧的释放和被组织利用。②贫血时，血管发生选择性收缩，血流出现再分布，使更多的血液流向关键器官或部位。血流减少的器官或部位主要是皮肤和肾脏。③心排出量增加。一般来说，只有在贫血达到较严重的程度（Hb<70 g/L）时，心排出量才增加。当贫血的程度超出上述代偿机制时，即会出现临床症状。贫血的临床表现由原发病和贫血本身的表现两部分组成。

贫血本身的临床表现主要取决于如下因素：①血液携氧能力的降低情况。②总血容量改变的程度。③上述两种因素发生发展的速率。④呼吸循环系统的代偿能力。贫血的临床表现与贫血的程度和贫血发生的速度相关，以后者的影响更为显著。在某些发病缓慢的贫血如缺铁性贫血和慢性再生障碍性贫血等，如心肺代偿功能良好，患者 Hb 降至 70 g/L 甚至更低时才出现症状。反之，如贫血发展迅速，超过机体代偿能力，患者则可出现明显的临床表现。贫血导致向全身组织输氧能力的降低和组织缺氧，故可引起多器官和系统的不同表现。

（一）皮肤黏膜及其附属器

皮肤黏膜苍白是贫血最常见的体征。判断皮肤苍白受多种因素的影响，包括人种肤色、皮肤色素沉着的深浅和性质、皮肤血管的扩张程度以及皮下组织液体含量和性质等。黏膜颜色的改变较为可靠，如口腔黏膜、睑结膜、口唇和甲床。贫血的其他皮肤改变还有干枯无华，弹性及张力降低。皮肤附属器的变化包括毛发枯细，指甲薄脆。缺铁性贫血时，指甲可呈反甲或匙状甲。

（二）呼吸循环系统

贫血引起代偿性心率和呼吸加快，体力活动时尤为明显。在进展迅速的贫血，心慌气促症状明显。慢性贫血时症状表现较轻。长期严重的贫血可引起高动力性心力衰竭，待贫血纠正后可逐渐恢复。体检可闻及吹风样收缩期杂音，多为中等强度，在肺动脉瓣区最为清晰。心电图改变见于病情较重的贫血患者，表现为窦性心动过速、窦性心律不齐、ST 段降低和 T 波低平或倒置等非特异性变化，贫血纠正后可恢复正常。原已有心血管疾病的患者，其临床表现可因贫血而加重，如冠状动脉硬化性心脏病可出现心绞痛发作频度增加。值得注意的是贫血患者出现心律失常不应简单地归咎于贫血本身，而应进一步寻找其他可能的病因，并作相应处理。迅速发生的贫血（如急性出血或严重溶血发作）可出现与体位变动有关的心率增快和低血压。

（三）神经肌肉系统

严重贫血常有头痛、头晕、耳鸣、昏厥、视觉盲点、倦怠、注意力不集中和记忆力减退等神经系统表现，可能与脑缺氧有关。肌肉无力和易疲劳是肌肉组织缺氧的结果。感觉异常是恶性贫血的常见症状。

（四）消化系统

贫血患者常有食欲减退、恶心、腹胀、腹部不适、便秘或腹泻等消化系统症状。有些是原发病的表现，有些是贫血的结果。舌炎和舌乳头萎缩多见于维生素 B_{12} 缺乏所致的巨幼细胞贫血和恶性贫血，亦可见于缺铁性贫血。异食癖是缺铁性贫血特殊的表现。

（五）泌尿生殖系统

贫血患者因肾小球滤过和肾小管重吸收功能障碍，从而引起多尿和低比重尿。严重者可有轻度蛋白尿。育龄期女性患者可出现月经周期紊乱、月经量增多、减少或闭经。严重贫血者可出现性功能减退。

（六）其他

贫血患者有时伴发低热，如无病因可寻，则可能与贫血的基础代谢升高有关。若体温>38.5 ℃，则应查找发热病因如感染等。溶血性贫血常伴有黄疸。

血管内溶血出现血红蛋白尿和高血红蛋白血症，可伴有腹痛、腰痛和发热。

四、诊断

根据临床表现和实验室检查结果，不难对贫血作出诊断，但贫血只是一种症状，所以贫血的诊断过程更主要的是查明引起贫血的病因。在明确病因之前，除支持治疗外，不应滥投药物，以免延误正确的诊断。

（一）病史

详细的病史采集可为查寻贫血病因提供有价值的线索。除常规病史内容外，询问范围应包括发病形式、发病时间及病程、饮食习惯、既往用药、职业、毒物或化学物暴露、出血倾向或出血史、慢性系统病史、月经史、生育史、黑便史及大便习惯改变、体重变化、尿色变化、家族遗传史以及有无发热等，并对诸项内容的重要性分别进行评估和综合分析。

（二）体格检查

全面而有重点的体格检查对贫血的病因诊断极有帮助。皮肤黏膜检查的内容包括颜色、皮疹、溃疡、毛发和指甲的改变以及出血点、瘀斑和紫癜。皮肤黏膜苍白可大致反映贫血的程度。黄疸提示溶血性贫血。应特别注意有无胸骨压痛和全身表浅淋巴结及肝、脾大。肛门和妇科检查亦不能忽略，痔出血或该部位的肿瘤是贫血常见的原因。心脏杂音可由贫血引起，但应排除可能的器质性病变。神经系统检查应包括眼底。脊髓后索和侧索变性体征提示维生素 B_{12} 缺乏和恶性贫血。

（三）实验室检查

贫血的病因和机制各异，有关特殊检查将在贫血各论中描述。此处介绍全血细胞计数和骨髓检查等贫血通用实验室检查。

1. 全血细胞计数

原称血常规，为诊断贫血提供依据并可判断贫血的程度及受累细胞系。应包括网织红细胞计数，以判断红细胞生成活性。综合分析红细胞指数、网织红细胞计数和血涂片形态学观察提供的信息，有助于初步确定追查贫血病因的方向。

2. 骨髓检查

有助于判断贫血的病因及机制，包括穿刺涂片和活检。溶血性贫血的红细胞生成明显活跃，髓细胞/红细胞比例可以倒置。再生障碍性贫血的骨髓造血活性全面降低，非造血细胞增多。白血病和其他血液系统恶性肿瘤的骨髓出现相应的肿瘤细胞，正常造血受到抑制。骨髓铁染色是评价机体铁储备的可靠指标。环形铁粒幼细胞见于 MDS 和铁粒幼细胞贫血。与骨髓穿刺相比，骨髓活检在有效造血面积评估、异常细胞浸润和分布以及纤维化诊断上更具优势。

3. 其他

尿液分析应注意胆红素代谢产物和潜血。血尿可能是肾脏或泌尿道疾病本身的表现，也可能由血小板减少或凝血障碍所致。血红蛋白尿是血管内溶血的证据。大便潜血阳性提示消化道出血。

五、治疗

贫血病因不同，治疗也应因病而异。下列仅为贫血的一般处理原则，宜区别对待。

（一）病因治疗

病因治疗是贫血治疗的关键所在。所有贫血都应该在查明病因的基础上进行治疗，才能达到标本兼顾，最终治愈的目的。

（二）支持治疗

输血是贫血的对症治疗措施，但因不良反应和并发症较多，故应严格掌握适应证。慢性贫血 Hp＜60 g/L 和急性失血超过总容量 30％ 是输血的指征。应采用去除白细胞的成分输血。其他支持治疗包括纠正患者的一般情况及有效控制感染和出血等。

（三）补充造血所需的元素或因子

因缺乏造血元素或因子所致的贫血，在合理补充后可取得良好疗效，如缺铁性贫血，维生素 B_{12} 或叶酸缺乏导致的巨幼细胞贫血在补充相应造血元素后，病情可迅速改善。维生素 B_{12} 或铁在正常机体有一定的储备，只有在其耗竭后才发生贫血。因此，治疗此类贫血时应注意补足储备，以免复发。

（四）造血生长因子或造血刺激药物

肾性贫血红细胞生成素生物合成减少，是红细胞生成素治疗的适应证。此外，红细胞生成素对某些慢性病贫血和肿瘤性贫血亦有一定疗效。雄激素有刺激骨髓造血和红细胞生成素样的效应，对慢性再生障碍性贫血有效。

（五）免疫抑制药

适用于发病机制与免疫有关的贫血。糖皮质激素是自身免疫性溶血性贫血（温抗体型）或纯红细胞再生障碍性贫血的主要治疗药物。抗胸腺细胞球蛋白或抗淋巴细胞球蛋白和环孢素可用于再生障碍性贫血特别是重症患者的治疗。

（六）异基因造血干细胞移植

适用于骨髓造血功能衰竭或某些严重的遗传性贫血如重型再生障碍性贫血、珠蛋白生成障碍性贫血及镰状细胞贫血等。干细胞来源首选人类白细胞抗原（human leukocyte antigen，HLA）相合的血缘或非血缘供者的外周血或骨髓。

（七）脾切除

脾脏是红细胞破坏的主要场所。某些贫血是脾切除的适应证，包括遗传性球形红细胞增多症、遗传性椭圆形红细胞增多症、内科治疗无效的自身免疫性溶血性贫血和脾功能亢进等。

第二节　白血病

一、概述

白血病是起源于造血干细胞的恶性克隆性疾病，受累细胞（白血病细胞）出现增生失控、分化障碍、凋亡受阻，大量蓄积于骨髓和其他造血组织，从而抑制骨髓正常造血功能并浸润淋巴结、肝、脾等组织器官。

根据白血病细胞的分化程度和自然病程，一般分为急性和慢性两大类。急性白血病（acute leukemia，AL）细胞的分化停滞于早期阶段，多为原始细胞和早期幼稚细胞，病情发展迅速，自然病程仅数月。慢性白血病（chronic leukemia，CL）细胞的分化停滞于晚期阶段，多为较成熟细胞或成熟细胞，病情相对缓慢，自然病程可达数年。

根据受累细胞系，AL 分为急性髓系白血病（acute myeloid leukemia，AML）和急性淋巴细胞白血病（acute lymphoblastic leukemia，ALL）两类；而CL 则主要分为慢性髓性白血病（chronic myelogenous leukemia，CML）和慢性淋巴细胞白血病（chronic lymphocytic leukemia，CLL）等。

（一）发病情况

我国白血病发病率 3/10 万～4/10 万。恶性肿瘤所致的病死率中，白血病居第 6 位（男）和第 8 位（女）；儿童及 35 岁以下成人中，居于第 1 位。

我国 AL 多于 CL（5.5∶1），其中 AML 最多（1.62/10 万），其次为 ALL（0.69/10 万）和 CML（0.36/10 万），CLL 少见（0.05/10 万）。男性多于女性（1.81∶1）。成人 AL 以 AML 多见，儿童以 ALL 多见。CML 在所有白血病患者中约占 15%，发病率随年龄增长而升高，中位发病年龄 53 岁。CLL 多发于老年，约 90% 的患者在 50 岁以上，女性患者的预后通常好于男性。我国白血病的发病率与亚洲其他国家相近，低于欧美国家，尤其是 CLL 明显低于欧美国家。

（二）病因和发病机制

病因尚不完全清楚。

1. 物理因素

X 线、γ 射线等电离辐射都有致白血病作用。因强直性脊柱炎而接受放疗的患者、日本广岛和长崎原子弹爆炸的幸存者中，白血病发病率均明显增高。发病风险的高低取决于放射剂量、时间和年龄等。

2. 化学因素

职业性接触苯以及含有苯的有机溶剂、接受烷化剂治疗如苯丙氨酸氮芥（美法仑）和亚硝基脲等患者发生白血病的危险性显著增高。部分急性早幼粒细胞白血病（APL）与乙双吗啉治疗银屑病有关。化学物质所致的白血病以 AML 为多。吸烟亦可能与白血病发病相关。

3. 生物因素

人类 T 淋巴细胞病毒 I 型（HTLV-1）是第一个被发现与成人 T 细胞白血病/淋巴瘤（ATL）有关的反转录病毒。可以由母亲向胎儿垂直传播，或通过性接触、血制品输注而横向传播。

4. 遗传因素

同卵孪生子中，如果一人发生白血病，另一人的发病率约 1/5，比双卵孪生子者高 12 倍。具有遗传倾向综合征的患者其白血病发病率增高，如 Down 综合征患者的白血病发病率比正常人高 20 倍；先天性再生障碍性贫血（范可尼贫血）、先天性血管扩张红斑病（Bloom 综合征）及先天性免疫球蛋白缺乏症等疾病患者白血病发病率均较高。

5. 其他血液病

某些血液病会进展成白血病，如骨髓增生异常综合征、淋巴瘤、多发性骨髓瘤、阵发性睡眠性血红蛋白尿症等。

白血病的发生可能是多步骤的，即所谓"二次打击"学说。一般来说，至少有两个阶段：各种原因所致的单个细胞内基因的决定性突变，激活某种信号通路，导致了克隆性异常造血细胞生成和强势增生，凋亡受阻；进一步遗传学改变（如形成某种融合基因）可能会涉及某些转录因子，导致分化阻滞或分化紊乱，从而引起白血病。

二、急性白血病

急性白血病（AL）是一组起源于造血干细胞的恶性克隆性疾病。不成熟的造血细胞大量增生并蓄积于骨髓和外周血，导致正常造血受抑，同时可浸润肝、脾、淋巴结等组织器官，临床表现为一系列浸润征象。病情发展迅速，如不及时治疗，通常数月内死亡。

（一）分类

AL 分为急性髓系白血病（AML）和急性淋巴细胞白血病（ALL）两大类。

1. AL 法美英（FAB）分型

（1）AML 的 FAB 分型。

M_0（急性髓系白血病微分化型，分钟 imally differentiated AML）：骨髓原始细胞＞30％，无嗜天青颗粒及 Auer 小体，核仁明显，髓过氧化物酶（MPO）及苏丹黑 B 阳性细胞＜3％；电镜下 MPO 阳性；CD33 或 CD13 等髓系标志可呈阳性，淋巴系抗原常为阴性，血小板抗原阴性。

M_1（急性粒细胞白血病未分化型，AML without maturation）：原粒细胞（Ⅰ型＋Ⅱ型，原粒细胞质中无颗粒为Ⅰ型，出现少数颗粒为Ⅱ型）占骨髓非红系有核细胞（NEC，指不包括浆细胞、淋巴细胞、组织嗜碱性细胞、巨噬细胞及所有红系有核细胞的骨髓有核细胞计数）的 90％以上，其中至少 3％以上的细胞为 MPO 阳性。

M_2（急性粒细胞白血病部分分化型，AML with maturation）：原粒细胞占骨髓 NEC 的 30％～89％，其他粒细胞＞10％，单核细胞＜20％。

我国将 M_2 又分为 M_{2a} 和 M_{2b}，后者由我国学者提出，特点为骨髓中原始及早幼粒细胞增多，但以异常的中性中幼粒细胞为主，有明显的核浆发育不平衡，核仁常见，此类细胞＞30％。

M_3（急性早幼粒细胞白血病，acute promyelocytic leukemia，APL）：骨髓中以颗粒增多的早幼粒细胞为主，此类细胞在 NEC 中＞30％。

M_4（急性粒-单核细胞白血病，acute myelomonocytic leukemia，AMML）：骨髓中原始细胞占 NEC 的 30％以上，各阶段粒细胞占 30％～80％，各阶段单核细胞＞20％。

M_4Eo（AML with eosinophilia）：除上述 M_4 型的特点外，嗜酸性粒细胞在 NEC 中＞5％。

M_5（急性单核细胞白血病，acute monocytic leukemia，AMoL）：骨髓 NEC 中原单核、幼单核及单核细胞≥80％。原单核细胞≥80％为 M_{5a}，＜80％为 M_{5b}。

M_6（红白血病，erythroleukemia，EL）：骨髓中幼红细胞≥50％，NEC 中原始细胞（Ⅰ型＋Ⅱ型）≥30％。

M_7（急性巨核细胞白血病，acute megakaryoblastic leukemia，AMeL）：骨髓中原始巨核细胞≥30％。血小板抗原阳性，血小板过氧化物酶阳性。

（2）ALL 的 FAB 分型。

L_1：原幼淋巴细胞以小细胞（直径≤12 μm）为主，胞质少，核型规则，核仁小而不清楚。

L_2：原幼淋巴细胞以大细胞（直径＞12 μm）为主，胞质较多，核型不规则，常见凹陷或折叠，核仁明显。

L_3：原幼淋巴细胞以大细胞为主，大小一致，胞质多，内有明显空泡，胞质嗜碱性，染色深，核型规则，核仁清楚。

2. AL 世界卫生组织（WHO）分型

WHO 分型是基于 FAB 分型，结合形态学、免疫学、细胞遗传学和分子生物学制定而成的，即所谓的 MICM 分型，其更能适合现代 AL 治疗策略的制定。

（1）AML 的 WHO 分型（2008 年）。①伴重现性遗传学异常的 AML：a. AML 伴 t（8；21）（q22；q22）；RUNX1-RUNX1T1。b. AML 伴 inv（16）（p13.1q22）或 t（16；16）（p13.1；q22）；CBFβ-MYH11。c. APL 伴 t（15；17）（q22；q12）；PML-RARα；d. AML 伴 t（9；11）（p22；q23）；MLL-MLLT3。e. AML 伴 t（6；9）（p23；q34）；DEK-NUP214。f. AML 伴 inv（3）（q21q26.2）或 t（3；3）（q21；q26.2）；RPN1-EVI1。g. AML（原始巨核细胞性）伴 t（1；22）（p13；q13）；RBM15-MKL1。h. AML 伴 NPM1 突变（暂命名）。i. AML 伴 CEBPA 突变（暂命名）。②AML 伴骨髓增生异常相关改变。③治疗相关的 AML。④非特殊类型 AML（AML，NOS）：a. AML 微分化型。b. AML 未分化型。c. AML 部分分化型。d. 急性粒单核细胞白血病。e. 急性单核细胞白血病。f. 急性红白血病。g. 急性巨核细胞白血病。h. 急性嗜碱性粒细胞白血病。i. 急性全髓增生伴骨髓纤维化。⑤髓系肉瘤。⑥Down 综合征相关的髓系增生：a. 短暂性异常骨髓增生（TAM）。b. Down 综合征相关的髓系白血病。⑦母细胞性浆细胞样树突细胞肿瘤。

（2）ALL 的 WHO 分型（2008 年）。①前体 B 细胞 ALL（B-ALL）：a. 非特殊类型的 B-ALL（B-ALL，NOS）。b. 伴重现性遗传学异常的 B-ALL：B-ALL 伴 t（9；22）（q34；q11），BCR/ABL；B-ALL 伴 t（v；11q23），MLL 重排；B-ALL 伴 t（12；21）（p13；q22），TEL-AML1（ETV6-RUNX1）；B-ALL 伴超二倍体；B-ALL 伴亚二倍体；B-ALL 伴 t（5；14）（q31；q32），IL3-IGH；B-ALL 伴 t（1；19）（q23；p13），E2A-PBX1（TCF3-PBX1）。②前体 T 细胞 ALL（T-ALL）。③Burkitt 型白血病。

（二）临床表现

起病急缓不一。临床表现主要与正常造血受抑和白血病细胞浸润有关，多无特异性。

1. 正常骨髓造血功能受抑表现

白血病细胞大量增生后，抑制了骨髓中正常白细胞（WBC）、血小板（PLT）和红细胞的生成，从而引起相关表现。

（1）发热：半数患者以发热为早期表现，主要与粒细胞缺乏所致的感染或白血病本身发热有关，但后种情况多≤38.5 ℃。热度从低热至高热不等，热型不定。常见感染部位有上呼吸道、肺部、口腔、肛周及全身（败血症）等。因正常 WBC 减少，局部炎症症状可以不典型。最常见的致病菌为革兰氏阴性杆菌，其次为革兰氏阳性球菌。因伴有免疫功能缺陷，还可能出现病毒、真菌及卡氏肺孢子菌感染等。

（2）出血：40％患者以出血为早期表现，主要与 PLT 减少和凝血功能异常有关。表现为皮肤淤点、淤斑、鼻出血、牙龈出血、月经过多等。颅内出血可出现头痛、呕吐、双侧瞳孔不对称，甚至昏迷、死亡。约 62％AL 患者死于出血，其中 87％为颅内出血。弥散性血管内凝血（DIC）常见于 APL，表现为全身广泛性出血；ALL 少见。

（3）贫血：半数患者就诊时已有重度贫血，尤其是继发于骨髓增生异常综合征（MDS）者。多呈正常细胞性贫血，进行性加重。表现为面色苍白、虚弱、头昏甚至呼吸困难等。年老体弱患者可诱发心血管症状。

2. 白血病细胞增生浸润表现

（1）淋巴结和肝、脾大：淋巴结肿大多见于 ALL。以颈、腋下和腹股沟等处多见，一般无触痛和粘连，质地中等。可有轻至中度肝脾大，除非是继发于骨髓增生性肿瘤（如慢性髓性白血病，CML），否则巨脾罕见。

（2）骨骼和关节：常有胸骨下端的局部压痛，提示骨髓腔内白血病细胞过度增生，具有一定特异性。白血病细胞浸润至骨膜、骨和关节会造成骨骼和关节疼痛，儿童多见。骨髓坏死时可引起骨骼剧痛。

（3）粒细胞肉瘤：2％～14％AML 患者出现粒细胞肉瘤，又称绿色瘤，因原始细胞聚集于某一部位，富含的 MPO 使切面呈绿色而得名。常累及骨膜，尤其是眼眶部，引起眼球突出、复视或失明。

（4）口腔和皮肤：牙龈浸润时会出现牙龈增生和肿胀；皮肤浸润时呈蓝灰色斑丘疹或皮肤粒细胞肉瘤，局部皮肤隆起变硬，多见于 M_4 和 M_5。部分患者具有 Sweet 综合征表现：发热、肢端皮肤红色斑丘疹或结节，皮肤组织病理检查见皮层大量成熟中性粒细胞浸润。

（5）中枢神经系统白血病（central nervous system leukemia，CNSL）：多见于儿童、高白血病细胞、ALL 和 M_5 患者，常发生在缓解期，少数以 CNSL 为首发表现。临床无症状或出现头痛、恶心、呕吐、颈项强直、抽搐及昏迷等。脊髓浸润可发生截瘫，神经根浸润可产生各种麻痹症状。由于化疗药物难以透过血—脑屏障，隐藏于 CNS 的白血病细胞不能有效杀灭，从而导致髓外复发。

（6）胸腺：约 10％的 ALL 患者有前纵隔（胸腺）肿块，多见于 T-ALL。巨大的前纵隔肿块压迫大血管和气管，还会引起上腔静脉压迫综合征或上纵隔综合征，出现咳嗽、呼吸困难、发绀、颜面水肿、颅内压增高等表现。

（7）睾丸：常为单侧、无痛性肿大，多见于 ALL 化疗缓解后的男性幼儿或青年，是除 CNSL 外又一重要的髓外复发的部位。

（8）其他：胸膜、肺、心、消化道、泌尿系统等均可受累，可无临床表现。

儿童患者的扁桃体、阑尾或肠系膜淋巴结被浸润时，常误诊为外科疾病。

（三）实验室检查

1. 血常规

大部分患者 WBC 增高。$>10\times10^9/L$ 者称为白细胞增多性白血病；$>100\times10^9/L$ 称高白细胞性白血病。也有不少患者 WBC 计数正常或减少，低者可 $<1\times10^9/L$，称为白细胞不增多性白血病。血片分类检查常见原始和（或）幼稚细胞，但白细胞不增多性病例可能阙如。伴有不同程度的贫血，少数病例血片上红细胞大小不等，可找到幼红细胞。约 50% 患者 $PLT<60\times10^9/L$。

2. 骨髓象

骨髓细胞形态学检查是诊断 AL 的基础。骨髓增生多明显活跃或极度活跃，约 10% 的 AML 增生低下，称为低增生性 AL。原始细胞占全部骨髓有核细胞 $\geq30\%$（FAB 分型标准）或 $\geq20\%$（WHO 分型标准）。多数病例骨髓象中白血病性的原幼细胞显著增多，而较成熟的中间阶段细胞阙如，并残留少量成熟粒细胞，形成"裂孔"现象。正常的巨核细胞和幼红细胞减少。Auer 小体常见于急性髓系白血病，有时可见于 AML M_4 和 M_5 白血病细胞，但不见于 ALL。

3. 细胞化学

将细胞学和化学相结合，在结构完整的白血病细胞中原位显示其化学成分和分布状况，为鉴别各类 AL 提供重要依据。常见反应见表 5-3。

表 5-3　常见 AL 类型鉴别

	急淋白血病	急粒白血病	急性单核细胞白血病
过氧化物酶（POX）	（－）	分化差的原始细胞（－）～（＋）	
分化好的原始细胞（＋）～（＋＋＋）	（－）～（＋）		
糖原反应（PAS）	（＋）成块或颗粒状	弥散性淡红色（－）（＋）	弥散性淡红色或细颗粒状（－）/（＋）
非特异性酯酶（NSE）	（－）	NaF 抑制不敏感（－）～（＋）	能被 NaF 抑制（＋）
碱性磷酸酶（AKP/NAP）	增加	减少或（－）	正常或增加

4. 免疫学

根据白血病细胞表达的系列相关抗原确定其来源，如淋巴系 T/B、粒-单系、红系、巨核系，后三者统称为髓系。白血病免疫分型欧洲组（EGIL）提出了免疫学积分系统（表 5-4），将 AL 分为四型：①急性未分化型白血病（AUL），髓系和 T 或 B 系抗原积分均 ≤2。②急性混合细胞白血病或急性双表型（白血病细胞同时表达髓系和淋巴系抗原）或双克隆（两群来源于各自干细胞的白血病细胞分别表达髓系和淋巴系抗原）或双系列（除白血病细胞来自同一干细胞外余同双克隆型）白血病，髓系和 B 或 T 淋巴系积分均＞2。③伴有髓系抗原表达的 ALL（My＋ALL），T 或 B 淋巴系积分＞2 同时髓系抗原表达，但积分≤2，和伴有淋巴系抗原表达的 AML（Ly＋AML）；髓系积分＞2 同时淋巴系抗原表达，但积分≤2。④单表型 AML，表达淋巴系（T 或 B）者髓系积分为 0，表达髓系者淋巴系积分为 0。

表 5-4　白血病免疫学积分系统（EGIL，1998）

分值	B 系	T 系	髓系
2	CD79a	CD_3	MPO
	Cy CD22	TCR-αβ	
	Cy IgM	TCR-γδ	
1	CD19	CD2	CD117
	CD20	CD5	CD_{13}
	CD10	CD8	CD_{33}
		CD10	CD65
0.5	TdT	TdT	CD14
	CD24	CD7	CD15

注：Cy，胞浆内；TCR，T 细胞受体。

特定的免疫表型与细胞形态、染色体改变存在一定的相关性：如高表达 CD34 和 CD117 的白血病细胞往往分化较差；伴 t（8；21）的 AML 常伴有 B 细胞表面标志 CD19 和 CD79a；M3 细胞 CD13 和 CD33 强阳性，而 HLA-DR 表达缺失。

5. 细胞遗传学和分子生物学

半数以上 AL 患者存在染色体核型异常。AML 最常见的染色体改变为 t（15；17）、t（8；21）、inv（16）、＋8、＋21 等；而成人 ALL 中最常见的是 Ph 染色体。许多染色体异常伴有特定基因的改变。例如，M3t（15；17）（q22；q21）系 15 号染色体上的 PML（早幼粒白血病基因）与 17 号染色体上 RARα（维 A 酸受体基因）形成 PML/RARα 融合基因。此外，某些 AL 还存在 N-RAS 癌基因点突变、活化，抑癌基因 P53、Rb 失活等。

6. 血液生化改变

血清乳酸脱氢酶可增高，AML 中 M_4 和 M_5 多见，但增高程度不如 ALL。血和尿中尿酸浓度增高，尤其是化疗期间。M_5 和 M_4 血清和尿溶菌酶活性增高，而 ALL 常降低。如发生 DIC 或纤溶亢进，则相应的凝血检测异常。合并 CNSL 时，脑脊液压力增高，WBC 增多（＞0.01×10^9/L），蛋白质增多

（＞450 mg/L），而糖定量减少，涂片中可找到白血病细胞。脑脊液清浊度随所含的细胞数而异。

（四）诊断和鉴别诊断

1. 诊断

根据临床表现、血常规和骨髓象特点诊断 AL 一般不难。但应尽可能完善初诊患者的 MICM 检查，综合判断患者预后并制定相应的治疗方案。

2. 鉴别诊断

（1）类白血病反应：类白血病反应表现为外周血 WBC 增多，涂片可见中、晚幼粒细胞；骨髓粒系左移，有时原始细胞会增多。但类白血病有原发病，血液学异常指标随原发病的好转而恢复；NAP 活力显著增高；无 Auer 小体。

（2）MDS：MDS 的 RAEB 型外周血和骨髓中均可出现原始和（或）幼稚细胞，但常伴有病态造血，骨髓中原始细胞＜20％，易与 AL 鉴别。

（3）再生障碍性贫血（AA）及特发性血小板减少性紫癜（ITP）：主要与 WBC 不增多性白血病相区别。根据 AL 的临床浸润征象和骨髓检查不难鉴别。

（4）传染性单核细胞增多症（infectious monocytosis，IM）：临床表现类似，如发热、淋巴结和肝脾大等。外周血出现大量异形淋巴细胞，但形态不同于原始细胞；血清中嗜异性抗体效价逐步上升；可检测出 EB 病毒标志物；病程短，为自限性疾病。

（五）治疗

AL 确诊后根据 MICM 结果进行预后分层，结合患者基础状况、自身意愿和经济能力等，制定个体化治疗方案并及早治疗。治疗期间，建议留置深静脉导管。适合造血干细胞移植（HSCT）的患者尽早行 HLA 配型。

1. 抗白血病治疗

（1）治疗策略。

诱导缓解治疗：抗白血病治疗的第一阶段，主要是联合化疗使患者迅速获得完全缓解（complete remission，CR）。CR 定义为白血病的症状和体征消失，外周血中性粒细胞绝对值 $\geq 1.5 \times 10^9$/L，PLT $\geq 100 \times 10^9$/L，白细胞分类中无白血病细胞；骨髓原粒细胞（原单＋幼单核细胞或原淋＋幼淋巴细胞）$\leq 5\%$，M_3 则要求原粒＋早幼粒细胞 $\leq 5\%$ 且无 Auer 小体，红细胞及巨核细胞系正常，无髓外白血病。理想的 CR 状态，白血病免疫学、细胞遗传学和分子生物学异常均应消失。

缓解后治疗：争取患者的长期无病生存（DFS）和痊愈。初治时体内白血病细胞数量 $10^{10} \sim 10^{12}$，诱导缓解达 CR 时，体内仍残留白血病细胞，称为微小残留病（分钟 imal residual disease，MRD），数量约 $10^8 \sim 10^9$，所以必须进行 CR 后治疗，以防复发。包括巩固强化治疗和维持治疗。

（2）AML 的治疗。

诱导缓解（除 M_3）：如下。最常用的是阿糖胞苷（Ara-C）联合蒽环/蒽醌类药物组成的"3＋7"方案：蒽环/蒽醌类药物，静脉注射，第 1～3 天；联合 Ara-C 100～200 mg/（m^2·d），静脉滴注，第 1～7 天。蒽环/蒽醌类药物主要有柔红霉素（DNR）、米托蒽醌（MIT）和去甲氧柔红霉素（IDA），其中 DNR 最为常用。提高蒽环/蒽醌类药物剂量或采用高剂量 Ara-C（HD Ara-C）不能提高CR 率，但对延长缓解期有利。国内采用生物酯碱-高三尖杉酯碱（HHT）联合Ara-C 诱导治疗 AML，CR 率为 60％～65％（表 5-5）。

表 5-5　急性白血病常用联合化疗方案

方案	药物	剂量和用法
DA	柔红霉素	45 mg/（m^2·d），静脉注射，第 1～3 天
	阿糖胞苷	Ara-C 100～200 mg/（m^2·d），静脉滴注，第 1～7 天
MA	米托蒽醌	8～12 mg/（m^2·d）静脉注射，第 1～3 天
	阿糖胞苷	Ara-C 100～200 mg/（m^2·d），静脉滴注，第 1～7 天
IA	去甲氧柔红霉素	12 mg/（m^2·d），静脉注射，第 1～3 天
	阿糖胞苷	Ara-C 100～200 mg/（m^2·d），静脉滴注，第 1～7 天
HA	高三尖杉酯碱	3～4 mg/（m^2·d），静脉滴注，第 5～7 天
	阿糖胞苷	Ara-C 100～200 mg/（m^2·d），静脉滴注，第 1～7 天
VP	长春新碱	2 mg，每周静脉注射 1 次
	泼尼松	1 mg/（kg·d），分次口服，连用 2～3 周
DVLP	柔红霉素	30 mg/（m^2·d），静脉滴注，每 2 周第 1～3 天，共 4 周
	长春新碱	2 mg，每周第 1 天静脉注射，共 4 周
	左旋门冬酰胺酶	10 000U/d，静脉滴注，第 19 天开始，连用 10 天
	泼尼松	1 mg/（kg·d），分次口服，连用 4 周
Hyper-CVAD		
A 方案	环磷酰胺	300 mg/（m^2·12 h），静脉注射 3 小时，第 1～3 天
	长春新碱	2 mg/d，静脉注射，第 4 天、11 天
	多柔比星（阿霉素）	50 mg/（m^2·d），静脉注射，第 4 天
	地塞米松	40 mg，口服或静脉滴注，第 1～4 天、第 11～14 天
B 方案	甲氨蝶呤	1 g/m^2，静脉滴注，第 1 天
	阿糖胞苷	3 g/m^2，每 12 小时 1 次，共 4 次，第 2～3 天

诱导化疗后早期（＋7 天）复查骨髓象，根据残留白血病水平和骨髓增生程度及时调整治疗强度，有利于提高诱导缓解率。

1 个疗程获 CR 者 DFS 高，而 2 个疗程诱导才达 CR 者 5 年 DFS 仅 10％。

2 个标准疗程仍未 CR 者，提示患者存在原发耐药，需更换方案，是进行异基因 HSCT 的适应证。

M_3 诱导缓解治疗：全反式维 A 酸（ATRA）25～45 mg/（m^2·d）口服直至缓解。治疗机制与 ATRA 诱导带有 PML-RARα 融合基因的早幼粒白血病细胞分化成熟有关。ATRA 联合化疗可提高 CR 率、降低维 A 酸综合征（retinoic acid syndrome，RAS）的发生率和病死率。RAS 多见于 M_3 单用 ATRA 诱导过程中，发生率 3%～30%，可能与细胞因子大量释放和黏附分子表达增加有关。临床表现为发热、体重增加、肌肉骨骼疼痛、呼吸窘迫、肺间质浸润、胸腔积液、心包积液、水肿、低血压、急性肾衰竭等。初诊时 WBC 较高或治疗后迅速上升者易发生 RAS。治疗包括暂停 ATRA、吸氧、利尿、高剂量地塞米松（10 mg，静脉注射，每日 2 次）和化疗等。M_3 合并出血者可输注新鲜冰冻血浆和血小板。国内 ATRA＋砷剂±化疗也可作为 M_3 一线诱导治疗。

缓解后治疗：①初诊时白血病细胞高，伴髓外病变，M_4/M_5，存在 t（8；21）或 inv（16）、$CD7^+$ 和 $CD56^+$，或有颅内出血者，应在 CR 后做脑脊液检查并鞘内预防性用药。②AML 比 ALL 的治疗时段明显缩短。但 M_3 用 ATRA 获得 CR 后，仍需化疗、ATRA 以及砷剂等药物交替维持治疗 2～3 年。AML CR 后可采用 HD Ara-C 方案（2～3 g/m^2，每 12 小时 1 次，静脉滴注 3 小时）巩固强化，连用 6～8 个剂量，单用或与安吖啶、MIT、DNR、IDA 等联用。伴有累及 CBF 融合基因的 AML 适用 HD Ara-C 巩固强化至少 3～4 个疗程，长期维持治疗已无必要。建议：①高危组首选异体 HSCT。②低危组首选 HD AraC 为主的联合化疗。③中危组，HSCT 和化疗均可采用。自体 HSCT（auto-HSCT）适用于部分中低危组患者。

通过多色流式细胞术、定量 PCR 等技术监测患者体内 MRD 水平是预警白血病复发的重要方法。巩固治疗后 MRD 持续高水平或先降后升，往往提示复发高风险。

复发、难治性 AML 的治疗：约 20% 患者标准方案不能获得 CR1，同时很多患者 2 年内会复发，此类患者仍缺乏有效的治疗方式。异基因 HSCT（allo-HSCT）是唯一可能获得长期缓解的治疗措施，移植前通过挽救方案获得缓解有利于提高移植疗效。具体方案选择：如下。①HD Ara-C 联合化疗：年龄 55 岁以下、身体状况及支持条件较好者，可选用。②新型药物联合化疗：新型烷化剂-cloretazine、核苷酸类似物-氯法拉滨、髓系单克隆抗体以及靶向药物如 FLT-3 抑制药等。③年龄偏大或继发性 AML 可采用预激方案化疗［如粒细胞集落刺激因子（G-CSF）＋阿克拉霉素＋Ara-C]。M_3 复发者用砷剂治疗仍有效。allo-HSCT 后复发患者可尝试供体淋巴细胞输注（DLI）、二次移植等。

（3）ALL 的治疗。

诱导缓解：长春新碱（VCR）和泼尼松（P）组成的 VP 方案，仍是 ALL 诱导缓解的基本方案，能使 50％成人 ALL 获得 CR，但易复发，CR 期 3～8 个月。DVLP 方案现为 ALL 诱导的推荐标准方案［DNR＋VCR＋左旋门冬酰胺酶（L-ASP）＋P］，CR 率 75％～92％。DVLP 加用环磷酰胺（CTX）或 Ara-C，可提高 T-ALL 的 CR 率和 DFS。CTX 会致出血性膀胱炎，临床上常用美司钠（mesna）预防。hyper-CVAD 作为 ALL 的诱导治疗，CR 率也可达 90％以上。高剂量甲氨蝶呤（HD-MTX）＋高剂量 CHOP（COPADM 方案）治疗成熟 B-ALL，CR 率 70％～80％，DFS 为 50％。对于极高危的 Ph＋ALL 患者，诱导化疗期间联合伊马替尼，不仅提高 CR 率，还可减少继发耐药的发生。青少年和年轻成人 ALL 按照儿童治疗方案，酌情增加化疗药物的剂量会疗效更好。

缓解后治疗：缓解后的巩固强化和维持治疗十分必要。高危或极高危组 ALL 应首选 allo-HSCT。如未行 allo-HSCT，ALL 总疗程一般需 3 年。为克服耐药并在脑脊液中达到治疗药物浓度，HD AraC（1～3 g/m^2）和 HD MTX（2～3 g/m^2）已广为应用。HD MTX 可致严重的黏膜炎，故治疗的同时需加用亚叶酸钙解救。巯嘌呤（6-MP）和 MTX 联用是普遍采用的有效维持方案。30％～40％的成人 ALL 可生存 5 年以上。

CNSL 的防治：ALL 患者 CNSL 较常见，是最常见的髓外白血病。CNSL 防治措施有头颅放疗、鞘内注射化疗药物和高剂量全身化疗。预防一般采用后两种，通常在 ALL 缓解后开始鞘内注射 MTX。对未曾接受过照射的 CNSL 采用 HD Ara-C（或 HD MTX）化疗联合 CNS 照射（12～18 Gy），至少半数病例有效；或者可联合鞘内注射地塞米松、MTX 或（和）Ara-C。不过先前有照射史的 CNSL，鞘内给药的有效率仅 30％。

睾丸白血病治疗：药物疗效不佳，必须进行放射治疗，即使仅有单侧睾丸肿大也要进行双侧照射和全身化疗。

HSCT：auto-HSCT 复发率较高，对总体生存（OS）的影响并不优于高剂量巩固化疗，现正在被替代中。allo-HSCT 是目前唯一可能治愈 ALL 的手段，40％～65％患者长期存活。主要适应证为：①复发难治性 ALL。②第二次缓解期（CR2）ALL：CR1 持续时间＜30 个月或者 CR1 期 MRD 持续高水平。③CR1 期高危或极高危 ALL：指伴有染色体畸变如 t（9；22）、t（4；11）、＋8；初诊时 WBC＞30×10^9/L 的前 B-ALL 和＞100×10^9/L 的 T-ALL；达 CR 时间＞4～6 周；诱导化疗 6 周后 MRD＞10^{-2} 且在巩固维持期持续存在或不断增高者。

ALL 复发治疗：骨髓复发最常见，髓外复发多见于 CNS 和睾丸。单纯髓外复发者多能同时检出骨髓 MRD，随之出现血液学复发；因此髓外局部治疗的同时，需进行全身化疗。ALL 一旦复发，不管采用何种化疗方案，CR2 期通常都较短暂（中位时间 2～3 个月），长期生存率＜5％，应尽早考虑 allo-HSCT 或二次移植。

（4）老年 AL 的治疗：＞60 岁的 AL 中，由 MDS 转化而来、继发于某些理化因素、耐药、重要器官功能不全、不良核型者多见，疗效近 30 年来未能取得明显进步，治疗更应强调个体化。多数患者化疗需减量用药，有条件的单位应鼓励患者加入临床研究。有 HLA 相合的同胞供体者可行降低强度预处理 HSCT（RIC-HSCT）。

2．一般治疗

（1）紧急处理高白细胞血症：循环血液中 WBC＞200×10^9/L 时，患者可产生白细胞淤滞症，表现为呼吸困难、低氧血症、言语不清、颅内出血、阴茎异常勃起等，病理学显示白血病血栓梗死与出血并存。当血 WBC＞100×10^9/L 时可使用血细胞分离机（APL 除外），快速清除过高的 WBC，同时给以化疗药物及水化碱化处理，预防高尿酸血症、酸中毒、电解质紊乱、凝血异常等并发症，减少肿瘤溶解综合征的发生风险。化疗药物可选用所谓化疗前短期预处理方案：AML 用羟基脲 1.5～2.5 g/6 h（总量 6～10 g/d），约 36 小时；ALL 用地塞米松 10 mg/m^2，静脉注射，联合或不联合其他化疗药物（如 CTX）。

（2）防治感染：AL 患者常伴有粒细胞减少，特别是在化、放疗后，可持续相当长时间，同时化疗常致黏膜损伤，故患者宜住消毒隔离病房或层流病房，所有医护人员和探访者在接触患者之前应洗手、消毒。G-CSF 或粒-单核系集落刺激因子（GM-CSF）可缩短粒细胞缺乏期，适用于 ALL；对于老年、强化疗或伴感染的 AML 也可使用。如有发热，应积极寻找感染源并迅速经验性抗生素治疗，待病原学结果出来后调整抗感染药物。

（3）成分输血：严重贫血可吸氧、输浓缩红细胞，维持 Hb＞80 g/L；但白细胞淤滞时不宜马上输注，以免增加血黏度。PLT 过低会引起出血，需输注单采血小板，维持 PLT≥10×10^9/L；合并发热和感染者可适当放宽输注指征。为预防输血反应及输血后移植物抗宿主病（GVHD）的发生，建议成分血经白细胞过滤并经辐照（约 25 Gy）处理灭活淋巴细胞后再输注。

（4）代谢并发症：白血病细胞负荷较高者，尤其是在化疗期间，容易产生高尿酸血症、高磷血症和低钙血症等代谢紊乱，严重者会合并高钾血症和急性肾功能损害。因此临床上应充分水化（补液量＞3L/d，每小时尿量＞150 mL/m^2）、碱化尿液，同时予别嘌醇（每次 100 mg，每日 3 次）降低尿酸。无尿和少尿患者按急性肾衰竭处理。

（六）预后

AL 若不经特殊治疗平均生存期仅 3 个月；经过现代治疗，不少患者可长期存活。对于 ALL，1～9 岁且 WBC＜50×10^9/L 者预后最好，CR 后经过巩固与维持治疗，50%～70%能够长期生存至治愈。成人 ALL 预后远不如儿童，3 年以上存活率仅 30%。年龄较大与白细胞计数较高的 AL 患者，预后不良。M_3 若能避免早期死亡则预后良好多可治愈。AML 患者，基因突变情况可能更能提示疾病预后。正常染色体 AML 伴单独 NPM1 突变者预后较好；而伴单独 FLT3 突变者，预后较差。t（8；21）及 inv（16）患者预后虽然相对较好，但如同时伴有 KIT 基因突变则预后较差。此外，继发于放化疗或 MDS 的白血病、早期复发、多药耐药者、需较长时间化疗才能缓解、合并髓外白血病者预后均较差。

三、慢性髓性白血病

慢性髓性白血病（CML），惯称慢粒，起病缓慢，多表现为外周血粒细胞显著增多伴成熟障碍，嗜碱性粒细胞增多，伴有明显脾大，甚至巨脾。自然病程分为慢性期、加速期和急变期。Ph 染色体（Philadelphia 染色体）和 BCR/ABL 融合基因为其标记性改变。

（一）发病机制

CML 患者骨髓及有核血细胞中存在的 Ph 染色体，其实质为 9 号染色体上 C-ABL 原癌基因移位至 22 号染色体，与 22 号染色体断端的断裂点集中区（BCR）连接，即 t（9；22）（q34；q11），形成 BCR/ABL 融合基因。其编码的 p210BCR/ABL 蛋白具有极强的酪氨酸激酶活性，使一系列信号蛋白发生持续性磷酸化，影响细胞的增生分化、凋亡及黏附，导致 CML 的发生。粒系、红系、巨核系及 B 淋巴细胞系均可发现 Ph 染色体。

（二）临床表现

各年龄组均可发病，中年居多，男女比例 3：2。起病缓慢，早期常无自觉症状，往往在偶然情况下或常规检查时发现外周血白细胞（WBC）升高或脾肿大，而进一步检查确诊。

1. 一般症状

CML 症状缺乏特异性，常见有乏力、易疲劳、低热、食欲减退、腹部不适、多汗或盗汗、体重减轻等。

2. 肝、脾大

脾大见于 90%的 CML 患者。部分患者就医时已达脐或脐下，甚至伸至盆腔，质地坚实，常无压痛；如发生脾周围炎可有触痛，脾梗死时出现剧烈腹痛并放射至左肩。脾大程度与病情、病程、特别是 WBC 数密切相关。肝大见于 40%～50%患者。但近年来由于定时接受健康体检，以 WBC 升高为首发表现的患者增多，而此时肝脾大并不明显。

3. 其他表现

包括贫血症状、胸骨中下段压痛等。WBC 过多可致"白细胞淤滞症"。少见有组胺释放所致的荨麻疹、加压素反应性糖尿病等。

4. 加速期/急变期表现

如出现不明原因的发热、虚弱、骨痛、脾脏进行性肿大、其他髓外器官浸润表现，贫血加重或出血，以及对原来有效的药物失效，则提示进入加速期或急变期。急变期为 CML 终末期，约 10% 患者就诊时呈急变期表现，类似于急性白血病（AL）。多数呈急粒变，其次是急淋变，少数为其他类型的急变。

（三）实验室和辅助检查

1. 血常规

慢性期，WBC 明显增高，多 $>50 \times 10^9$/L，有时可达 500×10^9/L，以中性粒细胞为主，可见各阶段粒细胞，晚幼和杆状核粒细胞居多，原始细胞 $<2\%$，嗜酸、嗜碱性粒细胞增多。疾病早期血小板（PLT）正常或增高，晚期减少，可出现贫血。中性粒细胞碱性磷酸酶（NAP）活性减低或呈阴性，治疗有效时活性恢复，疾病复发时复又下降。

2. 骨髓

增生明显活跃或极度活跃，以髓系细胞为主，粒：红比例可增至（10～30）：1，中性中幼、晚幼及杆状粒细胞明显增多。慢性期原始粒细胞 $<10\%$；嗜酸、嗜碱性粒细胞增多；红系细胞相对减少；巨核细胞正常或增多，晚期减少。进展到加速期时原始细胞 $\geq 10\%$；急变期 $\geq 20\%$，或原始细胞＋早幼细胞 $\geq 50\%$。骨髓活检可见不同程度的纤维化。

3. 细胞遗传学及分子生物学改变

Ph 染色体是 CML 的重要标志。CML 加速及急变过程中，可出现额外染色体异常，例如，＋8、双 Ph 染色体、i（17q）、＋21 等，往往早于骨髓形态的进展，对病情演变有警示作用。Ph 染色体阴性而临床怀疑 CML 者，行荧光原位杂交技术（FISH）或反转录-聚合酶链式反应（RT-PCR）可发现 BCR/ABL 融合基因。实时定量 PCR（RQ-PCR）定量分析 BCR/ABL 融合基因，对微小残留病灶（MRD）的动态监测及治疗有指导作用。

4. 血液生化

血清及尿中尿酸浓度增高；血清维生素 B_{12} 浓度及维生素 B_{12} 结合力显著增加，与白血病细胞增多程度呈正比；血清乳酸脱氢酶增高。

（四）诊断和鉴别诊断

1. 诊断

根据脾大，NAP 积分偏低或零分，特征性血常规和骨髓象，Ph 染色体和（或）BCR/ABL 融合基因阳性可诊断。确诊后进行临床分期，WHO 标准如下。

（1）慢性期（chronic phase，CP）：无临床症状或有低热、乏力、多汗、体重减轻和脾大等；外周血 WBC 增多，以中性粒细胞为主，可见各阶段粒细胞，以晚幼和杆状粒细胞为主，原始细胞<2%，嗜酸和嗜碱性粒细胞增多，可有少量幼红细胞；骨髓增生活跃，以粒系为主，中晚幼和杆状核增多，原始细胞<10%；Ph 染色体和（或）BCR/ABL 融合基因阳性。

（2）加速期（accelerated phase，AP）：具有下列之一或以上者。①外周血 WBC 和（或）骨髓中原始细胞占有核细胞 10%～19%。②外周血嗜碱性粒细胞≥20%。③与治疗无关的持续性 PLT 减少（<100×10⁹/L）或治疗无效的持续性 PLT 增高（>1000×10⁹/L）。④治疗无效的进行性 WBC 数增加和脾大。⑤细胞遗传学示有克隆性演变。

（3）急变期（blastic phase or blast crisis，BP/BC）：具有下列之一或以上者。①外周血 WBC 或骨髓中原始细胞占有核细胞≥20%。②有髓外浸润。③骨髓活检示原始细胞大量聚集或成簇。

2. 鉴别诊断

（1）类白血病反应：常并发于严重感染、恶性肿瘤、创伤等疾病。血 WBC 反应性增高，有时可见幼稚粒细胞，但该反应会随原发病的控制而消失。此外，脾大常不如 CML 显著，嗜酸和嗜碱性粒细胞不增多，NAP 反应强阳性，Ph 染色体及 BCR/ABL 融合基因阴性。

（2）骨髓纤维化（MF）：原发性 MF 脾脏可显著肿大；外周血 WBC 增多，但多≤30×10⁹/L；且幼红细胞持续存在，泪滴状红细胞易见。NAP 阳性。半数患者 JAK2 V617F 突变阳性。Ph 染色体及 BCR/ABL 融合基因阴性。

（3）慢性粒单核细胞白血病（CMML）：临床特点和骨髓象与 CML 类似，但具有单核细胞增多的特点，外周血单核细胞绝对值>1×10⁹/L。Ph 染色体及 BCR/ABL 融合基因阴性。

（4）Ph 染色体阳性的其他白血病：2%急性髓系白血病（AML）、5%儿童急性淋巴细胞白血病（ALL）及 20%成人 ALL 中也可出现 Ph 染色体，注意鉴别。

（5）其他原因引起的脾大：血吸虫病肝病、慢性疟疾、黑热病、肝硬化、脾功能亢进等均有脾大，但同时存在原发病的临床特点，血常规及骨髓象无 CML 改变，Ph 染色体及 BCR/ABL 融合基因阴性。

（五）治疗

治疗着重于 CP。初始目标为控制异常增高的 WBC，缓解相关症状及体征；而最终目标是力争达到血液学、细胞遗传学和分子生物学 3 个层次的缓解，避免疾病进展。

1. 一般治疗

CP 时白细胞淤滞症并不多见，一般无须快速降低 WBC，因快速降低白细胞反而易致肿瘤溶解综合征。巨脾有明显压迫症状时可行局部放射治疗，但不能改变 CML 病程。

2. 甲磺酸伊马替尼（IM）

IM 为低分子量 2-苯胺嘧啶复合物，是一种酪氨酸激酶抑制药（tyrosine kinase inhibitor，TKI）。其通过阻断 ATP 结合位点选择性抑制 BCR/ABL 蛋白的酪氨酸激酶活性，抑制细胞增生并诱导其凋亡，是第一个用于 CML 的靶向药物，也是目前 CML 首选治疗药物。此外，IM 还可以抑制其他两种酪氨酸激酶，即血小板衍生生长因子受体（PDGFR）和 C-KIT。IM 治疗的 7 年无事件生存率（EFS）81%，总生存率（OS）86%，而 MCyR 和 CCyR 分别为 89% 和 82%。IM 主要不良反应为早期 WBC 和 PLT 减少，水肿、皮疹及肌肉挛痛等。CP、AP、BP 的治疗剂量分别为 400 mg/d、600 mg/d、600~800 mg/d。

随着临床开展的深入和时间的推移，IM 耐药逐步显现，其定义为：①3 个月后未获 CHR。②6 个月未获 MCyR 或 12 个月未获 CCyR。③先前获得的血液学或细胞遗传学缓解丧失。IM 耐药与激酶结构区基因点突变、BCR/ABL 基因扩增和表达增加、P 糖蛋白过度表达等有关。此时可予药物加量（最大剂量800 mg/d），或改用新型 TKI，或接受异基因造血干细胞移植（allo-HSCT）。

3. 化学治疗

（1）羟基脲（HU）：为周期特异性抑制 DNA 合成的药物，起效快，持续时间短。常用剂量 3 g/d，分 2 次口服，待 WBC 减至 20×10^9/L 左右剂量减半，降至 10×10^9/L 时改为 0.5~1 g/d 维持治疗。治疗期间监测血常规以调节剂量。不良反应较少，较平稳地控制 WBC，但不改变细胞遗传学异常。目前多用于早期控制血常规或不能耐受 IM 的患者。

（2）白消安（马利兰）：烷化剂的一种，起效慢，后作用长。用药过量或敏感者小剂量应用会造成严重骨髓抑制，且恢复慢。现已少用。

（3）其他：阿糖胞苷、高三尖杉酯碱、靛玉红、砷剂等。

4. 干扰素 α（α-interferon，IFN-α）

IFN-α 具有抗肿瘤细胞增生、抗血管新生及细胞毒等作用。300 万~900 万单位/天，皮下或肌内注射，每周 3~7 次，持续数月至 2 年。起效慢，WBC 过多者宜在第 1~2 周并用 HU。CP 患者用药后约 70% 获得血液学缓解，1/3 患者Ph 染色体细胞减少。与小剂量阿糖胞苷联用可提高疗效。如治疗 9~12 个月后仍无细胞遗传学缓解迹象，则需调整方案。

5. 新型 TKI

包括尼洛替尼、达沙替尼和博舒替尼等，特点如下：①较 IM 具有更强的细胞增生、激酶活性的抑制作用。②对野生型和大部分突变型 BCR/ABL 细胞株均有作用，但对某些突变型（如 T315I）细胞株无效；③常见不良反应有骨髓抑制、胃肠道反应、皮疹、水钠潴留、胆红素升高等。目前主要用于对 IM 耐药或 IM 不能耐受的 CML 患者，临床经验仍然在积累中。

6. allo-HSCT

allo-HSCT 是目前唯一可能治愈 CML 的方法，但在 TKI 问世后地位已经下降。CP 患者移植后 5 年生存率 60%～80%。欧洲血液和骨髓移植组（EBMTG）认为患者年龄<20 岁、疾病在 12 个月内、CP1 期、非女供男受者及 HLA 全相合同胞供者是预后较好的因素。存在移植高风险的患者可先接受 IM 治疗，动态监测染色体和 BCR/ABL 融合基因，治疗无效时再行 allo-HSCT；IM 耐药且无 HLA 相合的同胞供体时，可予新型 TKI 短期试验（3 个月），无效者再行 allo-HSCT。

移植后密切监测 BCR/ABL 融合基因，若持续存在或水平上升，则高度提示复发可能。复发的主要治疗措施包括：①立即停用免疫抑制药。②药物治疗，如加用 IM。③供体淋巴细胞输注（DLI）。④二次移植。

7. AP 和 BP 治疗

推荐首选 IM 600～800 mg/d，疾病控制后如有合适供体，应及早行 allo-HSCT。如存在 IM 耐药或无合适供体可按 AL 治疗，但患者多对治疗耐受差，缓解率低且缓解期短。

（六）预后

CML 自然病程 3～5 年，经历较平稳的 CP 后会进展至 AP 和 BP。治疗后中位数生存 39～47 个月，个别可达 10～20 年，5 年 OS 25%～50%。预后相关因素有：①初诊时预后风险积分（Sokal1984 或 Hasford1998 积分系统）。②治疗方式。③病程演变。

第三节　淋巴瘤

淋巴瘤是起源于淋巴结和淋巴组织的免疫系统恶性肿瘤，其发生大多与免疫应答过程中淋巴细胞增生分化产生的某种免疫细胞恶变有关，以无痛性进行性的淋巴结肿大和局部肿块为其特征性的临床表现，并可有相应器官压迫症状。

淋巴瘤可发生在身体的任何部位，其中淋巴结、扁桃体、脾及骨髓是最易受到累及的部位。由于每一个患者的病变部位和范围都不相同，淋巴瘤的临床表现具有多样性。病变如侵犯结外的淋巴组织，例如扁桃体、鼻咽部、胃肠道、骨骼或皮肤等，则以相应组织器官受损的症状为主，当淋巴瘤浸润血液和骨髓时可形成淋巴瘤细胞白血病，如浸润皮肤时则表现为蕈样肉芽肿或红皮病。患者常有发热、消瘦、盗汗等全身症状。

按组织病理学改变淋巴瘤可分成霍奇金淋巴瘤（Hodgkin's lymphoma，HL）和非霍奇金淋巴瘤（non Hodgkin's lymphoma，NHL）两大类。

在我国淋巴瘤的总发病率男性为 1.39/10 万，女性为 0.84/10 万，男性发病明显多于女性。霍奇金淋巴瘤所占的比例低于欧美国家，非霍奇金淋巴瘤中滤泡型所占比例较低，弥散型占绝大多数。发病年龄以 20～40 岁为多见，约占 50%。

一、霍奇金淋巴瘤

（一）病因与发病机制

不完全清楚。

1. 感染因素

（1）EB 病毒：荧光免疫法检查 HL 患者血清，可发现部分患者有高价抗 EB 病毒抗体。HL 患者淋巴结在电镜下可见 EB 病毒颗粒。在 20% HL 的 RS 细胞中也可找到 EB 病毒。因此，EB 病毒与 HL 关系极为密切。在我国，HL 组织中的 EBV 检出率在 48%～57%。

（2）人类免疫缺陷病毒（human immunodeficiency virus，HIV）：感染人类免疫缺陷病毒可增加某些肿瘤的发生风险，其中包括 HL。获得性免疫缺陷综合征（acquired immunodeficiency syndrome，AIDS）患者中 HL 的发病率增加 2.5～11.5 倍。

（3）HHV-6：人疱疹病毒（human herpesvirus，HHV）是一种 T 淋巴细胞双链 DNA 病毒，广泛存在于成年人中。HL 患者的 HHV-6 阳性率和抗体滴度均较非 HL 者高，且随着 HL 疾病进展，HHV-6 的抗体滴度也逐渐升高。

（4）麻疹病毒：有报道在 HL 患者组织中可检测到麻疹病毒（measles virus，MV）抗原和 RNA。最近流行病学研究证实在孕期或围生期 MV 暴露与 HL 发病具有相关性。

2. 遗传因素

HL 在家庭成员中群集发生的现象已得到证实，有 HL 家族史者患 HL 危险较其他人高。同卵双胞胎同时发生 HL 的风险比异卵双胞胎显著增高。此外，特定等位基因可增加 HL 易感性。携带 HLA-DPB1 位点 DPB1 * 0301 等位基因可增加 HL 的危险性，携带 DPB1 * 0201 等位基因则危险性下降。

（二）病理和分型

组织病理学检查发现 RS 细胞是 HL 的特点。RS 细胞大小不一，20～60 pm，多数较大，形态极不规则，胞浆嗜双色性。核外形不规则，可呈"镜影"状，也可多叶或多核，偶有单核。核染质粗细不等，核仁大而明显。可伴各种细胞成分和毛细血管增生以及不同程度纤维化。结节硬化型 HL 中 RS 细胞由于变形，浆浓缩，两细胞核间似有空隙，称为腔隙型 RS 细胞。HL 通常从原发部位向邻近淋巴结依次转移，越过邻近淋巴结向远处淋巴结区的跳跃传布较少见。

HL 的分型曾普遍采用 1965 年 Rye 会议的分型方法。之后 WHO 在欧美淋巴瘤分型修订方案（revised European American lymphoma classification，REAL 分型）基础上制定了造血和淋巴组织肿瘤病理学和遗传学分型方案。该方案既考虑了形态学特点，也反映了应用免疫组化、细胞遗传学和分子生物学等新技术对血液和淋巴系统肿瘤的新认识和确定的新病种。WHO 分类将 HL 分为结节性淋巴细胞为主型霍奇金淋巴瘤（nodular lymphocytic predo 分钟 ance Hodgkin's lymphoma，NLPHL）和经典型霍奇金淋巴瘤（classical Hodgkin's lymphoma，CHL）两大类，这种分类反映了两类肿瘤在病理形态学、免疫表型及分子生物学、临床表现和生物学行为方面的差异。其中 CHL 又分为 4 个亚型：结节硬化型（nodular sclerosis，NSHL）、混合细胞型（mixed cellularity，MCHL）、富于淋巴细胞型（lymphocyte-rich，LRCHL）及淋巴细胞减消型（lymphocytic depletion，LDHL）。WHO 分型和 Rye 分型的主要区别在于将淋巴细胞为主型分为结节性淋巴细胞为主型和富于淋巴细胞经典型。结节性淋巴细胞为主型表现为淋巴结结构完全或部分被结节样或结节和弥散混合的病变取代，细胞成分主要为淋巴细胞、组织细胞，可见特征性的"爆米花样"RS 细胞，免疫表型为 CD20$^+$、CD15$^-$、CD30$^-$。患者多伴 Ⅰ～Ⅱ 期病变，男性多见。富于淋巴细胞经典型形态学上以淋巴细胞、组织细胞为主，RS 细胞呈现经典 HL 的形态学和免疫表型（CD30$^+$，CD15$^+$，CD20$^-$）。

国内以混合细胞型为最常见，结节硬化型次之，其他各型均较少见。各型并非固定不变，部分患者可发生类型转化，仅结节硬化型较为固定。HL 的组织分型与预后有密切的关系，将在预后中阐述。

（三）临床表现

HL 多见于青年。

1. 全身症状

发热、盗汗和消瘦（6 个月内体重减轻 10％以上）较多见，其次是皮肤瘙痒和乏力。30％～40％ HL 患者以原因不明的持续发热为起病症状。周期性发热（Murchison-Pel-Ebstein 热）约见于 1/6 患者，表现为在数日内体温逐步上升至 38～40 ℃，持续数日，然后逐步下降至正常，经过 10 天至 6 星期或更长的间歇期，体温又开始上升，如此周而复始反复出现，并逐步缩短间歇期。此外，可有局部及全身皮肤瘙痒，多为年轻患者，特别是女性。全身瘙痒可为 HL 的唯一全身症状。

2.淋巴结肿大

浅表淋巴结肿大最为常见，常是无痛性的颈部或锁骨上的淋巴结进行性肿大（占60%～80%），其次为腋下淋巴结肿大。肿大的淋巴结可以活动，也可互相粘连，融合成块，质地为硬橡皮样，边缘清楚。少数患者仅有深部淋巴结肿大。淋巴结肿大可压迫邻近器官，如压迫神经，可引起疼痛；纵隔淋巴结肿大，可致咳嗽、胸闷、气促、肺不张及上腔静脉压迫症等；腹膜后淋巴结肿大可压迫输尿管，引起肾盂积水，硬膜外肿块导致脊髓压迫症等。特殊症状为饮酒痛，即饮酒后引起肿瘤部位疼痛，表现为酒后数分钟至几小时发生。发生饮酒痛患者多有纵隔侵犯，且女性较多，并常随病变的缓解或发展，而消失或重现，近年来，随早期诊断和有效治疗，饮酒痛不常见。

3.淋巴结外受累

与NHL相比要少得多，即使累及器官，亦有器官偏向性，累及脾组织较常见，侵犯肺、胸膜较NHL多见，但病变累及胃肠道很少见。结外浸润可引起如肺实质浸润、胸腔积液、骨痛、腰椎或胸椎破坏、脊髓压迫症、肝大和肝痛、黄疸、脾大等。结外病变与淋巴结内病变常同时出现，或出现在淋巴结病变后。总的说来，独立的结外表现（如皮下结节）而无淋巴结受累的情况是没有的，后者常提示NHL。

（四）实验室和辅助检查

1.血液和骨髓检查

HL常有轻或中等贫血，少数白细胞轻度或明显增加，伴中性粒细胞增多。约1/5患者嗜酸性粒细胞升高。骨髓被广泛浸润或发生脾功能亢进时，可有全血细胞减少。骨髓涂片发现RS细胞是HL骨髓浸润依据。骨髓浸润大多由血源播散而来，骨髓穿刺涂片阳性率仅3%，但活检法可提高至9%～22%。

2.化验检查

疾病活动期血沉加快，30%～40%患者出现血清乳酸脱氢酶活性增高，后者提示预后不良。当血清碱性磷酸酶活力或血钙增加，提示骨骼累及。β_2-微球蛋白（β_2-microglobulin，β_2-MG）是一种和HLA相关的细胞膜蛋白，与肿瘤负荷相关，广泛病变者高于局限病变者。

3.影像学检查

（1）浅表淋巴结的检查：B超检查和核素显像可更好显示肿大的浅表淋巴结。

（2）纵隔与肺的检查：2/3的患者在初治时伴有胸腔内病变。胸部摄片了解纵隔增宽、肺门增大、胸水及肺部病灶情况，胸部CT可确定纵隔与肺门淋巴结肿大。纵隔淋巴结肿大常见，特别是结节硬化型的女性患者。其他包括肺间质累及、胸腔积液、心包积液、胸壁肿块等，均可在胸部 CT 中体现。

（3）腹腔、盆腔的检查：CT 是腹部检查首选的方法。30％～60％具有横膈上方临床症状体征的患者 CT 发现有腹部和盆腔淋巴结累及。CT 不仅能显示腹主动脉旁淋巴结，而且还能显示淋巴结造影所不能检查到的脾门、肝门和肠系膜淋巴结等受累情况，同时还显示肝、脾、肾受累的情况。CT 阴性而临床上怀疑时，可考虑做下肢淋巴造影。B 超检查准确性不及 CT，重复性差，受肠气干扰较严重，但在无 CT 设备时仍不失是一种较好的检查方法。

（4）肝、脾的检查：CT、B 超、核素显像及 MRI 只能查出单发或多发结节，对弥散浸润或粟粒样小病灶难以发现。一般认为有两种以上影像诊断同时显示实质性占位病变时才能确定肝脾受累。

（5）胃肠道的检查：淋巴瘤的结外病变中，以小肠和胃较常见，其他还有食管、结肠、直肠，还可侵犯胰腺。原发于胃肠道的 HL 较 NHL 少见。胃镜和肠镜有助于诊断。

（6）正电子发射计算机断层显像（PET）：PET 可以显示淋巴瘤或淋巴瘤残留病灶，可作为淋巴瘤诊断、疗效评估和随访的重要手段。淋巴瘤治疗结束后的PET 检查，应至少在化疗或免疫治疗结束 3 周以上，最好为 6～8 周进行；放疗或同时放化疗的则为 8～12 周。

4. 病理学检查

病理诊断是确诊 HL 及病理类型的主要依据，选取较大的淋巴结，完整地取出，避免挤压，切开后在玻片上作淋巴结印片，然后置固定液中。淋巴结印片Wright 染色后做细胞病理形态学检查，固定的淋巴结经切片和 HE 染色后作组织病理学检查。深部淋巴结可依靠 B 超或 CT 引导下细针穿刺涂片作细胞病理形态学检查。病理检查见典型的 RS 细胞。约 85％的结节硬化型和混合细胞型 HL表达 CD30（Ki-1）。大部分的经典 HL 的 RS 细胞表达 CD15 和白介素受体（CD25）。35％～40％的结节硬化型和混合细胞型 RS 细胞表达 B 细胞抗原 CD19和 CD20。结节性淋巴细胞为主型（LPHD）是一种特殊亚型，其 RS 细胞如"爆米花样"，表达 B 细胞抗原 CD20 和 CD45。

5. 剖腹探查

患者一般不易接受。但必须为诊断及临床分期提供可靠依据时可考虑剖腹探查，如发热待查病例，临床高度怀疑淋巴瘤，B 超发现有腹腔淋巴结肿大，但无浅表淋巴结或病灶可供活检的情况下，为明确分期诊断，有时需要剖腹探查。

（五）诊断和鉴别诊断

1. 诊断

确诊主要依赖病变淋巴结或肿块的病理活检检查。明确淋巴瘤的诊断和分类分型诊断后，还需根据淋巴瘤分布范围，按照下列 Ann Arbor 会议（1966）提出的 HL 临床分期方案（NHL 也参照使用）进行临床分期和分组。

Ⅰ期：病变仅限于一个淋巴结区（Ⅰ）或单个结外器官局部受累（ⅠE）。

Ⅱ期：病变累及膈同侧 2 个或更多的淋巴结区（Ⅱ），或病变局限侵犯淋巴结以外器官及同侧一个以上淋巴区（ⅡE）。

Ⅲ期：膈上下均有淋巴结病变（Ⅲ），可伴脾累及（ⅢS），结外器官局限受累（ⅢE），或脾与局限性结外器官受累（ⅢSE）。

Ⅳ期：一个或多个结外器官受到广泛性或播散性侵犯，伴或不伴淋巴结肿大。肝或骨髓只要受到累及均属Ⅳ期。

分期记录符号：E. 结外；X. 直径 10 cm 以上的巨块；M. 骨髓；S. 脾脏；H. 肝脏；O. 骨骼；D. 皮肤；P. 胸膜；L. 肺。

各期按全身症状有无分为 A、B 3 组。无症状者为 A，有症状为 B。全身症状包括 3 个方面：①发热 38 ℃以上，连续 3 天以上，且无感染原因。②6 个月内体重减轻 10%以上。③盗汗：即入睡后出汗。

2. 鉴别诊断

淋巴结肿大应与感染、免疫、肿瘤性疾病继发的淋巴结病变相鉴别。

淋巴结炎多有感染灶，淋巴结肿大伴红、肿、热、痛等急性期症状。急性期过后，淋巴结缩小，疼痛消失。慢性淋巴结炎的淋巴结肿大一般为 0.5～1 cm，质地较软、扁、多活动，与 HL 肿大淋巴结的大、丰满和质韧不同。

结节病多见于青少年及中年人，多侵及淋巴结，可伴多处淋巴结肿大，常见于肺门淋巴结对称性肿大，或有气管旁及锁骨上淋巴结受累，淋巴结多在 2 cm 直径内，质地一般较硬，可伴长期低热。活检病理可找到上皮样结节，Kvein 试验 90%呈阳性反应，血管紧张素转换酶在淋巴结及血清中均升高。

肿瘤淋巴结转移多有原发病灶的表现，淋巴结活检有助于鉴别。

病理方面，混合细胞型因基质细胞丰富，需与外周 T 细胞淋巴瘤和富 T 细胞的 B 细胞淋巴瘤鉴别，此时，免疫组化的结果非常关键。RS 细胞对 HL 的病理组织学诊断有重要价值，但近年报道 RS 细胞可见于传染性单核性细胞增多症、结缔组织病及其他恶性肿瘤。因此在缺乏 HL 其他组织学改变时，单独见到 RS 细胞，不能确诊 HL。

（六）治疗

早期病例（Ⅰ、Ⅱ期）对放射治疗敏感，治愈率达 80%以上，但因单一放疗的近期和远期毒副反应很大，为了减少治疗毒副反应，近 20 多年来对早期病例采用低毒性 ABVD 方案（多柔比星、博来霉素、长春新碱、达卡巴嗪）联合化疗，也取得了类似放疗的好效果。进展期（Ⅲ、Ⅳ期）病例，主张以 ABVD 方案为金标准治疗，治愈率也在 60%以上。而预后最差的复发和难治性病例，由于大剂量化疗和自体造血干细胞移植的发展，其疗效和生存期也得到改善。

Ⅰ～Ⅱ期的 HL，目前认为最佳的治疗方案是 4～6 个周期的 ABVD 方案联合 20～30 Gy 的受累野的照射治疗。ABVD 方案对生育功能影响小，较少引起继发性肿瘤。Ⅲ～Ⅳ期 HL 患者亦以化疗为主，ABVD 方案仍然是标准方案。ABVD 方案 6～8 个周期，其中在 4～6 个周期后复查，若达到完全缓解（complete remission，CR）/未确定的 CR（unconfirmed CR，CRu），则继续化疗 2 个周期，伴有巨大肿块的患者需行巩固性放疗。

对于难治性的和联合化疗后复发的 HL，则包括 3 种情况：

（1）原发耐药，初始化疗即未能获得 CR。

（2）联合化疗虽然获得缓解，但是缓解时间<1 年。

（3）化疗后缓解时间>1 年。缓解时间>1 年后复发病例，可仍然使用以前的有效方案。

近年来国际多个霍奇金淋巴瘤研究组推出多个解救方案，获得了一定的疗效，其中包括 ICE 方案（异环磷酰胺、卡铂、依托泊苷）、DHAP（地塞米松、顺铂、阿糖胞苷）、ESHAP（依托泊苷、甲泼尼龙、阿糖胞苷、顺铂）等。对于原发耐药或缓解不>1 年的病例，可以应用大剂量化疗结合自身造血干细胞移植治疗。异体造血干细胞移植的指征为：①患者缺乏足够的干细胞进行移植。②患者原有病变病情稳定但骨髓持续浸润。③自体移植后复发的患者。

（七）预后

HL 是化疗可治愈的肿瘤之一，其预后与组织类型及临床分期紧密相关。淋巴细胞为主型（包括 WHO 分类的 NLPHL 和 LRCHL）预后最好，5 年生存率可达 94.3%，但 NLPHL 和 LRCHL 的预后差异有待进一步研究，而淋巴细胞消减型最差，5 年生存率仅为 27.4%。HL 临床分期为Ⅰ期与Ⅱ期 5 年生存率在 90%以上，Ⅳ期为 31.9%；有全身症状较无全身症状为差；儿童及老年人预后一般比中青年为差；女性预后较男性为好。

国际上将七个因素综合起来，以评估患者的预后，包括性别、年龄、Ann Arbor 分期、白细胞计数、淋巴细胞计数、血红蛋白浓度、血清蛋白水平。男性、年龄≥45 岁、Ann Arbor 分期为Ⅳ期、白细胞数≥$15×10^9$/L，淋巴细胞绝对值<$15×10^9$/L，血红蛋白<105 g/L，血清蛋白<40 g/L 中，具有上述 5～7 个因素的患者，5 年的无进展生存率只有 42%。

二、非霍奇金淋巴瘤

（一）病因和发病机制

与霍奇金淋巴瘤一样，非霍奇金淋巴瘤的病因和发病机制尚未完全阐明，可能与以下多种因素有关。

1. 感染

（1）EB 病毒：Burkitt 淋巴瘤有明显地方流行性。这类患者 80％以上的血清中 EB 病毒抗体滴定度明显增高，而非 Burkitt 淋巴瘤患者滴定度增高者仅 14％。普通人群中滴定度高者发生 Burkitt 淋巴瘤的机会也明显增多。均提示 EB 病毒是 Burkitt 淋巴瘤的病因。EB 病毒与 T 细胞淋巴瘤和免疫缺陷相关淋巴瘤也有密切的关系。

（2）反转录病毒：日本的成人 T 细胞淋巴瘤/白血病有明显的家族集中趋势，且呈地区性流行。20 世纪 70 年代后期一种反转录病毒人类 T 细胞白血病/淋巴瘤病毒（HTLV）被证明是成人 T 细胞白血病/淋巴瘤的病因。另一反转录病毒 HTLVⅡ近来被认为与 T 细胞皮肤淋巴瘤（蕈样肉芽肿）的发病有关。NHL 为 AIDS 相关性肿瘤之一，艾滋病患者患 NHL 的危险性是普通人群的60～100 倍。

（3）HHV-8：人类疱疹病毒-8（human herpesvirus-8，HHV-8）也称 Kaposi 肉瘤相关疱疹病毒，是一种亲淋巴细胞 DNA 病毒，与较少见的 NHL 类型即特征性体腔淋巴瘤/原发性渗出性淋巴瘤（primary effusion lymphoma，PEL）有关。

（4）幽门螺杆菌：胃黏膜淋巴瘤是一种 B 细胞黏膜相关的淋巴样组织（MALT）淋巴瘤，幽门螺杆菌抗原的存在与其发病有密切的关系，抗幽门螺杆菌治疗可改善其病情。

2. 免疫功能低下

患者的免疫功能低下也与淋巴瘤的发病有关。近年来发现遗传性或获得性免疫缺陷患者伴发淋巴瘤者较正常人为多，器官移植后长期应用免疫抑制药而发生恶性肿瘤者，其中 1/3 为淋巴瘤。干燥综合征患者中淋巴瘤发病率比一般人群高。

3. 环境因素及职业暴露

如使用杀虫剂、除草剂、杀真菌剂等，以及长期接触溶剂、皮革、染料及放射线等都与 NHL 的发生有关。

（二）病理和分型

NHL 病变淋巴结切面外观呈鱼肉样。镜下正常淋巴结构破坏，淋巴滤泡和淋巴窦可以消失。增生或浸润的淋巴瘤细胞成分单一排列紧密，大部分为 B 细胞性。NHL 常原发累及结外淋巴组织，往往跳跃性播散，越过邻近淋巴结向远处淋巴结转移。大部分 NHL 为侵袭性，发展迅速，易发生早期远处扩散。有多中心起源倾向，有的病例在临床确诊时已播散至全身。

1982 年美国国立癌症研究所制定了 NHL 国际工作分型（IWF），依据 HE 染色形态学特征将 NHL 分为 10 个类型。在相当一段时间内，被各国学者认同与采纳。但 IWF 未能反映淋巴瘤细胞的免疫表型（B 细胞或 T 细胞来源），也未能将近年来运用免疫组化、细胞遗传学和分子生物学等新技术而发现的新病种包括在内。

WHO 分类对认识不同类型淋巴瘤的疾病特征和制定合理的个体化的治疗方案具有重要意义。按肿瘤的细胞来源确定类型，淋巴组织肿瘤包括淋巴瘤和其他淋巴组织来源的肿瘤，该分类已为病理与临床所沿用。

WHO（2008）分型方案中较常见的 NHL 亚型包括以下几种。

1. 边缘带淋巴瘤

边缘带淋巴瘤（marginal zone lymphoma，MZL）为发生部位在边缘带，即淋巴滤泡及滤泡外套之间结构的淋巴瘤。边缘带淋巴瘤系 B 细胞来源，CD5$^+$，表达 BCL-2，在 IWF 往往被列入小淋巴细胞型或小裂细胞型，临床经过较缓，属于"惰性淋巴瘤"的范畴。

（1）淋巴结边缘区 B 细胞淋巴瘤（MZL）：系发生在淋巴结边缘带的淋巴瘤，由于其细胞形态类似单核细胞，亦称为"单核细胞样 B 细胞淋巴瘤"。

（2）脾边缘区细胞淋巴瘤（SMZL）：可伴随绒毛状淋巴细胞。

（3）结外黏膜相关性边缘区 B 细胞淋巴瘤（MALT）：系发生在结外淋巴组织边缘带的淋巴瘤，可有 t（11；18），包括甲状腺的桥本甲状腺炎、涎腺的干燥综合征以及幽门螺杆菌相关的胃淋巴瘤。

2. 滤泡性淋巴瘤

滤泡性淋巴瘤（follicular lymphoma，FL）指发生在生发中心的淋巴瘤，为 B 细胞来源，CD5$^+$，BCL-2$^+$，伴 t（14；18）。为"惰性淋巴瘤"，化疗反应好，但不能治愈，病程长，反复复发或转成侵袭性。

3. 套细胞淋巴瘤

套细胞淋巴瘤（mantle cell lymphoma，MCL）曾称为外套带淋巴瘤或中介淋巴细胞淋巴瘤。在 IWF 常被列入弥散性小裂细胞型。来源于滤泡外套的 B 细胞，CD5$^+$，BCL-2$^+$，常有 t（11；14）。临床上老年男性多见，占 NHL 的 8%。本型发展迅速，中位存活期 2～3 年，属侵袭性淋巴瘤，化疗完全缓解率较低。

4. 弥散性大 B 细胞淋巴瘤

弥散性大 B 细胞淋巴瘤（diffuse large B cell lymphoma，DLBCL）是最常见的侵袭性 NHL，常有 t（3；14），与 BCL-2 表达有关，其 BCL-2 表达者治疗较困难，5 年生存率在 25% 左右，而低危者可达 70% 左右。

5. 伯基特淋巴瘤

伯基特淋巴瘤（Burkitt lymphoma，BL）由形态一致的小无裂细胞组成。细胞大小介于大淋巴细胞和小淋巴细胞之间，胞浆有空泡，核仁圆，侵犯血液和骨髓时即为急性淋巴细胞白血病 L$_3$ 型。CD20$^+$，CD22$^+$，CD5$^-$，伴 t（8；14），与 MYC 基因表达有关，增生极快，是严重的侵袭性 NHL。流行区儿童多见，颌骨累及是特点。非流行区，病变主要累及回肠末端和腹部脏器。

6. 血管免疫母细胞性 T 细胞淋巴瘤

血管免疫母细胞性 T 细胞淋巴瘤（angio-i mmunoblastic T cell lymphoma，AITCL）过去认为系一种非恶性免疫性疾患，称作"血管免疫母细胞性淋巴结病（angio i mmunoblastic lymphadenopathy disease，AILD），近年来研究确定为侵袭性 T 细胞淋巴瘤的一种，表现为淋巴结肿大、脏器肿大、发热、皮疹、瘙痒、嗜酸性粒细胞增多和免疫学谱异常。病理特征为淋巴结多形性浸润，伴高内皮小静脉和滤泡的树突状细胞常显著增生。CD4 表达比 CD8 更常见。

7. 间变性大细胞淋巴瘤

间变性大细胞淋巴瘤（anaplastic large cell lymphoma，ALCL）细胞形态特殊，类似 Reed-Sternberg 细胞，有时可与霍奇金淋巴瘤和恶性组织细胞病混淆。细胞呈 CD30+，常有 t（2；5）染色体异常。位于 5q35 的核磷蛋白（nucleopho-simn，NPM）基因融合到位于 2p23 的编码酪氨酸激酶受体的 ALK 基因，形成 NPM-ALK 融合蛋白。临床常有皮肤侵犯，伴或不伴淋巴结及其他结外部位病变。免疫表型可为 T 细胞型或 NK 细胞型。临床发展迅速，ALK 阳性者预后较好。

8. 周围 T 细胞淋巴瘤

周围 T 细胞淋巴瘤（peripheral T-cell lymphoma，PTCL）所谓"周围性"，指 T 细胞已向辅助 T 或抑制 T 分化，可表现为 CD4+ 或 CD8+，而未分化的胸腺 T 细胞 CD4，CD8 均呈阳性。本型为侵袭性淋巴瘤的一种，化疗效果可能比大 B 细胞淋巴瘤差。本型通常表现为大、小混合的不典型淋巴细胞，在工作分型中可能被列入弥散性混合细胞型或大细胞型。本型日本多见，在欧美约占淋巴瘤中的 15%，我国也较多见。

9. 成人 T 细胞白血病/淋巴瘤

成人 T 细胞白血病/淋巴瘤是周围 T 细胞淋巴瘤的一个特殊类型，与 HTLV-1 病毒感染有关，主要见于日本及加勒比海地区。肿瘤或白血病细胞具有特殊形态。常表达 CD3、CD4、CD25 和 CD52。临床常有皮肤、肺及中枢神经系统受累，伴血钙升高，通常伴有免疫缺陷。预后恶劣，化疗后往往死于感染。中位存活期不足一年，本型我国很少见。

10. 蕈样肉芽肿（mycosis fungoides，MF）

侵及外周血液为赛塞里综合征。临床属惰性淋巴瘤类型。增生的细胞为成熟的辅助性 T 细胞，呈 CD3+、CD4+、CD8−。MF 系皮肤淋巴瘤，发展缓慢，临床分 3 期：红斑期——皮损无特异性；斑块期；最后进入肿瘤期。皮肤病变的病理特点为表皮性浸润，具有 Pautrier 微脓肿。赛塞里综合征罕见，见于成人，是

MF 的白血病期，可有全身红皮病、瘙痒、外周血有大量脑回状核的赛塞里细胞（白血病细胞）。后期可侵犯淋巴结及内脏，为侵袭性皮肤 T 细胞淋巴瘤。

（三）临床表现

相对 HL 而言，NHL 随年龄增长而发病增多，男性较女性为多。NHL 有远处扩散和结外侵犯倾向，对各器官的侵犯较 HL 多见。除惰性淋巴瘤外，一般发展迅速。两者的临床表现比较见表 5-6。

表 5-6　非霍奇金淋巴瘤与霍奇金淋巴瘤临床表现比较

临床表现	非霍奇金淋巴瘤	霍奇金淋巴瘤
发生部位	结外淋巴组织发生常见	通常发生于淋巴结
发展规律	血源性扩散，非邻近淋巴结发展常见	向邻近淋巴结延续性扩散
病变范围	局部淋巴结病变少见	局部淋巴结病变常见
骨髓侵犯	常见	少见
肝侵犯	常见	少见
脾侵犯	不常见	常见
纵隔侵犯	除淋巴母细胞型等外，不常见	常见，尤其结节硬化型 HL
肠系膜病变	常见	少见
咽环	可见	罕见
滑车上淋巴结	偶见	罕见
消化道侵犯	常见	罕见
中枢神经侵犯	偶见	罕见
腹块	常见	少见
皮肤侵犯	偶见，T 细胞型较多见	罕见

1. 全身症状

发热、消瘦、盗汗等全身症状多见于晚期，全身瘙痒很少见。

2. 淋巴结肿大

淋巴结肿大为最常见的首发临床表现，无痛性颈和锁骨上淋巴结进行性肿大，其次为腋窝、腹股沟淋巴结。其他以高热或各系统症状发病也很多见。与 HL 不同，其肿大的淋巴结一般不沿相邻区域发展，且较易累及滑车上淋巴结、口咽环病变、腹腔和腹膜后淋巴结（尤其是肠系膜和主动脉旁淋巴结），但纵隔病变较 HL 少见。低度恶性淋巴瘤时，淋巴结肿大多为分散、无粘连，易活动的多个淋巴结，而侵袭性或高度侵袭性淋巴瘤，进展迅速者，淋巴结往往融合成团，有时与基底及皮肤粘连，并可能有局部软组织浸润、压迫、水肿的表现。淋巴结肿大亦可压迫邻近器官，引起相应症状。纵隔、肺门淋巴结肿块可致胸闷、胸痛、呼吸困难、上腔静脉压迫综合征等。腹腔内肿块可致腹痛、腹块、肠梗阻、输尿管梗阻、肾盂积液等。

3. 淋巴结外受累

NHL 的病变范围很少呈局限性，多见累及结外器官。据统计，咽淋巴环病变占 NHL 的 10%～15%，发生部位最多在软腭、扁桃体，其次为鼻腔及鼻窦，临床有吞咽困难、鼻塞、鼻出血及颌下淋巴结大。胸部以肺门及纵隔受累最多，半数有肺部浸润或（和）胸腔积液。尸解中近 1/3 可有心包及心脏受侵。NHL 累及胃肠道部位以小肠为多，其中半数以上为回肠，其次为胃，结肠很少受累。临床表现有腹痛、腹泻和腹块，症状可类似消化性溃疡、肠结核或脂肪泻等，常因肠梗阻或大量出血施行手术而确诊。活检证实 1/4～1/2 患者有肝脏受累，脾大仅见于较后期病例。原发于脾的 NHL 较少见。尸解 33.5% 有肾脏损害，但有临床表现者仅 23%，主要为肾肿大、高血压、肾功能不全及肾病综合征。中枢神经系统病变多在疾病进展期，以累及脑膜及脊髓为主。骨骼损害以胸椎及腰椎最常见，股骨、肋骨、骨盆及头颅骨次之。骨髓累及者 1/3～2/3，约 20%NHL 患者在晚期发展成急性淋巴瘤细胞白血病。皮肤受累表现为肿块、皮下结节、浸润性斑块、溃疡等。

（四）实验室和辅助检查

1. 血液和骨髓检查

NHL 白细胞数多正常，伴有淋巴细胞绝对和相对增多。晚期并发急性淋巴瘤细胞白血病时可呈现白血病样血常规和骨髓象。

2. 化验检查

血清乳酸脱氢酶常见升高并提示预后不良。当血清碱性磷酸酶活力或血钙增加，提示骨骼累及。B 细胞 NHL 可并发抗人球蛋白试验阳性或阴性的溶血性贫血，少数可出现单克隆 IgA 或 IgM。NHL 累及中枢神经系统时，脑脊液可有改变。

3. 影像学检查

见本节"霍奇金淋巴瘤"。

4. 病理学检查

（1）淋巴结活检、印片：见本节"霍奇金淋巴瘤"。

（2）淋巴细胞分化抗原检测：测定淋巴瘤细胞免疫表型可以区分 B 细胞或 T 细胞免疫表型，NHL 大部分为 B 细胞性。还可根据细胞表面的分化抗原了解淋巴瘤细胞的成熟程度。

（3）染色体易位检查：有助 NHL 分型诊断。t（14；18）是滤泡细胞淋巴瘤的标记，t（11；18）是边缘区淋巴瘤的标记，t（8；14）是 Burkitt 淋巴瘤的标记，t（11；14）是套细胞淋巴瘤的标记，t（2；5）是 $CD30^+$ 间变性大细胞淋巴瘤的标记，3q27 异常是弥散性大细胞淋巴瘤的染色体标志。

（4）基因重排：确诊淋巴瘤有疑难者可应用聚合酶链反应（polymerase chain reaction，PCR）技术检测 T 细胞受体（TCR）基因重排和 B 细胞 H 链的基因重排。还可应用 PCR 技术检测 BCL-2 基因等为分型提供依据。

5. 剖腹探查

见本节"霍奇金淋巴瘤"。

（五）诊断和鉴别诊断

1. 诊断

凡无明显感染灶的淋巴结肿大，应考虑到本病，如肿大的淋巴结具有饱满、质韧等特点，就更应该考虑到本病，应做淋巴结印片及病理切片或淋巴结穿刺物涂片检查。怀疑皮肤淋巴瘤时可做皮肤活检及印片。伴有血细胞数量异常，血清碱性磷酸酶增高或有骨骼病变时，可作骨髓活检和涂片寻找淋巴瘤细胞了解骨髓受累的情况。根据组织病理学检查结果作出淋巴瘤的诊断和分类分型诊断。应尽量采用免疫组化、细胞遗传学和分子生物学检查，按 WHO（2008）的造血和淋巴组织肿瘤分型标准作出诊断。

同 HL 一样，诊断后按 Ann Arbor 方案进行临床分期和分组。

2. 鉴别诊断

（1）淋巴瘤须与其他淋巴结肿大疾病相区别：局部淋巴结肿大要排除淋巴结炎和恶性肿瘤转移。结核性淋巴结炎多局限于颈两侧，可彼此融合，与周围组织粘连，晚期由于软化、溃破而形成窦道。

（2）以发热为主要表现的淋巴瘤：须和结核病、败血症、结缔组织病、坏死性淋巴结炎和恶性组织细胞病等鉴别。结外淋巴瘤须和相应器官的其他恶性肿瘤相鉴别。

（六）治疗

NHL 不是沿淋巴结区依次转移，而是跳跃性播散且有较多结外侵犯，这种多中心发生的倾向使 NHL 的临床分期的价值和扩野照射的治疗作用不如 HL，决定其治疗策略应以联合化疗为主。

1. 化学治疗

（1）惰性淋巴瘤：B 细胞惰性淋巴瘤主要包括小淋巴细胞淋巴瘤，边缘带淋巴瘤和滤泡细胞淋巴瘤等。T 细胞惰性淋巴瘤指蕈样肉芽肿/赛塞里综合征。惰性淋巴瘤发展较慢，化放疗有效，但不易缓解。该组Ⅰ～Ⅱ期放疗或化疗后存活可达 10 年，部分患者有自发性肿瘤消退。Ⅲ～Ⅳ期患者化疗后，虽会多次复发，但中数生存时间也可达 10 年。故主张姑息性治疗原则，尽可能推迟化疗，如病情有所发展，可单独给以苯丁酸氮芥 4～12 mg，每天 1 次，口服或环磷酰胺 100 mg，每天 1 次口服。联合化疗可用 COP 方案。临床试验表明无论单药或联合化疗，强烈化疗效果差，不能改善生存。

嘌呤类似物是一种新的化疗药物，如氟达拉滨、克拉屈滨（2-氯脱氧腺苷，2-CdA），对惰性淋巴瘤的治疗效果较好。两者单药治疗的反应率为 40%～70%。

（2）侵袭性淋巴瘤：B 细胞侵袭性淋巴瘤主要包括套细胞淋巴瘤，弥散大 B 细胞淋巴瘤和伯基特淋巴瘤等，T 细胞侵袭性淋巴瘤包括血管免疫母细胞性 T 细胞淋巴瘤、间变性大细胞淋巴瘤和周围 T 细胞淋巴瘤等。侵袭性淋巴瘤不论分期均应以化疗为主，对化疗残留肿块，局部巨大肿块或中枢神经系统累及可行局部放疗扩野照射（25 Gy）作为化疗的补充。

CHOP 方案的疗效与其他治疗 NHL 的化疗方案类似而毒性较低。因此，该方案为侵袭性 NHL 的标准治疗方案。使用粒细胞集落刺激因子 5μg/kg，5～8 天，可减少白细胞下降。CHOP 方案每 3 周一疗程，4 个疗程不能缓解，应该改变化疗方案。完全缓解后巩固 2 个疗程，可结束治疗，但化疗不应＜6 个疗程。长期维持治疗并无好处。本方案 5 年无病生存率达 41%～80%。

CHOP 方案可治愈 30% 的 DLBCL。单中心研究提示，第三代方案如 m-BA-COD、MACOP-B 缓解率较高，使长期无病生存率增加到 55%～65%。但随机临床研究比较 CHOP 方案与第三代方案治疗初治 DLBCL 的疗效，结果发现各组的完全缓解率和部分缓解率无明显差异。随访 3 年时，患者的无病生存率没有因使用第三代方案而提高。相反，致命性毒性反应发生率上升。

血管免疫母细胞性 T 细胞淋巴瘤及伯基特淋巴瘤进展较快，如不积极治疗，几周或几个月内即会死亡，应采用强烈的化疗方案予以治疗。大剂量环磷酰胺组成的化疗方案对伯基特淋巴瘤有治愈作用，应考虑使用。

全身广泛播散的淋巴瘤或有向白血病发展倾向者或已转化成白血病的患者，可试用治疗淋巴细胞白血病的化疗方案，如 VDLP 方案（见本章"白血病"）。ESHAP 方案对复发淋巴瘤有一定的完全缓解率。

2. 生物治疗

（1）单克隆抗体：NHL 大部分为 B 细胞性，后者 90% 表达 CD20。HL 的淋巴细胞为主型也高密度表达 CD20。凡 CD20 阳性的 B 细胞淋巴瘤均可应用抗 CD20 单抗（利妥昔单抗，375 mg/m²）治疗。后者是一种针对 CD20 抗原的人鼠嵌合型单抗，它的主要作用机制是通过介导抗体依赖的细胞毒性（ADCC）和补体依赖的细胞毒性（CDC）作用杀死淋巴瘤细胞，并可诱导淋巴瘤细胞凋亡，增加淋巴瘤细胞对化疗药物的敏感性。抗 CD20 单抗与 CHOP 等联合化疗方案合用治疗惰性或侵袭性淋巴瘤可显著提高 CR 率和延长无病生存时间。关于利妥昔单抗单药维持治疗的问题，在滤泡性淋巴瘤中已经证明利妥昔单抗维持治疗可延长无进展生存期，甚至总生存期，但在 DLBCL 中的地位尚未确定。此外，B 细胞淋巴瘤在造血干细胞移植前用 CD20 单抗作体内净化可以提高移植治疗的疗效。

（2）干扰素：是一种能抑制多种血液肿瘤增生的生物制剂，其抗肿瘤作用机制主要有：与肿瘤细胞直接结合而抑制肿瘤增生，间接免疫调节作用。对蕈样肉芽肿和滤泡性淋巴瘤有部分缓解作用。

胃黏膜相关淋巴样组织淋巴瘤可使用抗幽门螺杆菌的药物杀灭幽门螺杆菌，经抗菌治疗后部分患者淋巴瘤症状改善，甚至临床治愈。

3. 造血干细胞移植（hematopoietic stem cell transplantation，HSCT）

大剂量化疗联合自体造血干细胞移植（auto-HSCT）已经成为治疗失败患者的标准治疗。也可作为预后差的高危淋巴瘤的初次 CR 期巩固强化的治疗选择，亦是复发性 NHL 的标准治疗。

异基因造血干细胞移植（allo-HSCT）的移植相关毒副反应较大，较少用于恶性淋巴瘤。但如属缓解期短、难治易复发的侵袭性淋巴瘤，如 T 细胞淋巴瘤、套细胞淋巴瘤和 Burkitt 淋巴瘤，或伴骨髓累及，55 岁以下，重要脏器功能正常，可考虑行异基因造血干细胞移植，以期取得较长期缓解和无病存活。异基因移植一方面可最大限度杀灭肿瘤细胞，另一方面可诱导移植物抗淋巴瘤作用，此种过继免疫的形成有利于清除微小残留病灶（分钟 imal residual disease，MRD），使治愈的机会有所增加。

4. 手术治疗

合并脾功能亢进者如有切脾指征，可行切脾术以提高血常规，为后继化疗创造有利条件。

（七）预后

临床上最常用而且已被证明有预后价值的风险评估系统是国际预后指数（international prognostic index，IPI）评分。该系统基于年龄（≤60 岁/>60 岁）、Ann Arbor 分期（Ⅰ～Ⅱ期/Ⅲ～Ⅳ期）、血清乳酸脱氢酶水平（小于正常/大于等于正常）、体力状态（PS 评分<2 分/≥2 分）和结外累及部位的数量（≤1 个/>1 个）五个因素，根据具有的预后因子数量将患者分为低危、低中危、高中危及高危 4 类。

第六章　内分泌系统疾病

第一节　甲状腺功能亢进症

甲状腺功能亢进症简称甲状腺功能亢进，是指由于甲状腺本身或甲状腺以外的多种原因引起的甲状腺激素增多，进入循环血中，作用于全身的组织和器官，造成机体的神经、循环、消化等各系统的兴奋性增高和代谢亢进为主要表现的疾病的总称。甲状腺功能亢进是内分泌系统的常见病和多发病。本病可发生于任何年龄，从新生儿到老年人均可能患甲状腺功能亢进，但最多见于中青年女性。

甲状腺功能亢进的病因较复杂，其中以 Graves 病（GD）最多见，又称毒性弥散性甲状腺肿，是一种伴甲状腺激素分泌增多的器官特异性自身免疫病，约占所有甲状腺功能亢进患者的 85%；其次为亚急性甲状腺炎伴甲状腺功能亢进和结节性甲状腺肿伴甲状腺功能亢进；其他少见的病因有垂体性甲状腺功能亢进、碘甲状腺功能亢进等。本节主要讨论 Graves 病。

一、病因及发病机制

GD 的发病机制和病因未明，一般认为它是以遗传易患性为背景，在精神创伤、感染等应激因素作用下，诱发体内的免疫系统功能紊乱，"禁忌株"细胞失控，Ts 细胞减弱了对 Th 细胞的抑制，特异 B 淋巴细胞在特异 Th 细胞辅助下产生异质性免疫球蛋白（自身抗体）而致病。可作为这些自身抗体的组织抗原或抗原成分很多，主要有 TSH、TSH 受体、Tg、甲状腺 TPO 等。

二、病理

（一）甲状腺

多呈不同程度的弥散性、对称性肿大，或伴峡部肿大。质软至韧，包膜表面光滑、透亮，也可不平或呈分叶状。甲状腺内血管增生、充血，使其外观呈鲜牛肉色或猪肝色。滤泡增生明显，呈立方形或高柱状，并可形成乳头状皱褶突入滤泡腔内，腔内胶质常减少或消失。细胞核位于底部，可有分裂象。高尔基器肥大，内质网发育良好，有较多核糖体，线粒体常增多。凡此均提示滤泡上皮功能活跃，处于 TH 合成和分泌功能亢进状态。

（二）眼

浸润性突眼者的球后组织中常有脂肪浸润，纤维组织增生，黏多糖和糖胺聚糖沉积，透明质酸增多，淋巴细胞及浆细胞浸润。眼肌纤维增粗、纹理模糊，肌纤维透明变性、断裂及破坏，肌细胞内黏多糖亦增多。

（三）双下肢对称性胫前黏液性水肿

少见。病变皮肤切片在光镜下可见黏蛋白样透明质酸沉积，伴多数带颗粒的肥大细胞、吞噬细胞和内质网粗大的成纤维细胞浸润；电镜下可见大量微纤维伴糖蛋白及酸性糖胺聚糖沉积。

（四）其他

骨骼肌、心肌有类似上述眼肌的改变，但较轻。久病者或重度甲状腺功能亢进患者肝内可有脂肪浸润、灶状或弥散性坏死、萎缩，门静脉周围纤维化乃至肝硬化。颈部、支气管及纵隔淋巴结增大较常见，脾亦可增大。少数病例可有骨质疏松。

三、临床表现

女性多见，男女之比为 $1:4 \sim 1:6$，各年龄组均可发病，以 $20 \sim 40$ 岁为多。临床表现不一，老年和儿童患者的临床表现常不典型，典型病例表现三联症。

（一）甲状腺激素分泌过多综合征

1. 高代谢综合征

由于 T_3、T_4 分泌过多和交感神经兴奋性增高，促进物质代谢，氧化加速使产热、散热明显增多，患者常有疲乏无力、怕热多汗，皮肤温暖潮湿、体重锐减、低热（危象时可有高热）等。

2. 心血管系统

可有心悸、胸闷、气短、心动过速，严重者可导致甲状腺功能亢进性心脏病。查体时可见：①心动过速，常为窦性，休息及熟睡时心率仍快。②心尖区第一心音亢进，常有收缩期杂音，偶在心尖部可听到舒张期杂音。③心律失常以期前收缩、房颤多见，房扑及房室传导阻滞少见。④可有心脏肥大、扩大及心力衰竭。⑤由于收缩压上升、舒张压下降、脉压差增大，有时出现水冲脉、毛细血管搏动等周围血管征。

3. 精神、神经系统

易激动、烦躁、失眠、多言多动、记忆力减退。有时出现幻觉，甚而表现为亚躁狂症或精神分裂症。偶尔表现为寡言、抑郁者，以老年人多见。可有双手及舌平伸细震颤，腱反射亢进。

4. 消化系统

常有食欲亢进、多食消瘦、大便频繁。老年患者可有食欲减退、厌食。重者可有肝大及肝功能异常，偶有黄疸。

5. 肌肉骨骼系统

部分患者可有甲状腺功能亢进性肌病、肌无力及肌萎缩，多见于肩胛与骨盆带肌群。周期性瘫痪多见于青年男性患者，原因不明。

6. 内分泌系统

早期血 ACTII、皮质醇及 24 小时尿 17 羟皮质类固醇（17 羟）升高，继而受过多 T_3、T_4 抑制而下降，皮质醇半衰期缩短。

7. 生殖系统

女性常有月经减少或闭经，男性有阳痿，偶有乳腺发育。

8. 血液和造血系统

周围血液中，淋巴细胞绝对值和百分比及单核细胞增多，但白细胞总数偏低。血小板寿命缩短。有时可出现皮肤紫癜或贫血。

（二）甲状腺肿

绝大多数患者有程度不等的弥散性、对称性甲状腺肿大，随吞咽动作上下运动；质软、无压痛、久病者较韧；肿大程度与甲状腺功能亢进轻重无明显关系；左、右叶上下极可扪及细震颤，可闻及收缩期吹风样或连续性收缩期增强的血管杂音，为诊断本病的重要体征。极少数无甲状腺肿大或甲状腺位于胸骨后纵隔内。甲状腺肿大压迫气管、食管及喉返神经时，出现气短、进食哽噎及声音嘶哑。

（三）眼征

GD 患者中，有 25%～50% 伴有眼征，其中突眼为重要而较特异的体征之一。突眼多与甲状腺功能亢进同时发生，但亦可在甲状腺功能亢进症状出现前或甲状腺功能亢进经药物治疗后出现，少数仅有突眼而缺少其他临床表现。按病变程度可分为单纯性（干性、良性、非浸润性）和浸润性（水肿性、恶性）突眼两类。

1. 非浸润性突眼

占大多数，无症状，主要因交感神经兴奋和 TH 的 β-肾上腺素能样作用致眼外肌群和提上睑肌张力增高有关，球后及眶内软组织改变不大，突眼度＜18 mm，经治疗常可恢复，预后良好。眼征有以下几种。①Dalrymple 征：眼裂增大。②Stellwag 征：瞬目减少。③Mobius 征：双眼聚合能力欠佳。④Von Graefe 征：眼向下看时巩膜外露。⑤Joffroy 征：眼向上看时前额皮肤不能皱起。

2. 浸润性突眼

较少见，症状明显，多发生于成年患者，由于眼球后软组织水肿和浸润所致，预后较差。除上述眼征更明显外，往往伴有眼睑肿胀肥厚，结膜充血水肿。患者畏光、复视、视力减退、阅读时易疲劳、异物感、眼胀痛或刺痛、流泪、眼球肌麻痹而视野缩小、斜视、眼球活动度减少甚至固定。突眼度一般＞19 mm，左右突眼度常不等。由于突眼明显，不能闭合，结膜及角膜经常暴露，尤其睡眠时易受外界刺激而引起充血、水肿，继而感染。

四、实验室检查

（一）血清甲状腺激素测定

1. 血清总三碘甲状腺原氨酸（TT_3）

TT_3 浓度常与 TT_4 的改变平行，但在甲状腺功能亢进初期与复发早期，TT_3 上升往往很快，约 4 倍于正常；而 TT_4 上升较缓，仅为正常的 2.5 倍，故测定 TT_3 为早期 GD、治疗中疗效观察及停药后复发的敏感指标，亦是诊断 T_3 型甲状腺功能亢进的特异指标。但应注意老年淡漠型甲状腺功能亢进或久病者 TT_3 可不高。

2. 血总甲状腺素（TT_4）

TT_4 是判定甲状腺功能最基本的筛选指标，在估计患者甲状腺激素结合球蛋白 TBG 正常情况下，TT_4 的增高提示甲状腺功能亢进。甲状腺功能亢进患者 TT_4 升高受 TBG 影响，而 TBG 又受雌激素、妊娠、病毒性肝炎等影响而升高，受雄激素、低蛋白血症（严重肝病、肾病综合征）、泼尼松等的影响而下降，分析时必须注意。

3. 血清游离甲状腺素（FT_4）及游离 T_3（FT_3）

不受血 TBG 影响，能直接反映甲状腺功能。其敏感性和特异性均明显高于 TT_4 和 TT_3，含量极微，正常值因检查机构而有不同。

4. 血清反 T_3（rT_3）

rT_3 无生物活性，是 T_4 在外周组织的降解产物，其血浓度的变化与 T_3、T_4 维持一定比例，尤其是与 T_4 的变化一致，可作为了解甲状腺功能的指标。

（二）促甲状腺激素（TSH）

甲状腺功能改变时，TSH 的波动较 T_3、T_4 更迅速而显著，故血中 TSH 是反映下丘脑-垂体-甲状腺轴功能的敏感指标。尤其对亚临床型甲状腺功能亢进和亚临床型甲减的诊断有重要意义。垂体性甲状腺功能亢进升高，甲状腺性甲状腺功能亢进正常或降低。

（三）甲状腺摄[131]I率

本法诊断甲状腺功能亢进的符合率达 90%。正常值为：3 小时，5%～25%；24 小时，20%～45%，高峰出现在 24 小时。甲状腺功能亢进患者摄[131]I率增强，3 小时＞25%，24 小时＞45%，且高峰前移。缺碘性甲状腺肿摄[131]I率也可增高，但一般无高峰前移，可做 T_3 抑制试验鉴别。影响摄[131]I率的因素如下。①使摄[131]I率升高的因素：长期服用女性避孕药。②使摄[131]I率降低的因素：多种食物及含碘药物（包括中药）、抗甲状腺药物、溴剂、利舍平（利血平）、保泰松、对氨基水杨酸、甲苯磺丁脲等。做本测定前应停用上述药物、食物 1～2 个月以上。孕妇和哺乳期妇女禁用。

（四）促甲状腺激素释放激素（TRH）兴奋试验

GD 时血 T_3、T_4 增高，反馈抑制 TSH，故 TSH 细胞不被 TRH 兴奋。如静脉注射 TRH 200 μg 后 TSH 有升高反应，可排除甲状腺功能亢进；如 TSH 不增高（无反应）则支持甲状腺功能亢进的诊断。本试验因在体外进行测定 TSH，无须将核素引入人体，故不良反应少，对年老有冠心病或甲状腺功能亢进性心脏病者较 T_3 抑制试验安全。

（五）T_3 抑制试验

主要用于鉴别甲状腺肿伴摄^{131}I率增高系由甲状腺功能亢进或是单纯性甲状腺肿所致；也曾用于长期抗甲状腺药物治疗后，预测停药后复发可能性的参考。方法：先测定基础摄^{131}I率后，口服 T_3 20 μg，每日 3 次，连续 6 天（或干甲状腺 60 mg，每日 3 次，连服 8 天），然后再测摄^{131}I率。对比两次结果，正常人及单纯性甲状腺肿患者摄^{131}I率下降 50％以上；甲状腺功能亢进患者不被抑制，故摄^{131}I的下降＜50％。伴有冠心病、甲状腺功能亢进性心脏病或严重甲状腺功能亢进者禁用本项试验，以免诱发心律失常、心绞痛或甲状腺危象。

（六）甲状腺自身抗体测定

未经治疗的 GD 患者血 TSAb 阳性检出率可达 80％～100％，有早期诊断意义，对判断病情活动、是否复发也有价值；还可以作为治疗后停药的重要指标。50％～90％的 GD 患者血中可检出 TGAb 和（或）TPOAb，但滴度较低。如长期持续阳性且滴度较高，提示患者有进展为自身免疫性甲减的可能。

（七）影像学检查

超声、放射性核素扫描、CT、MRI 等可根据需要选用。

五、诊断及鉴别诊断

（一）诊断

根据临床表现三联症及实验室检查，诊断并不困难。但早期轻型、老年人、小儿表现不典型，尤其淡漠型甲状腺功能亢进应特别注意。

（二）鉴别诊断

1. 单纯性甲状腺肿

无甲状腺功能亢进症状。摄^{131}I率虽也增高但高峰不前移。T_3 抑制试验可被抑制。T_3 正常或偏高，T_4 正常或偏低，TSH 正常或偏高。TRH 兴奋试验正常。血 TSAb、TGAb 和 TPOAb 阴性。

2. 神经官能症

神经、精神症状相似，但无高代谢症状群、突眼及甲状腺肿，甲状腺功能正常。

3. 其他疾病

以消瘦、低热为主要表现者，应与结核、恶性肿瘤鉴别；腹泻者应与慢性结肠炎鉴别；心律失常应与冠心病、风湿性心脏病鉴别；淡漠型甲状腺功能亢进应与恶性肿瘤、消耗病鉴别；突眼应与眶内肿瘤、慢性肺心病等相鉴别。

六、治疗

一般治疗：解除精神紧张和负担、避免情绪波动。确诊后应适当卧床休息并给予对症、支持疗法。忌碘饮食，补充足够热量和营养如蛋白、糖类及各种维生素。有交感神经兴奋、心动过速者可用普萘洛尔（心得安）、利舍平等；如失眠可给地西泮（安定）、氯氮䓬（利眠宁）。

甲状腺功能亢进的治疗，常用方法如下。

（一）控制甲状腺功能亢进的基本方法

（1）抗甲状腺药物治疗。

（2）放射性碘治疗。

（3）手术治疗。

（二）抗甲状腺药物治疗

疗效较肯定；一般不引起永久性甲减；方便、安全、应用最广。

1. 常用药物

（1）硫脲类：甲硫氧嘧啶和丙硫氧嘧啶（PTU）。

（2）咪唑类：甲巯咪唑（他巴唑，MMI）和卡比马唑（甲亢平）。

2. 作用机制

通过抑制过氧化物酶活性，使无机碘氧化为活性碘而作用于碘化酪氨酸减少，阻止甲状腺激素合成，丙硫氧嘧啶还可以抑制 T_4 在周围组织中转化为 T_3，故首选用于严重病例或甲状腺危象。

3. 适应证

病情轻、甲状腺呈轻至中度肿大者；年龄在 20 岁以下，或孕妇、年迈体弱或合并严重心、肝、肾疾病等而不宜手术者；术前准备；作为放射性[131]I治疗前后的辅助治疗；甲状腺次全切除后复发而不宜用[131]I治疗者。

4. 剂量用法与疗程

长程治疗分为初治期、减量期及维持期，按病情轻重决定剂量。

（1）初治期。丙硫氧嘧啶或甲硫氧嘧啶：300～450 mg/d；甲巯咪唑或卡比马唑：30～40 mg/d，分2～3 次口服。至症状缓解或 T_3、T_4 恢复正常时即可减量。

(2) 减量期。每 2～4 周减量 1 次，丙硫氧嘧啶或甲硫氧嘧啶每次减 50～100 mg/d，甲巯咪唑或卡比马唑每次减 5～10 mg/d，待症状完全消除，体征明显好转后再减至最小维持量。

(3) 维持期。丙硫氧嘧啶或甲硫氧嘧啶 50～100 mg/d，甲巯咪唑或卡比马唑 5～10 mg/d，维持 1.5～2 年，必要时还可以在停药前将维持量减半。疗程中除非有较严重的反应，一般不宜中断，并定期随访疗效。

5. 治疗中注意事项

(1) 如经治疗症状缓解但甲状腺肿大及突眼却加重时，抗甲状腺药物应酌情减量，并加用甲状腺片，每日 30～60 mg。可能由于抗甲状腺药物过量，T_3、T_4 减少后对 TSH 反馈抑制减弱，故 TSH 分泌增多促使甲状腺增生、肥大。

(2) 注意抗甲状腺药物不良反应：粒细胞减少与药疹甲巯咪唑较丙硫氧嘧啶常见，初治时每周化验白细胞总数、白细胞分类，以后每 2～4 周 1 次。常见于开始服药 2～3 个月。当白细胞低于 4×10^9/L 时应注意观察，试用升白细胞药物如维生素 B_4、利血生、鲨肝醇、脱氧核糖核酸，必要时可采用泼尼松。如出现突发的粒细胞缺乏症（对药物的变态反应），常表现咽痛、发热、乏力、关节酸痛等时，应紧急处理并停药。有些患者用抗甲状腺药物后单有药疹，一般不必停药，可给抗组胺药物，必要时可更换抗甲状腺药物种类，目前临床用药中丙硫氧嘧啶出现药疹者较少，但应该特别警惕出现剥脱性皮炎、中毒性肝炎等，一旦出现应停药抢救。

(3) 停药问题：近年认为完成疗程后尚须观察，TRAb 或 TSI 免疫抗体明显下降者方可停药以免复发。

(三) 放射性碘治疗

1. 放射性碘治疗甲状腺功能亢进作用机制

利用甲状腺高度摄取和浓集碘的能力及 ^{131}I 释放出 β 射线对甲状腺的毁损效应（β 射线在组织内的射程约 2 mm，电离辐射仅限于甲状腺局部而不累及毗邻组织），破坏滤泡上皮而减少 TH 分泌。另外，也抑制甲状腺内淋巴细胞的抗体生成，加强了治疗效果。

2. 适应证

(1) 中度甲状腺功能亢进、年龄在 25 岁以上者。

(2) 对抗甲状腺药有过敏等反应而不能继用，或长期治疗无效，或治疗后复发者。

(3) 合并心、肝、肾等疾病不宜手术，或术后复发，或不愿手术者。

(4) 非自身免疫性家族性毒性甲状腺肿者。

(5) 某些高功能结节者。

3. 禁忌证

(1) 妊娠、哺乳期妇女（^{131}I可透过胎盘和进入乳汁）。

(2) 年龄在 25 岁以下者。

(3) 严重心、肝、肾衰竭或活动性肺结核者。

(4) 外周血白细胞在 3×10^9/L 以下或中性粒细胞低于 1.5×10^9/L 者。

(5) 重症浸润性突眼症。

(6) 甲状腺不能摄碘者。

(7) 甲状腺危象。

4. 方法与剂量

根据甲状腺估计重量和最高摄^{131}I率推算剂量。一般主张每克甲状腺组织一次给予^{131}I 70～100 μCi（1 Ci＝3.7×10^{10} Bq）放射量。甲状腺重量的估计有 3 种方法：①触诊法。②X线检查。③甲状腺显像。

5. 治疗前注意事项

不能机械采用公式计算剂量，应根据病情轻重、过去治疗情况、年龄、甲状腺有无结节、^{131}I在甲状腺的有效半衰期长短等全面考虑；服^{131}I前 2～4 周应避免用碘剂及其他含碘食物或药物；服^{131}I前如病情严重，心率超过 120 次/分，血清 T_3、T_4 明显升高者宜先用抗甲状腺药物及普萘洛尔治疗，待症状减轻方可用放射性^{131}I治疗。最好服抗甲状腺药物直到服^{131}I前 2～3 天再停，然后做摄^{131}I率测定，接着采用^{131}I治疗。

6. 疗效

一般治疗后 2～4 周症状减轻，甲状腺缩小，体重增加，3～4 个月 60％以上的患者可治愈。如半年后仍未缓解，可进行第二次治疗，且于治前先用抗甲状腺药物控制甲状腺功能亢进症状。

7. 并发症

(1) 甲状腺功能减退。分暂时性和永久性甲减两种。早期由于腺体破坏，后期由于自身免疫反应所致。一旦发生均需用 TH 替代治疗。

(2) 突眼的变化不一。多数患者的突眼有改善，部分患者无明显变化，极少数患者的突眼恶化。

(3) 放射性甲状腺炎。见于治疗后 7～10 天，个别可诱发危象。故必须在^{131}I治疗前先用抗甲状腺药物治疗。

(4) 致癌问题：^{131}I治疗后癌发生率并不高于一般居民的自然发生率。但由于年轻患者对电离辐射敏感，有报道婴儿和儿童时期颈都接受过 X 线治疗者甲状腺癌的发生率高，故年龄在 25 岁以下者应选择其他治疗方法。

(5) 遗传效应：经^{131}I治疗后有报道可引起染色体变异，但仍在探讨中，并须长期随访观察方能得出结论。为保证下一代及隔代子女的健康，将妊娠期列为

^{131}I治疗的禁忌证是合理的。

(四) 手术治疗

甲状腺次全切除术的治愈率可达 70％以上，但可引起多种并发症，有的病例于术后多年仍可复发，或出现甲状腺功能减退症。

1. 适应证

（1）中、重度甲状腺功能亢进，长期服药无效，停药后复发，或不愿长期服药者。

（2）甲状腺巨大，有压迫症状者。

（3）胸骨后甲状腺肿伴甲状腺功能亢进者

（4）结节性甲状腺肿伴甲状腺功能亢进者。

2. 禁忌证

（1）较重或发展较快的浸润性突眼者。

（2）合并较重的心、肝、肾、肺疾病，不能耐受手术者。

（3）妊娠早期（第 3 个月前）及晚期（第 6 个月后）。

（4）轻症可用药物治疗者。

3. 术前准备

先抗甲状腺药物治疗达下列指标者方可进行术前服药：①症状减轻或消失。②心率恢复到80～90 次/分以下。③T_3、T_4 恢复正常。④BMR＜＋20％。达到上述指标者开始进行术前服用复方碘溶液。服法：3～5 滴/次，每日服 3 次，逐日增加 1 滴直至 10 滴/次，维持 2 周。作用：减轻甲状腺充血、水肿，使甲状腺质地变韧，方便手术并减少出血。近年来使用普萘洛尔或普萘洛尔与碘化物联合使用作术前准备，疗效迅速，一般于术前及术后各服 1 周。

4. 手术并发症

（1）出血。须警惕引起窒息，严重时须气管切开。

（2）局部伤口感染。

（3）喉上与喉返神经损伤，引起声音嘶哑。

（4）甲状旁腺损伤或切除，引起暂时性或永久性手足抽搐。

（5）突眼加重。

（6）甲状腺功能减退症。

（7）甲状腺危象。

(五) 高压氧治疗

1. 治疗机制

（1）高压氧治疗可以迅速增加各组织供氧，甲状腺功能亢进患者因甲状腺素增多，机体各组织代谢旺盛、耗氧量增加，要求心脏收缩力增强、心率加快，增加心排血量为组织运送更多氧气和营养物质。心率加快、血压升高结果增加心肌的耗氧量。患者进行高压氧治疗可以迅速增加各组织的氧气供应，减轻心脏负担；高压氧治疗可以减慢心率，降低心肌耗氧量。

（2）高压氧治疗可以减低机体的免疫能力，减少抗体的产生、减少淋巴细胞的数量。

（3）高压氧治疗可以改善大脑皮质的神经活动，改善自主神经功能，稳定患者情绪。调整机体免疫功能。

（4）有实验证明，高压氧治疗可以调整甲状腺素水平，不论甲状腺素水平高或低，经高压氧治疗均有恢复正常水平的趋势。

2. 治疗方法

（1）治疗压力不宜过高 1.8～2 ATA、每次吸氧 60 分钟、每日 1 次、连续 1～2 个疗程。

（2）配合药物治疗。

（3）甲状腺危象患者可在舱内进行高压氧治疗同时配合药物治疗。

（4）甲状腺手术前准备，行高压氧治疗可减少甲状腺血流量。

七、护理措施

（1）卧床休息，持续吸氧，保持呼吸道通畅，以改善组织缺氧。

（2）鼓励患者进食高蛋白、高维生素、易消化软食或半流质饮食，禁食过硬、粗糙的食物，保持大便通畅，大便时不可过于用力，必要时用开塞露等协助排便。对呼吸困难张口呼吸者，补充足够水分并做好口腔护理。

（3）预防和避免加重出血的护理。

（4）监测生命体征，监测 DIC 常规，密切观察病情变化，有无各器官栓塞的症状和体征：突然胸痛、呼吸困难、发绀、咯血、头痛、抽搐、昏迷、腰痛、血尿、少尿或无尿等。

（5）保持静脉输液液路通畅，以维持血压和酸碱平衡，纠正电解质紊乱。①各种药液如血制品、抗生素、凝血因子、升压药、碱性药应按时按量准确无误输入患者体内，并注意观察患者用药反应、输血反应。②应用肝素抗凝治疗时，要使用输液泵输液，严格掌握滴速，以保证用药量准确无误地进入患者体内，防止过量或用量不足。同时要密切观察患者的出血减轻和加重情况，监测 CT，如用药过程中出血加重 CT＞30 分钟，应考虑肝素过量，立即停用肝素，并按医嘱给予硫酸鱼精蛋白中和。③准确记录 24 小时液体出入量，尤其是尿量变化。

（6）密切观察皮肤黏膜出血点、淤点、瘀斑的消长情况。做静脉抽血时，要注意观察针头有无被血块堵塞的情况发生，拔出针头后按压数分钟有无继续渗血的可能。

（7）加强心理护理，了解患者的心理状况，关心和尊重患者，与患者进行交流，给予精神鼓励，帮助其树立信心。发现患者有出血情况时，护士应保持镇静，迅速通知医生采取各种止血措施，尽量清除一切血迹。

八、应急措施

（1）当患者出现明显呼吸困难、发绀、抽搐、昏迷、血压下降、心律失常等情况时，提示有急性呼吸衰竭的可能，立即建立人工气道，行气管插管或气管切开，保持呼吸道通畅，加压给氧，监测生命体征的变化，同时保持静脉液路通畅。

（2）一旦呼吸停止应立即行人工呼吸、气管插管，调用呼吸机进行合理的机械通气。

九、健康教育

（1）给患者讲述疾病的有关知识，如药物、输血治疗的目的、氧气吸入的重要性，使患者主动配合治疗。

（2）保持良好的情绪，保证充足的休息和睡眠，以促进身体恢复。

（3）康复期注意营养，适当户外活动，提高机体抵抗力。

（4）对恶性肿瘤坚持化疗者和病理产科患者再次怀孕者，应特别注意监测DIC 常规，血小板计数，注意出血倾向，及时就诊。

第二节　甲状腺功能减退症

本病相当于中医"虚劳""水肿"等范畴。呆小病、幼年型甲减属中医"五迟"范畴。

一、病因病机

中医认为本病的发生主要与先天禀赋不足，饮食失调，年老久病伤肾等因素有关。

（一）禀赋不足，肾阳虚衰

父母体弱，禀赋不足，或胎中失养，导致患者先天肾阳不足，肾为先天之本，主骨生髓，肾阳不足，则生长发育受阻，导致患儿出现五迟之候。

（二）饮食失调，脾胃损伤

饮食不节，过食寒凉生冷或过食肥甘腻味之品，影响脾的健运，脾胃损伤，气血生化乏源，不能荣养全身，则成本证。

（三）年老久病，脾肾两虚

年事已高，脏腑虚弱，或久病患者，常常致脾肾受损、心肾阳虚而成本证。

脾虚则影响气血生化来源，肾虚则肾精不足以充脑髓毛发，脾肾阳虚则水湿不运，或见心肾阳虚，鼓动血脉无力之证。

综上所述，本病的病因以先天禀赋不足和后天饮食失调、年老久病等为主，根本病机在于脏腑亏虚，以气虚和阳虚多见。气虚主要为脾气虚；阳虚可表现为脾阳虚、肾阳虚或心阳虚等。随着病情的进展，可出现因虚致实之证，如阳虚水停、脾虚痰阻等本虚标实证。

二、临床表现

成年型甲减以 40～60 岁多见，起病隐匿，发展缓慢。新生儿甲减（呆小病）可在出生后数周至数月发病。由于大脑和骨骼的生长发育受阻，可致身材矮小和智力低下。

（一）成年型甲减

1. **低代谢症状**

主要表现为疲乏，行动迟缓，嗜睡，记忆力减退，注意力不集中。因血液循环差和热能生成减少，体温低于正常。

2. **黏液性水肿**

表情淡漠、面容虚肿苍白，皮肤呈陈旧性象牙色，粗糙，少光泽，厚而凉，多鳞屑和角化。头发干燥、稀疏、脆弱，睫毛、眉毛、腋毛和阴毛脱落。指甲生长缓慢、厚而脆，表面常有裂纹。眼裂狭窄，可伴轻度突眼。鼻、唇增厚，发音不清，言语缓慢、音调低哑。黏液性水肿昏迷多见于年老人或长期未获治疗者，大多在冬季发病。诱发因素多为严重躯体疾病、TH 替代中断、受寒、感染、手术和使用麻醉、镇静药物等。临床表现为嗜睡、低温（<35 ℃）、呼吸减慢、心动过缓、血压下降、四肢肌肉松弛、反射减弱或消失，甚至昏迷、休克，可因心力衰竭、肾衰竭而危及生命。

3. **精神神经系统**

轻者有记忆力、注意力、理解力和计算力减退，反应迟钝、嗜睡、精神抑郁。重者多痴呆、幻想、木僵、昏睡或惊厥。

4. **肌肉与关节**

主要表现为肌肉乏力。咀嚼肌、胸锁乳突肌、股四头肌及手部肌肉可出现进行性肌萎缩，叩击时可引起局部肿胀（"肌肿"或"小丘"现象）。肌肉收缩后弛缓延迟，握拳后松开缓慢。深腱反射的收缩期多正常，但弛缓期呈特征性延长，常超过 350 毫秒（正常 240～320 毫秒），其中跟腱反射的半弛缓时间延长更为明显，对本病有重要诊断价值。部分患者伴关节病变，可有关节腔积液。

5. **心血管系统**

心动过缓，心音低弱，心排血量减少。心脏扩大，常伴心包积液，经治疗后可恢复正常。久病者易发生动脉粥样硬化症及冠心病。

6. 消化系统

常有厌食、腹胀、便秘，严重者可出现麻痹性肠梗阻或黏液性水肿巨结肠。胃酸缺乏或维生素 B_{12} 吸收不良可致缺铁性贫血或恶性贫血。

7. 内分泌系统

性欲减退，男性阳痿，女性月经过多，经期延长及不育症。有时可出现严重功能性子宫出血或溢乳。

(二) 呆小病

起病越早病情越严重。患儿不活泼，不主动吸奶。患儿体格、智力发育迟缓，表情呆钝，发音低哑。颜面苍白，眶周水肿，眼距增宽，鼻梁扁塌。唇厚流涎，舌大外伸。前后囟增大、闭合延迟。四肢粗短，出牙、换牙和骨龄延迟。行走晚，呈鸭步。心率慢，心浊音区扩大。腹饱满膨大伴脐疝。

地方性呆小病症状可分为 3 型。

(1) 神经型主要表现为脑发育障碍，智力低下伴聋哑，年长时仍不能生活自理。

(2) 黏液性水肿型以代谢障碍为主。

(3) 混合型兼有前两型表现。

地方性甲状腺肿伴聋哑和轻度甲减者称为 Pendred 综合征。

(三) 幼年型甲减

临床表现介于成年型与呆小病之间。幼儿多表现为呆小病，较大儿童的表现与成年型相似。

三、实验室检查与其他检查

(一) 一般检查

1. 生化检查

TH 不足影响促红细胞生成素的合成，可致轻、中度正常细胞型正常色素性贫血；由于月经量多而致失血及铁缺乏可引起小细胞性低色素性贫血；少数由于胃酸减少，内因子、维生素 B_{12} 和叶酸缺乏可致大细胞性贫血（恶性贫血）。

原发性甲减者的血胆固醇常升高，而继发性者正常或偏低。三酰甘油和 LDL-胆固醇增高，HDL-胆固醇降低。血胡萝卜素增高。尿 17-酮、17-羟皮质类固醇降低。糖耐量呈扁平曲线。

2. 心功能检查

心肌收缩力下降，射血分数减低，左室收缩时间间期延长。心电图示低电压、窦性心动过缓、T 波低平或倒置，偶见 P-R 间期延长。有时可出现房室分离、Q-T 间期延长等。

3. 影像学检查

骨龄延迟，骨化中心呈不均匀性斑点状（多发性骨化灶）有助于呆小病的早期诊断。蝶鞍常增大。心影弥散性增大，可伴心包或胸腔积液。甲状腺核素扫描检查可发现异位甲状腺（舌骨后、胸骨后、纵隔内和卵巢甲状腺等）。先天性一叶甲状腺阙如者的对侧甲状腺因代偿而显像增强。

（二）甲状腺功能检查

较重者 T_3 和 T_4 均降低。轻型甲减、甲减初期以 FT_4 下降为主。原发性者的血清 UTSH 升高，垂体性和下丘脑性甲减者正常或降低。慢性淋巴细胞性甲状腺炎者的血清 TgAb 和TPOAb明显升高。

（三）动态试验

（1）TRH 兴奋试验：原发性甲减时血清 T_4 降低，血基础 TSH 值升高，对 TRH 的刺激反应增强。继发性甲减者的反应不一，如病变在垂体，多无反应；如病变来源于下丘脑，多呈延迟反应。

（2）过氯酸钾排泌碘试验：阳性见于 TPO 缺陷所致的甲减和 Pendred 综合征。

（四）病理检查

当甲状腺肿大或存在明显甲状腺结节时，可作甲状腺穿刺活检或手术活检明确其病理诊断。

（五）分子生物学检查

当高度疑为遗传性甲减时，可用 TSH 受体基因、TPO 受体基因、TPO 基因、NIS 基因等的突变分析来确定其分子病因。

四、诊断和鉴别诊断

（一）辨病与辨证要点

1. 辨病要点

本病的特点是以脏腑虚损为主，表现为面色萎黄无华，精神萎靡不振，嗜睡，皮肤干燥，或出现面浮肢肿。病机以脾虚和脾肾、心肾阳虚为主。中医无专门详尽的论述，相当于"虚劳"范畴，诊断可参考西医方面。

2. 辨证要点

（1）辨气虚、辨阳虚、辨痰结淤血：患者表现为神疲乏力，懒言，纳呆，腹胀，便溏或便秘等症应为脾气虚；出现畏寒肢冷，嗜睡，面浮肢肿，腰膝酸冷为脾肾阳虚；心悸怔忡，气促，下肢水肿，唇舌色暗，为心阳虚；出现颈前肿大，舌苔腻等为脾虚痰结的表现；而见心悸水肿，胸闷，舌质暗有瘀斑，脉结代促者，其病多夹淤血。

（2）辨病情轻重：病初起者，表现为脾气虚或脾肾阳虚，或心肾阳虚等证，病情属轻症或中等程度。若见昏睡，甚至昏迷，四肢厥冷，呼吸微弱，则为阳气衰微，阳微欲脱，乃重症，急需回阳救逆。

（二）鉴别诊断

需要和甲状腺功能减退症鉴别的疾病有以下几种，但这些患者的甲状腺功能均正常，通过临床表现和相应的实验室检查，一般较易鉴别。

1. 贫血

贫血可由各种原因引起。由血液系统疾病引起者如再生障碍性贫血表现为三系减少；缺铁性贫血具有一定的病因，表现为小细胞、低色素性贫血。而甲状腺功能减退引起的贫血仅有血红蛋白降低，而无粒细胞、血小板的减少，可鉴别。

2. 慢性肾炎

本病表现为蛋白尿，尿中可有颗粒管型，伴有高血压、肾性贫血，水肿呈凹陷性，由于低蛋白血症所致。而甲减症一般无蛋白尿及高血压，呈黏液性水肿。

3. 肥胖症

多有肥胖、高血压、糖尿病等家族遗传史，呈单纯性肥胖，而无水肿及贫血等表现。

4. 特发性水肿

无明显病因可寻，水肿但不伴有高血压、贫血、蛋白尿等表现，查血浆蛋白、甲状腺功能均正常。

五、治疗

本病初期多表现为脾气虚，进一步则出现阳虚证候，可表现为脾肾阳虚、肾阴阳两虚或心肾阳虚者，并可兼夹淤血，临证时须辨别清楚施以相应治法。如出现阳微欲脱者，需急救以回阳救逆之法。

（一）辨证论治

1. 脾气亏虚

主要证候：面色萎黄，神疲懒言，精神萎靡，动作缓慢，表情淡漠，思维迟钝，不思饮食，食后腹胀，大便溏薄或便秘，舌淡胖，脉细无力。

治法：益气健脾。

方药：补中益气汤。补中益气汤方中用人参、黄芪、白术补脾益气，当归、陈皮健脾养血，升麻、柴胡升提气机，甘草和中，诸药合用，共奏健脾益气、养血之功。

可加千斤拔、牛大力、杜仲以补肾助后天之本；大便溏薄者，加石榴皮、肉豆蔻，或五味子；便秘者，可加肉苁蓉。

2. 肾阴阳两虚

主要证候：头晕目眩，皮肤粗糙，干燥少汗，动作迟缓，表情呆板，面色苍白，头发干枯、稀疏色黄，声音低哑，大便秘结，舌淡苔少，脉迟细。

治法：补益肾气，滋阴填精。

方药：无比山药丸。无比山药丸中以杜仲、菟丝子、巴戟天、肉苁蓉、赤石脂、牛膝补益肾气，熟地黄、山茱萸、山药等补益肾精，诸药合用，能起滋阴温阳之效。

可酌加天冬、麦冬、白芍、枸杞子以滋养肝肾之阴；头晕目眩者，可加牡蛎、龙骨平肝息风；加党参、黄芪益气；大便干结者，可加火麻仁；肾阳虚甚者，可酌加附子、肉桂。

3. 脾肾阳虚

主要证候：面色㿠白，神疲乏力，嗜睡倦怠，记忆减退，腰膝酸冷，畏寒肢冷，水肿尿少，纳减便秘，男子阳痿，女子月经不调，毛发干燥、易落，舌质淡胖，苔白滑，脉沉细或沉迟。

治法：温补脾肾，化饮利水。

方药：济生肾气丸。济生肾气丸方用附子、桂枝温补脾肾之阳，化水饮；车前子、泽泻、茯苓等利水消肿；熟地黄、山药、茯苓、泽泻、丹皮、山茱萸阴中求阳。诸药合用，共奏温补脾肾阳气，化饮利水消肿之效。

可加附子理中汤以加强温阳健脾之力，或加益母草、玉米须加强利水之效；便秘加肉苁蓉；阳痿加巴戟天、鹿茸、鹿鞭、鹿尾巴等。

4. 心肾阳虚

主要证候：心悸怔忡，形寒肢冷，面虚浮，下肢水肿，动作懒散，嗜睡乏力，或胸闷痛，唇舌色暗，苔薄白，脉沉迟或结代。

治法：温补心肾，益气温阳。

方药：补中益气汤合济生肾气丸。本证以补中益气汤补益心气，益气温阳；济生肾气丸方温补心肾阳气，化饮利水消肿。

淤血明显，可加丹参、三七；面浮肢肿可加益母草、猪苓、泽泻、茯苓皮等以利水。心悸明显可加酸枣仁等养心安神。若患者出现黏液性水肿昏迷，则为阳微欲竭，当回阳救逆，可静脉注射参附针。

（二）中成药

（1）龟鹿补肾口服液 1 支，一日 2～3 次。

（2）肾气丸 5 g，一日 2 次。

六、临床思路

本病初起常以脾气亏虚为主，逐渐出现各种阳虚表现，或脾肾阳虚，或心肾阳虚，或肾阴阳两虚，严重者可致阳微欲绝、阴阳离决。久病入络，尚可兼血瘀。故初期治疗多补益脾气为主，中后期多以温阳为主，或温补脾肾，或温补心肾，或阴阳双补，临证尚需辨清所属证型，根据患者个体差异用药，才能取得良好疗效。本病大多数患者需要用甲状腺素终身替代治疗，古代中医曾用羊靥、鹿靥治疗瘿病，与之意义相同。若自行停用，可加重病情，甚至出现阳微欲竭之候，应当加以注意。

七、预后与转归

西医认为呆小病和幼年型甲减的预后不良，因此必须强调早期诊断和早期治疗，积极推广新生儿甲状腺功能普查可明显改善呆小病的预后。成年型甲减经替代治疗，预后良好。

中医认为本病初起多为脾气虚弱，此时积极治疗，病情多能缓解。如出现各种阳虚证候则病情复杂，治疗困难。若见昏迷、四肢冰冷，为阳亡欲脱之症，若不积极抢救，则预后不良。

八、预防与调护

现代医学认为甲减的预防主要有 3 点：①甲减主要由自身免疫性甲状腺炎、缺碘、放射治疗及手术治疗所致，如及早预防可减少发病。②由药物引起者，应注意及时调整剂量或停用。③大力推广现代筛查诊断方法，进行宫内或出生后的早期诊治，将明显降低胎儿、新生儿先天性甲减的发病率。

中医认为本病的发生有先天和后天因素，后天的因素部分可予以预防。如避免长期大量食用白菜、芜菁、甘蓝、木薯等，避免过食生冷寒凉之品，以免损伤脾胃、损伤阳气，减少本病发生的概率。患者以气虚、阳虚为主要表现，可多进食温补食物，如羊肉、鹿肉等，或温补食疗之品，以助疗效，应注意保暖，预防外感，避免加重病情甚至诱发黏液性水肿昏迷。

坚持合理的治疗（特别是替代治疗），定期复查是本病能够痊愈和减少或防止病情复发的关键之一。

第三节　腺垂体功能减退症

腺垂体功能减退症是一种或数种腺垂体激素分泌不足或缺失所导致的综合征。垂体分为 2 个部分：前叶和后叶。后叶为神经垂体，本身不合成激素，但是分泌由下丘脑合成的 2 种激素——血管升压素和缩宫素。前叶即腺垂体，分泌促甲状腺激素（TSH）、卵泡刺激素（FSH）、黄体生成素（LH）、生长激素（GH）、促肾上腺皮质激素（ACTH）、泌乳素（PRL），作为沟通下丘脑和靶腺的桥梁，受下丘脑调控并影响全身内分泌腺体功能。

典型的腺垂体功能减退症不难诊断，症状和体征在轻症时不明显或没有特征，很容易被忽略，多以疲乏无力或异常的精神状态就医。垂体功能减退也可能是无法解释的异常检验数据和生命体征危险的原因。

一、病因

腺垂体功能减退的病因主要是下丘脑病变和垂体本身病变。由下丘脑损伤所致，则为继发性腺垂体功能减退；如病变发生在垂体，则属原发性腺垂体功能减退。此外，若垂体柄损伤，切断了两者间的联系，也导致该症发生。

(一) 肿瘤

垂体肿瘤是造成该症最常见的原因，约占该病的50%。体积较大的腺瘤压迫周围正常垂体组织，垂体前叶分泌激素的细胞遭到破坏，发生功能失调。破坏可殃及部分或全部垂体激素。若肿瘤向上生长，下丘脑因受压迫或损伤可造成继发性功能减退。此时，下丘脑的调节激素不足或缺失，干扰了垂体前叶激素的正常分泌。此外，若压迫到垂体柄，也可造成腺垂体功能减退。虽然尸检和磁共振检查表明垂体腺瘤的患病率高达10%～20%，但是表现出临床症状者极为罕见。

下丘脑及其邻近区域的肿瘤如颅咽管瘤等，可压迫下丘脑，引起腺垂体激素释放激素分泌减少，导致腺垂体功能减退。

(二) 腺垂体缺血坏死

缺血性损伤很早即被认为是腺垂体功能减退症的原因之一。最典型的例子即为希恩综合征。怀孕期间，由于泌乳素细胞增生和肥大，使得垂体体积增加。当血容量减少时，向垂体供血的血管收缩，继而发生痉挛，导致垂体坏死。坏死的程度取决于出血的多少。30%经历过产后出血的女性会患上不同程度的垂体功能减退。这些患者还可能患有肾上腺功能不足、甲状腺功能减退、闭经、尿崩症和哺乳障碍（缺少乳汁）。

(三) 外伤

严重头颅外伤可导致垂体前叶功能不足和尿崩症。有闭合性头部外伤史者应给予重视。脑外伤患者在损伤后3个月乃至12个月内会伴有一定程度的垂体功能减退。几乎所有由此造成的垂体功能不足患者都曾在创伤后出现过意识丧失，且大约半数患者伴随颅骨骨折。

其他原因还包括自身免疫性疾病、浸润性疾病、放射治疗损伤、感染等。此外，生理或心理状态会扰乱调节激素的合成和分泌，从而影响下丘脑-垂体轴。

二、临床表现

临床表现与垂体激素原发性缺乏或靶腺体功能不足密切相关。症状出现与否及严重程度取决于激素缺乏的程度和速度。垂体功能减退通常会合并数种激素缺乏，但很少累及全部垂体激素。而终末腺体激素分泌不足可认为是靶器官继发性功能缺乏。临床表现依激素缺乏的种类，表现下丘脑-垂体-肾上腺轴、下丘脑-垂体-甲状腺轴、下丘脑-垂体-性腺轴功能减退，并涉及生长发育及乳汁分泌。不仅如此，原发病灶，如垂体肿瘤，会引起头痛、视神经受压、眼球运动障碍等，进一步侵犯下丘脑可出现类似下丘脑综合征反应。

(一) 促性腺激素缺乏

由促性腺激素缺乏引起的性功能异常远较其他激素缺乏常见。绝经前女性促性腺激素缺乏可表现为月经紊乱，可从规律的无排卵月经直到绝经。此外，可见潮热、乳房萎缩、性欲减退、阴道干燥和性交困难、阴毛和腋毛脱落、外阴及子宫萎缩，尤以希恩综合征表现明显。绝经后女性通常表现为头痛或视觉异常，原因在于激素缺乏或肿瘤损伤。男性患者常表现为性欲减退、不同程度的勃起障碍、精液减少、肌肉无力和疲乏倦怠。长期性腺功能减退的男性患者出现头发稀疏、睾丸变软、乳房女性化。青春期前发病的患者依激素缺乏的程度可表现为青春期发育延迟或发育不全。此外，低 FSH、LH 和雌激素水平致骨密度降低，增加了罹患骨质疏松的风险，应引起注意。

(二) ACTH 不足

ACTH 不足的特征在于皮质醇的分泌下降。醛固酮分泌不受影响，因其分泌不受 ACTH 调节，而取决于肾素－血管紧张素系统。ACTH 缺乏的症状和体征严重时很可能是致命的，具体包括肌痛、关节痛、疲劳、头痛、体重下降、食欲减退、恶心、呕吐、腹痛、精神或意识状态改变、皮肤皱缩、腋毛和阴毛稀疏、慢性贫血、稀释性低钠血症、低血糖、低血压乃至休克。该症的症状和原发性肾上腺功能不全几乎相似，但该症无色素沉着且多无低血钠、高血钾发生。

(三) TSH 缺乏

由 TSH 分泌减少所致的继发性甲状腺激素缺乏，表现出与原发性甲状腺功能减退相似的症状，仅病情较轻微。TSH 缺乏的症状和体征包括疲劳、虚弱、体重增加、皮下组织增厚、便秘、怕冷、精神状态改变、记忆力衰退及贫血等，偶可有幻觉、躁狂等精神症状。体格检查可能会发现心动过缓、深肌腱反射延缓及眶周水肿。先天性患者类似克汀病，身材矮小、智力低下，发育不全。

(四) GH 缺乏

单纯性生长激素缺乏，以儿童期最为常见，可引发侏儒症，但体型比例均匀；在成人，则不会造成明显改变，多不易觉察。表现为虚弱、伤口不愈、运动耐力下降和不愿交际。此外，GH 缺乏亦导致肌肉减少和脂肪增加，由于发展缓慢，也不易发觉。由于缺乏 GH 的糖异生作用，拮抗胰岛素的效应下降，患者可能会出现空腹低血糖。

（五）PRL 缺乏

PRL 缺乏非常罕见。肿瘤生长致使 PRL 合成下降，继而影响乳汁分泌。这些肿瘤仅在产后才表现得明显。任何影响下丘脑、垂体柄的病变都会减弱由下丘脑分泌的多巴胺对垂体 PRL 的正常抑制作用，导致 PRL 反跳性增高，出现高泌乳素血症，表现为溢乳、月经紊乱、性功能减退。

值得警惕的是垂体功能减退危象。各种应激如感染、腹泻、寒冷、急性心肌梗死、脑血管意外、手术、外伤等，均可在全垂体功能减退的基础上诱发垂体危象。临床表现多样，可出现高热、循环衰竭、休克、呕吐、头痛、抽搐、昏迷等严重急危症状。

三、辅助检查

（一）实验室检查

为确认诊断和评价病情，实验室检查是必需的。许多检验可以采用，但何种方法最理想，仍存在较大争议。急诊时由于许多特异的内分泌检查无法立即得到结果，垂体功能减退可能无法快速证实。通过病史采集和临床检查获取初步诊断，可能是揭示病因、指导随后诊治的唯一手段。但是，此时尽早评估 TSH 和 ACTH 缺乏程度还是非常必要，因为这两种疾病有可能威胁生命。

1. 下丘脑-垂体-肾上腺轴功能评估

ACTH 缺乏患者通常检测发现 24 小时尿游离皮质醇下降，同时血 ACTH 缺乏。多次测定血皮质醇水平有一定的帮助作用。由垂体功能不足造成的继发性患者表现为面色较苍白，对醛固酮反应正常，ACTH 水平低下。原发性肾上腺功能不全表现与之相反。该症中，由于 ACTH 产生过多，同时伴有和 ACTH 共享同一前体的黑色素细胞刺激素产生过多，导致色素沉着过度。

用于评估下丘脑-垂体-肾上腺轴功能的 ACTH 兴奋试验可作为区分垂体功能减退和原发性肾上腺功能不全的良好手段。该动力试验需测定注射 ACTH 前后的血清皮质醇。在肾上腺功能正常时，注射 ACTH 后 $30\sim60$ 分钟，皮质醇水平应至少升高 2 倍。注射 ACTH 后，未能升高的低皮质醇水平提示对皮质的反应异常低下，见于原发性肾上腺功能不全。然而，由于垂体功能减退患者的肾上腺发生萎缩，对 ACTH 反应常略微下降，即皮质醇水平可增加。

在评价 ACTH 缺乏程度时，对甲状腺功能的评估很重要。在甲状腺功能减退状态下，皮质醇清除率下降，导致血清皮质醇升高。如此时开始甲状腺素替代治疗，皮质醇水平急剧下降，导致肾上腺皮质功能减退危象。

2. 下丘脑-垂体-甲状腺轴功能测定

应测定 TSH 和 FT_3、FT_4、T_3 和 T_4。正常 FT_4 水平可以排除甲状腺功能减退，相反这些激素均处在低水平。可通过 TRH 兴奋试验明确病变在下丘脑还是垂体。

3. 下丘脑-垂体-性腺轴功能测定

LH、FSH、女性雌二醇、男性睾酮均处于低值，提示可能为继发性性腺功能减退。测定 LH、FSH 是可能的，但一日内其数值波动较大，故不可靠。确诊性腺激素缺乏前应测量多个标本并计算其均值。对于男性，测定血清睾酮水平是有帮助的。如垂体功能正常，睾酮减少应与 FSH、LH 水平升高相关。低下或正常的 FSH、LH 水平伴睾酮低下，提示垂体功能减退。精液分析也需进行。正常的精液可以排除原发性或继发性性腺功能减退。升高的 FSH、LH 水平可以区分原发性性腺功能减退和继发性性腺功能减退。

4. GH 轴功能测定

GH 缺乏可通过直接测定其血清浓度来确诊。考虑到 GH 的分泌呈脉冲样，单次测得的低 GH 水平必须再次重复以求确认。然而单次测得升高或正常的 GH 可排除 GH 缺乏。测定血清 IGF-1 水平也可反映机体 GH 分泌状态，其半衰期长，血清浓度稳定，可能较直接测定 GH 更加确切。

5. PRL 测定

PRL 缺乏也可以通过直接测定其血清水平来证实。相比其他大部分垂体激素，PRL 的分泌呈节段性，故为诊断必须多次采血以减小误差。

（二）影像学检查

腺垂体功能减退多由颅内占位病变所致，因此影像学检查在定位诊断中必不可少。尤其是病史和体格检查提示颅内损伤的患者，可进行头部检查（如 MRI、CT 扫描）。MRI 和 CT 都应该加做静脉增强对比以增加检查的敏感性。MRI 在定位和显示颅内损伤时占优，可作为首选的检查手段；而 CT 扫描更加快捷，用于不适合做 MRI 的患者。两者都可提供病灶定位、周围组织关系等信息，为治疗提供方案。

四、诊断

腺垂体功能减退症的诊断应包括评价内分泌状态的功能诊断和病因诊断。重视病史的采集，可以获得关键线索：产后大出血、产后泌乳减少、产后闭经、阴毛和腋毛脱落，多提示希恩综合征；头部外伤史、颅内感染、手术等提示腺垂体组织可能遭到破坏。完整的体格检查也是必需的，应包括甲状腺触诊、生殖器视诊，在神经和眼的检查中尤其应关注视力、眼球运动及双颞侧偏盲等。

五、鉴别诊断

垂体功能减退必须与其他疾病鉴别，包括神经性厌食症、慢性肝病、肌强直性营养不良、多内分泌腺体自身免疫病等。

六、治疗

诊断明确后，针对腺垂体功能减退的原因，采取适当的治疗。垂体腺瘤导致的垂体功能减退可以通过肿瘤切除而完全逆转，或采取药物、放射治疗的方式缩小肿瘤。垂体手术的取舍有赖于肿瘤的大小、邻近组织的破坏程度、神经外科医生的能力（确保切除肿瘤而不伤及正常垂体组织）。垂体放射治疗可作为肿瘤未完全切除的辅助治疗。若患者不适合手术，放射治疗可为初始选择。对于去除病因后内分泌仍然无法恢复正常的患者，以及下丘脑或垂体组织曾遭到放射线、手术（垂体全切）或出血而损伤，垂体功能几乎不可能恢复到基础水平的患者，激素替代治疗是缓解症状最简便的方法。在仔细地评估全部垂体激素后，有针对性地选择药物，避免使激素治疗复杂化。必须替代的激素包括糖皮质激素和甲状腺激素，从小剂量开始，逐步增加，直到合适的维持剂量。

甲状腺激素缺乏可通过每日服药一次轻松解决，但需要结合患者的年龄、伴发疾病、代谢水平等综合考量。通常可首次给予左甲状腺素初始剂量 25 μg，之后按需要递增到维持剂量。加量宜缓慢，以每两周增加 25 μg 为宜。需要注意的是，甲状腺功能减退可掩盖肾上腺皮质功能减退。开始甲状腺激素替代后，患者的皮质醇水平急剧下降，导致肾上腺皮质危象。在甲状腺激素替代前，如果可能存在肾上腺功能减退，应该凭经验给予糖皮质激素预防。

肾上腺功能不全的维持治疗为每日 10～20 mg 氢化可的松。通常，每日清晨服 10 mg，傍晚服 5 mg。相近的治疗可采取泼尼松，每日清晨给予 5 mg 泼尼松，傍晚给予 2.5 mg。为避免医源性高皮质醇血症，应给予患者最小有效剂量。当遇到疾病、手术或外伤等应激时，需要增加剂量。推荐增加至基础量的 2～3 倍，在应激消退后逐步减量。在抢救急性肾上腺功能不全时，首剂静脉给予 100～250 mg 氢化可的松，随后每 8 小时静脉输注 100 mg 氢化可的松，此治疗可维持患者度过感染、损伤等急性应激。该症与原发性肾上腺功能不全不同，往往不需要补充盐皮质激素。平时患者应随时佩戴标识病情的腕环，以保证能在紧急时刻得到及时救助。

绝经前妇女补充雌激素非常重要。恰当的雌激素替代可维持患者的第二性征，阻止骨质疏松，预防血管舒缩，明显改善患者感觉。多种雌激素制剂可供选择，但需配合孕激素周期性使用，以实现撤药出血，人工模拟月经周期，避免子宫内膜过度增生。亦可采取含雌激素、孕激素的口服避孕药。药片可模拟激素周期性释放，并刺激子宫内膜的正常生长和脱落。男性患者可每2～3周口服睾酮的庚酸盐片剂200～300 mg，或每 3 周肌内注射己酸睾酮 300 mg，有益于维持性欲、肌肉力量等。值得注意的是，男性应用雄激素替代可能会诱发或加重前列腺癌。

重组人 GH 对儿童有重大意义。在成人，人 GH 替代治疗的推荐初始剂量为 300 μg/d 或者更低，并根据 IGF-1 水平和对不良反应的耐受程度逐步增加剂量。但它不适宜于肿瘤患者。

PRL 缺乏很少表现出来，仅在产后哺乳妇女中明显。然而，当前没有对 PRL 缺乏有效的替代治疗。通常经过合理的激素替代后，患者愈后良好。

对于垂体危象的处理：首先静脉注射 50％葡萄糖液 40～60 mL，继而补充 10％葡萄糖氯化钠液，每 500～1000 mL 中加入氢化可的松 50～100 mg，以解除肾上腺功能减退危象。针对造成危象的诱因给予抗感染、抗休克治疗。体温过低者可给予小剂量甲状腺激素，并加强保温。有水中毒者需加强利尿，可给予泼尼松或氢化可的松。

第四节　原发性醛固酮增多症

一、中医概述

本病是以头痛、眩晕、肌肉麻痹、震颤，甚至痿废不用、夜尿增多、膝软腰痛为主要临床表现。属中医"肝风""痉证""痿痹""眩晕""头痛"等范畴。中医学虽无原醛症的病名，但对其病因病机却早有类似的论述。如《素问·至真要大论》云："诸风掉眩，皆属于肝……诸痉项强，皆属于湿"。《证治汇补·眩晕》亦云："以肝上连目系而应于风，故眩为肝风，然亦有因火、因痰、因虚、因暑、因湿者。"

中医学认为，本病病因多因肝肾阴虚，夹有实热湿瘀阻滞。肾为先天之本，肾中精气宜固藏，若生活不节、纵欲妄为，或大病久病之后、失于调理，或先天不足、素体多病，均可致肾精受损。湿热内伤、肝经湿热瘀阻，可致下肢沉重软弱无力，肌肉痹着麻木或阵发性肌肉痉挛。总之，本病病位在肝肾，多因肝肾阴虚、实热湿瘀阻滞所致。

二、辨证纲目

（一）肝肾阴虚

证候：目眩耳鸣，遗精盗汗，下肢痿软无力，腰脊酸软，不能久立，舌红少苔，脉细数。

辨析：肝肾精血亏虚，不能上承，故见目眩耳鸣。肾藏精，肾虚不能藏精，故见遗精盗汗。肝肾亏虚，精血不能濡养筋骨经脉，故下肢痿软不用。精髓不足，故腰脊酸软，不能久立。舌红少苔，脉细数，均为阴亏内热之象。

（二）肝阳上亢

证候：眩晕耳鸣，头痛且胀，每因烦劳或恼怒而头晕、头痛加剧，面时潮红，急躁易怒，少寐多梦，口苦，舌质红，苔黄，脉弦。

辨析：肝阳上亢，上冒清空，故头晕头痛。劳则伤肾，怒则伤肝，均可使肝阳更盛，故头晕头痛加剧。阳升则面部潮红，肝旺则急躁易怒。肝火扰动心神，故少寐多梦。口苦，舌质红，苔黄，脉弦，皆是肝阳上亢之征。

（三）肝经湿热

证候：胸痞脘闷，小便短赤涩痛，四肢痿软，身体困重，足胫热气上膝，或有发热，苔黄腻，脉细数。

辨析：湿阻气机，升降失常，故见胸膈痞闷。湿热下注，故小便热赤涩痛。湿热浸渍肌肤，则见肢体困重。浸淫经脉，气血阻滞，故痿软无力。湿热郁蒸，气机不化，可见身热不尽。苔黄腻，脉濡数，均为湿热内蕴之征。

三、治疗方法

（一）辨证选方

1. 肝肾阴虚

治法：补益肝肾，滋阴清热。

方药：六味地黄丸合杜仲秦艽汤加减。熟地 30 g，山萸肉 15 g，干山药 12 g，泽泻 10 g，茯苓 10 g，丹皮 10 g，杜仲 15 g，秦艽 12 g，天麻 12 g，防己 10 g，乳香 10 g，没药 10 g，红花 10 g，威灵仙 10 g，桂枝 15 g。若阳亢明显者，加决明子、珍珠母以平肝潜阳。

2. 肝阳上亢

治法：平肝潜阳，滋养肝肾。

方药：天麻钩藤饮合独活寄生汤加减。天麻 9 g，钩藤 12 g（后下），石决明 18 g（先煎），山栀、黄芩各 9 g，川牛膝 12 g，杜仲、益母草、桑寄生、夜交藤、茯神各 9 g，独活 10 g，寄生 10 g，细辛 6 g，秦艽 10 g，茯苓 10 g，人参 6 g，甘草 3 g，当归 10 g，芍药 10 g，干地黄 12 g。

3. 肝经湿热

治法：清热利湿，通利筋脉。

方药：二妙散加减。黄柏 15 g，苍术 15 g，生熟地各 12 g，枸杞子 12 g，当归 12 g，川芎 15 g，五加皮 10 g，桂枝 10 g。瘀阻偏盛者加龙胆草；阳盛上冲者加夏枯草、珍珠母。

（二）中成药

罗布麻叶冲剂：功能清火降压，平肝安神，强心利尿。每次 1 袋，每日 3 次，温开水冲服。

第七章　代谢性疾病

第一节　肥胖症

肥胖症是指身体脂肪的过度堆积，以及体重的超重。在健康的个体中，女性身体脂肪约为体重量 25%，男性约为 18%。体质指数（body mass index，BMI），即体重（kg）/身高（m²），与身体脂肪高度相关，因此目前国际上常常使用 BMI 来作为评估肥胖症水平的指标，一般认为 BMI 为 20～25 kg/m² 代表健康体重，轻度超重的定义是 BMI 为 25～30 kg/m²，或者体重在正常体重的上限与高于正常体重上限（根据标准身高-体重表）的 20% 之间；而 BMI 高于 30 kg/m²，或者体重高于正常体重上限的 20%，被定义为肥胖症。BMI 高于 30 kg/m² 意味着患病风险极大地增高。肥胖症与神经性厌食和神经性贪食相比较不属于精神类疾病，但是属于医学类疾病。

在美国大约 35% 的女性和 31% 的男性显著超重（BMI ≥ 27 kg/m²）；如果以 BMI 超过 25 kg/m² 来定义肥胖症，可能现在肥胖的美国人多于不肥胖的；如果以 BMI 超过 30 kg/m² 来定义肥胖症，则有 11% 的女性和 8% 的男性有肥胖症。目前在美国，肥胖症的患病率至少是 20 世纪早期的 3 倍。

社会经济地位与肥胖症密切相关，在美国，社会经济地位低的女性肥胖症的患病率是社会经济地位高的女性的 6 倍。无论男性还是女性，体重在 25～44 岁增加是最明显的。怀孕可能导致女性体重大大地增加，如果一个女性接连怀孕，她们的体重平均会比上一次怀孕约有 2.5 kg 的增长。在 50 岁以后，男性的体重趋于稳定，在 60～74 岁，甚至会出现轻微下降；女性则相反，体重的持续增长会持续到 60 岁，在 60 岁以后才会开始下降。

一、病因学

肥胖症是一个复杂的多因素疾病，涉及生物、社会、心理等多方面因素。在今天，大多数研究者认为肥胖者是能量平衡障碍，即能量摄入与消耗的障碍；肥胖症也是与某个基因结构有关的疾病，而这个基因结构是通过文化和环境的影响来被调整的。

（一）生物学因素

1. 遗传因素

遗传因素在肥胖症中起着重要作用。双生子研究和寄养子研究均显示遗传因素对患肥胖症有重要影响。大约80％的肥胖患者都有肥胖症家族史；80％的肥胖父母的下一代都是肥胖子女，父母其中之一是肥胖者，他们中40％的下一代有肥胖，而父母都很苗条的，只有10％的下一代是肥胖者。这些均提示了遗传的作用。虽然有研究发现肥胖基因能调节体重和身体脂肪的储存，但迄今为止，还未发现肥胖症特异的遗传标记物。

2. 神经生物学

中枢神经系统，特别是外侧下丘脑存在"摄食中枢"或者"饥饿中枢"，可以根据能量需求的改变来调节食物摄取的量，并以此来维持体内脂肪的基线贮存量。动物试验发现，用电刺激动物的外侧下丘脑，已经吃饱了的动物又重新开始吃食物；损毁了大白鼠两侧的外侧下丘脑，结果发现动物拒绝吃东西。

饱足感与饥饿感对食物摄取起着调控作用，参与肥胖症的发病。饱足感是一种当饥饿被满足后的感觉。人会在就餐结束时停止进食是因为他们已经补充了那些耗尽的营养，来自已经被吸收的食物的新陈代谢的信号通过血液被携带到大脑，大脑信号激活了可能位于下丘脑的受体细胞，从而产生了饱足感。5-羟色胺、多巴胺和去甲肾上腺素的功能紊乱通过下丘脑参与调节进食行为，其他涉及的激素因子可能包括促肾上腺皮质激素释放因子（CRF）、神经肽Y、促性腺激素释放激素和促甲状腺激素。当重要营养物质耗尽，新陈代谢信号强度下降，便产生饥饿感。嗅觉系统对饱足感可能起着重要作用，实验显示通过使用一个充满特殊气味的吸入器可使鼻子里的嗅球受到食物气味的强烈刺激，从而产生出对食物的饱足感。

有一种脂肪细胞产生的激素称为瘦素，是脂肪的自动调节器。当血液瘦素浓度低时，更多的脂肪被消耗，而当瘦素浓度高时，脂肪消耗较少。

（二）心理社会因素

尽管心理、社会因素是肥胖症发展的重要因素，但是这些因素如何导致肥胖症至今尚不清楚。饮食调节机制易受环境影响，文化、家庭和个体心理活动因素都影响着肥胖症的发展。

肥胖症与文化有着密切的关系，随着全球化的进展和经济飞速发展导致生活节奏加快、人们压力增大、活动锻炼时间明显减少，而快餐文化的迅速发展及餐馆餐饮消费的增多，使得当今社会肥胖症日益增多。躯体活动明显减少是作为公共卫生问题的肥胖症日趋增多的一个主要因素，原因是躯体活动不足限制了能量的消耗、而摄食却不一定会相应减少。

特殊的家族史、生活事件、人格结构或是潜意识冲突都可能导致肥胖症。有很多肥胖的患者因为在他们的成长环境里可以看到很多的过量进食例子，所以他们学会了用过量摄食作为应对情绪紊乱及各种心理问题的一种方式。

（三）其他因素

有很多临床疾病会导致肥胖症。肾上腺皮质功能亢进与特征性的脂肪分配有关（水牛型肥胖症）；黏液水肿与体重增加有关，尽管并非恒定；其他神经内分泌障碍，包括脑性肥胖症（Frohlich 综合征），是以肥胖症以及性与骨骼的异常为特征。

不少精神药物会导致体重增加。在非典型抗精神药物中，奥氮平、氯氮平、利培酮和喹硫平常见的不良反应即为体重增加；在心境稳定剂中，锂盐、丙戊酸盐和卡马西平也会引起体重增加；长期使用选择性 5-羟色胺再摄取抑制药也能导致体重增加。

二、临床特征

（一）心理和行为障碍

肥胖症的心理和行为障碍分成两类：进食行为紊乱和情绪紊乱。肥胖症患者的进食模式存在很大的差异，最常见的是，肥胖者经常抱怨他们不能限制自己进食，并且很难获得饱足感。一些肥胖者甚至不能区分饥饿和其他烦躁不安的状态，并且当他们心情不好时就会吃东西。

肥胖症患者不会出现明显的或者过度的病理心理学。通过对那些已经做过胃旁路术的严重肥胖的患者的研究，发现对他们最多见的精神科诊断是重性抑郁障碍。但是，在肥胖症患者中重性抑郁障碍的患病率并不高于普通人群。自我贬低自己的躯体变形尤其见于那些从童年期就开始肥胖的人，这可能是由于对肥胖人群长期的社会偏见所致。有些研究反应肥胖者因病感觉羞耻和社会偏见在教育和就业问题上遭遇到不公正待遇。很多肥胖者在试图节食的过程中会出现焦虑和抑郁。

（二）生理障碍

肥胖会对生理功能产生很大的影响，产生一系列的医学并发症。

当体重增加时血液循环会负担过重，严重肥胖者可能会发生充血性心力衰竭；高血压和肥胖症高度关联；肥胖症患者的低密度脂蛋白水平升高，而高密度脂蛋白水平下降，低水平高密度脂蛋白可能是增加肥胖症心血管疾病风险的机制之一。如果一个人是上半身体脂肪增加、而非下半身，很可能与糖尿病的发生相关联。严重肥胖症患者肺功能受损非常严重，包括肺换气不足、高碳酸血症、缺氧症和嗜睡（即肥胖肺心综合征），且肥胖肺心综合征的病死率很高。肥胖症可能会恶化骨关节炎及因皮肤伸张、擦烂和棘皮症而引起皮肤病问题。肥胖妇女存在产科风险，易患毒血症和高血压。

肥胖症还与一些癌症有关联。肥胖男性患前列腺癌和结肠直肠癌的比率更高，肥胖女性患胆囊癌、乳腺癌、宫颈癌、子宫癌和卵巢癌的比率更高。研究发现肥胖症通过影响雌激素分泌而导致子宫内膜癌和乳房癌的产生和恶化。

三、诊断与鉴别诊断

(一) 诊断

肥胖症的诊断主要根据 BMI 或体重：BMI 高于 30 kg/m²，或者体重高于正常体重上限的 20%，被诊断为肥胖症。

(二) 鉴别诊断

1. 其他综合征

夜间进食综合征的患者会在晚餐后过度进食，他们是被充满压力的生活环境而促发的，一旦得了往往就会每天反复发生，直到压力缓解。

暴食综合征（贪食症）被定义为在短时间里突然强迫性地摄取大量食物，通常随后伴有严重的不安和自责。暴食也可以表现为是一种应激反应。与夜间进食综合征比起来，暴食综合征的暴食发作并不是定时的，而且常常与特定的促发环境紧密相连。

肥胖肺心综合征（Pickwickian syndrome，匹克威克综合征）：当一个人的体重超过理想体重的 100%，并伴有呼吸和心血管疾病时才被认为患有肥胖肺心综合征。

2. 躯体变形障碍（畸形恐惧症）

一些肥胖者感觉他们的身体畸形、令人厌恶，并且感觉他人对他们带有敌意和厌恶。这种感觉是与他们的自我意识以及社会功能受损紧密相连。情绪健康的肥胖者没有躯体变形障碍，只有少数神经质的肥胖者才有躯体变形障碍。该躯体变形障碍主要局限于从儿童期就已经肥胖的人，而在这些儿童期就肥胖的人中间，也仅有少于一半的人患躯体变形障碍。

四、病程和预后

肥胖症的病程是进展性的。减轻体重的预后很差，那些体重明显减轻的患者，90% 最终体重再增加；儿童期就开始肥胖的患者预后特别差；青少年发病的肥胖症患者，往往更严重、更难治，与情绪紊乱的联系也比成人肥胖症更紧密。肥胖症的预后取决于肥胖产生的医学并发症。

肥胖症对健康有着不良影响，与心血管疾病、高血压［血压高于 21.3/12.7 kPa(160/95 mmHg)］、高胆固醇血症（血胆固醇高于 6.5 mmol/L）、由遗传决定的糖尿病特别是 2 型糖尿病（成年起病或非胰岛素依赖型糖尿病）等一系列疾病有关。根据美国健康协会的资料，肥胖的男性无论抽不抽烟，都会由于结肠、直肠和前列腺癌症而比正常体重的男性有更高的病死率。肥胖的女性会由于胆囊、胆管、乳腺、子宫（包括子宫颈和子宫内膜）和卵巢的癌症而比正常女性有更高的病死率。研究指出一个超重的人其体重越重，死亡的概率就越大。对那些极端肥胖的人，即体重为理想体重的2倍，减轻体重可能是挽救他们生命的方法，这些患者可能会出现心肺衰竭，特别是在睡觉的时候（睡眠呼吸暂停综合征）。

五、治疗

存在广泛的精神病理学如焦虑障碍、抑郁障碍的肥胖者，在节食过程中有过情绪紊乱病史的以及正处于中年危机的肥胖者，应该尝试减肥，并最好在专业人员严格的督导下进行。

（一）节食

减肥的基础很简单——通过摄入低于消耗减少热量摄入。减少热量摄入的最简单方式就是建立一个低热量的饮食方式，包含那些易获得食物的均衡节食计划可获得最佳长期效果。对大多数人来说，最满意的节食计划通常的食物数量参照标准的节食书上可获得的食物营养价值表，这样节食可以最大机会地长期保持体重的持续减少。

禁食计划一般用于短期减肥，但经常会引发一些疾病，包括直立性低血压、钠利尿和氮平衡的破坏。酮体生成节食是高蛋白、高脂肪的节食方式，用于促进减肥，但这种节食会增高胆固醇浓度并且会导致酮症，产生恶心、高血压和嗜睡等反应。无论各种节食方式多么有效，他们大多数都很乏味，所以当一个节食者停止节食并回到以前的饮食习惯，会刺激他们加倍地过度进食。

一般而言，减肥的最好方式就是有一个含有4602～5021 kJ的均衡饮食方案。这种节食方案可以长期执行，但必须另外补充维生素，特别是铁、叶酸、锌和维生素 B_6。

（二）锻炼

增加躯体活动常常被推荐为一种减肥养生法。因为多数形式的躯体活动所消耗的热量直接与体重成一定比例，所以做同样多的运动肥胖的人比正常体重的人消耗更多的热量。而且，以前不活动的人增加躯体活动事实上可能还会减少食物摄入。锻炼也有助于维持体重的减低。

（三）药物疗法

各种用于治疗肥胖症的药物中，有些药物效果较好，如：安非他明、右旋安非他明、苄非他明、苯二甲吗啡、苯丁胺、马吲哚等。药物治疗有效是因为它会抑制食欲，但是在使用几周后可能会产生对该作用的耐受。

奥利斯特是一个选择性胃和胰腺脂肪酶抑制药减肥药，这种抑制药用于减少饮食中脂肪（这种脂肪会通过粪便排泄出来）的吸收。它通过外周机制起作用，所以一般不影响中枢神经系统（即心跳加快、口干、失眠等），而大多数减肥药都会影响中枢神经系统。奥斯利特主要的不良反应是肠胃道不良反应。该药可以长期使用。

西布曲明是一种 β-苯乙胺，它抑制 5-羟色胺和去甲肾上腺素的再摄取（在一定范围内还抑制多巴胺），用于减肥，长期使用可以维持体重减轻。

（四）外科手术

那些可引发食物吸收不良或者减少胃容量的外科手术方法已经用于显著肥胖者。胃旁路术是一个通过横切或者固定胃大弯或胃小弯而使胃变小的手术。胃成形术使胃的入口变小从而使食物通过变慢。尽管会出现呕吐、电解质紊乱和梗阻，但是手术的结果还是成功的。抽脂术（脂肪切除术）一般是为了美容，而对长期的减肥并没有用。

（五）心理治疗

精神动力性心理治疗以内省为取向，可能对一些患者有效，但没有证据表明揭示过度进食的无意识原因可以改变肥胖者以过度进食来应对压力的症状。在成功的心理治疗和成功的减肥后的几年里，多数患者在遇到压力时还会继续过度进食，而且，许多肥胖者似乎特别容易过度依赖一个治疗师，在心理治疗结束过程中可能会发生紊乱的退行。

行为矫正已经是最成功的心理治疗法，并被认为是治疗肥胖症的选择。患者通过指导会认识到与吃有关的外界线索，并且在特定环境中保持每天的进食量，比如在看电影、看电视或处于焦虑、抑郁等某种情绪状态之下时。患者也会通过教导发展出新的进食模式，比如慢吃，细嚼慢咽，吃饭时不看书，两餐间不吃东西或不坐下就不吃东西。操作性条件治疗通过奖励比如表扬或新衣服来强化减肥，也已经使减肥获得成功。

团体治疗有助于保持减肥动机，有助于提高对已经减肥成功的成员的认同，并且可以提供有关营养方面的教育。

（六）综合治疗

一个管理肥胖症患者的真正全面的方法是以设备（如新陈代谢测量室）和人（如营养学家和锻炼生理学家）为核心；但是这些都很难获得。设计高质量的项目时，要有容易获得的资源（如治疗手册），以及合理运用锻炼、心理治疗和药物治疗相结合的综合方法。决定使用哪种心理治疗或体重管理方法是一项重要环节，并且与患者一起来决定哪些资源的结合可以控制体重将是最合适的方式。

第二节　糖尿病

一、概述

糖尿病是具有一定遗传倾向的，胰岛素分泌相对或绝对不足和（或）作用缺陷引起的，以糖为主伴脂肪、蛋白质、水和电解质等物质代谢紊乱的内分泌代谢性疾病。临床以长期慢性高血糖为主要特征，严重的急性并发症有糖尿病酮症酸中毒、非酮症高渗性昏迷和乳酸酸中毒，感染、大血管病变、微血管病变等是糖尿病主要的慢性并发症，也是糖尿病致残致死的主要原因。根据 1999 年 WHO 分类建议，糖尿病共分为 4 型：①1 型糖尿病（由于胰岛 β 细胞破坏导致胰岛素绝对缺乏所引起的糖尿病）。②2 型糖尿病（以胰岛素抵抗为主，伴或不伴胰岛素分泌不足）。③特异型糖尿病。④妊娠糖尿病。其中 2 型糖尿病是全球性中老年人常见的慢性病。本节主要介绍 2 型糖尿病。

根据糖尿病的临床表现，归属于中医"消渴"病证范畴。

二、发病机制

(一) 中医病因病机

本病多因年老体衰，脏腑功能虚损，复因饮食失节，七情内伤，劳欲过度等所致。分证病机如下。

1. 年老体衰，脏腑虚损

脏腑功能虚损是老年人发生消渴的重要原因之一。由于年老体衰，阴精亏虚，肾无所藏，阴虚热盛而内灼津液，外消肌肉，发生本病。

2. 饮食失节，积热伤津

长期过食肥甘厚味、吸烟嗜酒、辛香燥辣，或过服温补之品，损伤脾胃，致积热内蕴，化燥伤津，消谷耗液，发为消渴。

3. 七情内伤，化火伤阴

年老精血亏虚，复因肝郁或五志过极化火，消灼阴津而发为本病。

4. 劳欲过度，肾精亏损

房劳伤肾或劳伤太过，致肾精亏损，虚火内生，消灼肺胃，终致肾虚、肺燥、胃热俱现而成消渴。

消渴病位在肺、脾（胃）、肾，尤以肾为关键。肺为水之上源，敷布津液，阴虚肺燥，不能敷布津液，则脾胃失其所养，肾失滋润；胃为水谷之海，脾主运化，为胃行津液，脾胃受燥热所伤，则消谷而不充肌肉，津无所生而燥热内炽，又上灼肺液，下耗肾阴；肾为先天之本，主藏精而寓元阴元阳，肾阴不足则阴虚火旺，上灼肺、脾（胃），故肺燥、胃热、肾虚常同时出现，互为影响，而多饮、多食、多尿、消瘦也常相互并见。

消渴病机以阴虚为本，燥热为标，两者互为因果。老年人糖尿病一般病程较长，病情迁延，阴伤及气，常见气阴两虚；或年老体弱，肾气渐衰，气阴不足，病起之初即表现为气阴两虚，日久阴损及阳，致阴阳两虚，脾肾两衰。

正气不足，无力推动血行；阴虚燥热，消灼津液，血脉涩滞；或消渴日久，气阴两虚或阴阳两虚，影响气血的生化和运行，均可形成淤血内阻，从而导致脏腑经脉功能失调。

脏腑虚损，变证随出。老年人糖尿病，由于脏腑虚损，可出现多种变证并见，如肺失滋养，而见肺痿；心失所养，心脉痹阻，见胸痹心痛；肝肾阴虚，阴不恋阳，阳亢生风，发为中风；肝肾阴虚，不能上养耳目，见视瞻昏渺、暴盲、耳聋等；脾肾两虚，水湿泛滥，而成水肿；淤血阻滞，经脉失养，而致肢体麻木刺痛；感受热毒，而发为疮疖、痈疽。老年人糖尿病极易因阴液极度耗损，虚阳上浮而出现烦躁神昏，或阴竭阳亡而见昏迷、肢厥等危象。

（二）病理机制

胰岛素抵抗和胰岛 β 细胞功能缺陷是 2 型糖尿病的基本特征，二者与遗传因素和环境因素均有关。具有糖尿病遗传易感性和胰岛素抵抗的个体，由于环境因素的影响或疾病本身的演进，胰岛素抵抗逐渐加重，为防止血糖升高，β 细胞代偿性增加胰岛素分泌，出现高胰岛素血症，当 β 细胞分泌能力不能完全代偿胰岛素抵抗时，就出现血糖升高，首先表现为餐后高血糖（即 IGT），当胰岛素抵抗进一步加重，β 细胞因长期过度代偿而逐渐衰竭，导致血糖进一步升高，最终形成糖尿病。

三、临床表现

（一）代谢紊乱综合征

典型糖尿病的症状为"三多一少"，即多尿，多饮，多食，消瘦或乏力。老年人糖尿病起病常隐匿、缓慢，"三多一少"症状较轻或只有其中一、二项，一部分患者可无症状，仅在健康检查或患其他疾病时才被发现，一部分患者因慢性并发症，如视物模糊、皮肤瘙痒、麻木刺痛、反复感染等而就诊。

（二）糖尿病慢性并发症

糖尿病的慢性并发症主要有大血管病变、微血管病变、感染等。

1. 大血管病变

大血管病变主要侵犯主动脉、冠状动脉、大脑动脉、肾动脉和外围动脉等，表现为大、中动脉粥样硬化，临床上会引起冠心病、缺血性或出血性脑血管病、高血压、外周动脉粥样硬化等疾病。外周动脉粥样硬化常以下肢血管病变为主，可表现为下肢疼痛，感觉异常、间歇性跛行等，严重者可致下肢坏疽。

2. 微血管病变

微血管病变特征性的改变是微循环障碍、微血管瘤形成和微血管基底膜增厚。通常糖尿病微血管病变特指糖尿病视网膜病变、糖尿病肾病和糖尿病神经病变。糖尿病视网膜病变是最常见的微血管并发症，也是糖尿病导致失明的重要原因；糖尿病肾病又称肾小球硬化症，其演进过程可分为5期，可致不同程度的肾功能损害直到发展为尿毒症；神经病变可累及神经的任何部分，以周围神经病变最常见，另外还可引起单一神经病变（主要累及动眼神经、滑车神经、展神经）、自主神经病变、神经根病变；皮肤的微血管病变和神经营养障碍及钙、镁离子失衡等引起皮肤脆弱、分离而形成水疱，表现为糖尿病水疱病，多见于病程长，血糖控制不佳及伴有多种并发症者。

此外，糖尿病还可引起白内障、青光眼、虹膜睫状体炎等。

3. 感染

老年糖尿病患者易并发多种急、慢性感染，如呼吸道、尿道、胆道、皮肤等，合并肺结核的发病率高于非糖尿病人群；此外易合并皮肤真菌感染，如老年真菌性阴道炎、龟头包皮炎等。

（三）急性并发症

老年人由于感染、应激、饮食失调、突然的中止治疗、严重的呕吐、腹泻，以及使用利尿药、激素、大量输入葡萄糖等，易导致糖尿病急性并发症的发生。非酮症高渗性昏迷多见于老年人，好发年龄 50～70 岁，男女发病率大致相同，病死率高达 $50\%～69.2\%$，该症起病多隐匿，常表现糖尿病原有症状的出现或加重，反应迟钝、表情淡漠，逐渐出现明显失水和中枢神经系统的损害。酮症酸中毒是以高血糖、高血酮和代谢性酸中毒为主要表现的临床综合征，表现为糖尿病原有症状加重，食欲减退、恶心呕吐、口渴、呼吸深长、呼出烂苹果味气体，后期可出现尿少、严重失水、血压下降、昏迷等。乳酸酸中毒诱因主要为长期服用双胍类降糖药或肾功能障碍。低血糖症常表现为饥饿感明显、手抖、心慌、冷汗淋漓、面色苍白、意识障碍，甚至昏迷，应当注意的是，老年人由于机体反应性低下，低血糖症状表现常不典型，临床应警惕老年糖尿病患者无症状性低血糖的发生。

四、诊断与鉴别诊断

（一）诊断要点

血糖升高是诊断糖尿病的主要依据，血糖监测是评价疗效的主要指标。

空腹血糖（静脉血浆）的正常标准为＜6.1 mmol/L，餐后 2 小时为＜7.8 mmol/L。如受检者有"三多一少"糖代谢紊乱症状，空腹血糖≥7 mmol/L 或餐后 2 小时血糖≥11.1 mmoL/L，即可诊断。如空腹血糖不止一次≥7 mmol/L，或空腹血糖≥7 mmol/L 和餐后 2 小时血糖≥11.1 mmol/L，或一日间任意时间血糖（随机血糖）不止一次≥11.1 mmol/L，无论有无症状均可诊断为糖尿病，而无须作口服葡萄糖耐量试验（OGTT）。如患者血糖高于正常，但又未达上述标准，则应实行 OGTT，诊断标准见表 7-1。

表 7-1　OGTT（75 g 葡萄糖）对糖尿病的诊断标准

	血药浓度（ mmol/L 静脉血浆）	
	空腹血糖	服血糖后 2 小时
糖尿病	≥7	≥11.1
糖耐量减低（IGT）	<7	7.8～11.1
空腹血糖减损（IFG）	6.1～6.9	<7.8

（二）鉴别诊断

1.1 型糖尿病

起病年龄多小于 25 岁，起病急，"三多一少"症状常典型，易发生酮症酸中毒，胰岛素及 C 肽释放试验呈低平曲线，需依赖外源性胰岛素生存；而 2 型糖尿病发病年龄多于 40 岁以后，60～65 岁为高峰，缓慢起病，"三多一少"症状多不典型，酮症酸中毒倾向小，胰岛素及 C 肽释放试验峰值延迟或不足，对口服降糖药治疗有效。

2. 继发性糖尿病

继发于其他疾病，具有原发疾病的临床表现和特征，如弥散性胰腺病变、肝脏疾病、库欣综合征、嗜铬细胞瘤、肢端肥大症、胰高糖素瘤及长期使用糖皮质激素等。

3. 尿糖阳性

肾性糖尿，可见于肾小管酸中毒、肾病综合征、间质性肾炎等，可因肾糖阈降低，而出现尿糖阳性，但空腹及餐后血糖正常可以鉴别。急性脑血管病、急性心梗、骨折和各种应激等，可出现一过性血糖升高，尿糖阳性，应激过后可恢复正常。

五、治疗

（一）辨证要点

本病病起之初多为津伤热甚，随着病情的迁延，可出现气阴两虚、阴阳两虚、脏腑虚损及夹瘀、夹痰、炼液生风等变证，属本虚标实；辨证时当分清标本虚实，虚者责之阴虚、气虚、阴阳两虚及脏腑虚损，实者为淤血、痰湿、内风等。

（二）治疗要点

老年人糖尿病一般病程较长，脏腑虚损是发病的重要原因，其中以肾阴虚尤甚，阴虚而燥热内生，故初起治疗宜滋阴清热；随着病程的进展，而出现气阴两虚、阴阳两虚时，当益气养阴，阴阳双补；淤血可贯穿于老年人糖尿病的始终，对于有瘀象者，应佐以活血化瘀之品。另外，老年人糖尿病即使热象明显，亦不可过用苦寒，以兔败胃伤阴，应多以甘寒生津之品。

本病中晚期，发生肺痨、心悸、胸痹、水肿、眩晕、中风等变证时，临证可结合本病病机特点，参照本书有关章节进行辨证论治。

（三）辨证论治

1. 阴虚燥热证

症状：烦渴喜饮，多食善饥，尿量频多，消瘦乏力，五心烦热，大便秘结；舌质红，苔薄黄，脉细数或弦数。

证候分析：肺胃津伤，燥热内生，故烦渴喜饮；肺失治节，水不化津，水液直趋而下，则尿量频多；胃热消谷，气血不能充养四肢肌肉，故多食善饥，消瘦乏力；阴虚内热而五心烦热；津亏肠燥，大肠失润，故大便秘结；舌质红，苔薄黄，脉细数或弦数为阴虚燥热之征。

治法：清热养阴生津。

方药：白虎加人参汤和玉女煎加减。药用石膏、知母、人参、生地黄、牛膝、麦冬。

随症加减：燥热内炽，热毒为患，口舌生疮者，加黄连、淡竹叶；皮肤发生疮疖、痈疽，可改投五味消毒饮。

2. 气阴两虚证

症状：口渴欲饮，尿量频多，消瘦乏力，气短懒言，神疲倦怠，自汗或盗汗，五心烦热，心悸失眠，肢体麻木；舌质红少津，苔薄或花剥，脉弦细或沉细。

证候分析：消渴病久，阴损及气，肺脾肾三脏元气不足。阴伤燥热则口渴欲饮，五心烦热；肾虚失于开阖，下元不固而尿量频多；脾虚气血生化乏源，则消瘦乏力，气短懒言，神疲倦怠；气血不足，经脉失养，则肢体麻木；心失所养，故心烦失眠；气阴两虚，营卫不固，津液外溢，而自汗或盗汗；舌红少津，苔薄或花剥，脉弦细或沉细为气阴两虚之征。

治则：益气养阴。

方药：生脉散合六味地黄丸加减。药用人参、麦冬、五味子、生地黄、山药、山茱萸、泽泻、茯苓、丹皮。

随症加减：若气虚甚者，可选用补中益气汤加减；便秘者去山药，加玄参、火麻仁；阴虚内热，加知母、黄柏、鳖甲；自汗或盗汗明显者加麻黄根、浮小麦；气血亏虚，经脉失养加鸡血藤、海风藤；若气阴两虚，疮毒侵袭并发痈疽，宜扶正托脓，方用神效托里散（黄芪、忍冬藤、当归、甘草）加减。

3. 阴阳两虚证

症状：尿频量多，甚则饮一溲一，形寒肢冷，面白无华，耳鸣如蝉，视物模糊，腰酸腿软，大便溏薄，或水肿尿少，或阳痿早泄；舌质淡嫩胖，苔薄白或白滑，脉沉细无力。

证候分析：元阴虚惫，命门火衰，故尿频量多，甚则饮一溲一；阳虚失于温煦，故形寒肢冷，面白无华，大便溏薄；脾肾阳虚，水湿不化，故尿少水肿；肝肾阴虚不能上养耳目，而耳鸣如蝉，视物模糊；腰为肾府，肾虚故腰酸腿软；肾虚精关不固而阳痿早泄；舌质淡嫩胖，苔薄白或白滑，脉沉细无力均为阴阳两虚之征。

治则：温阳滋阴补肾。

方药：金匮肾气丸加减。药用熟地黄、山茱萸、山药、丹皮、泽泻、茯苓、附子、肉桂、枸杞子。

随症加减：四肢不温，畏寒肢冷者，加细辛、桂枝；泄泻，便溏，加肉豆蔻、补骨脂；下肢水肿者，加车前子、大腹皮；阴寒下注，阻滞经脉而致脱疽者，选用阳和汤；肝肾阴虚，淤血阻滞，以致耳目失养，遂成雀盲、白内障、耳聋者，治当以滋补肝肾，活血化瘀，方选杞菊地黄丸或明目地黄丸，酌加三七、当归、丹参、谷精草、青箱子、决明子。

4. 淤血阻滞证

症状：口干多尿，形体消瘦，面色黧黑，或肢体麻木刺痛，入夜尤甚，或肌肤甲错，唇紫，或胸闷胸痛；舌紫暗，淤点或瘀斑，或舌下青筋怒张，苔白或少苔，脉沉涩或弦。

证候分析：消渴日久，津伤气耗，血行不畅，血脉不充，肢体经脉失养，故口干多尿，形体消瘦，肢体麻木刺痛；淤血阻滞，肌肤失养而见肌肤甲错；面色黧黑，唇紫，舌紫暗淤点或瘀斑、舌下青筋怒张，苔白或少苔，脉沉涩或弦均为淤血内停之象。

治法：活血化瘀。

方药：血府逐瘀汤加减。药用柴胡、桔梗、红花、桃仁、川芎、赤芍、牛膝、鬼箭羽。

随症加减：四肢麻木刺痛者，加鸡血藤、海风藤；胸闷胸痛，加延胡索、瓜蒌皮；瘀积已甚，见形体羸瘦，肌肤甲错，面色黧黑者，用大黄䗪虫丸。

(四) 中成药

1. 消渴丸

滋肾养阴，益气生津。每次服 10 丸，每日 3 次。

2. 知柏地黄丸

滋阴降火。每次服 10 丸，每日 3 次。

(五) 针灸

取胰俞、肺俞、脾俞、肾俞、三阴交、太溪，平补平泻，以清热润燥、养阴生津；下肢疼痛或麻木者，取足三里、阳陵泉、三阴交，以当归或红花注射液，每穴 0.5～2 mL，交替穴位注射，隔天 1 次。

(六) 其他疗法

1. 推拿疗法

选取足太阳膀胱经从膈俞到脾俞穴上下往返推拿治疗，手法为一指禅推法，重点在胰俞，时间约15分钟，然后按摩胰俞、肝俞、胆俞、肾俞、三阴交等穴。再用滚法对背部足太阳膀胱经治疗 5 分钟。

2. 气功疗法

可选调息疗法，使元气恢复，祛除病邪。

3. 药膳

生芦根粥：鲜芦根 60 g，桔梗 6 g，加水 1500 mL，水煎取汁 1000 mL，纳米于汁中煮粥食之。本药膳具有清热升津、止渴润燥之功。

六、调护与预防

糖尿病患者应定期就诊，监测血糖、血脂及各项代谢指标的变化，及时调整治疗方案，避免过度精神刺激、制定并保持规律的起居生活。饮食方面注意饮食均衡，忌食辛辣、肥甘厚味之品、忌烟、少饮酒。房事适度。坚持适量运动，保持适中体重。

第三节 痛 风

一、概述

痛风是由于嘌呤代谢紊乱所致的一组慢性异质性疾病，其临床特点为高尿酸血症及由此而引起的反复发作性痛风性急性关节炎、痛风石沉积、痛风石性慢性关节炎和关节畸形，常累及肾脏引起慢性间质性肾炎和尿酸肾结石形成。临床上分为原发性和继发性两大类，前者多由先天性嘌呤代谢异常所致，常与肥胖、糖脂代谢紊乱、高血压、动脉硬化和心脑血管疾病伴发；后者则由某些系统性疾病或药物引起。

本病属中医学"痛风""痹证""历节"等范畴。元代朱丹溪《格致余论·痛风》言："彼痛风者，大率因血受热……或卧当风，寒凉外搏，污浊凝涩，不得运行，所以作痛。"清代林珮琴《类症治裁》云："痛风，痛痹之一症也……初因风寒湿郁痹阴分，久则化热致痛，至夜更剧。"本病主要病因病机为先天禀赋不足或脾肾功能失调致痰浊内生，或因感受风寒湿之邪，或因劳倦、七情、酗酒、食伤等，致使痰浊流注关节、肌肉、骨骼，气血运行不畅而成。

二、诊断

男性和绝经后女性血尿酸 > 420 μmol/L（7 mg/dL）、绝经前女性 > 350 μmol/L（5.8 mg/dL）可诊断为高尿酸血症。中老年男性如出现特征性关节炎表现、尿路结石或肾绞痛发作，伴有高尿酸血症，应考虑痛风。关节液穿刺或痛风石活检证实为尿酸盐结晶可作诊断。X线检查、CT 或 MRI 扫描对明确诊断具有一定的价值。急性关节炎期诊断有困难者，秋水仙碱试验性治疗有诊断意义。

三、分期

（一）无症状期

许多患者除血尿酸增高外无其他症状，估计只有 1/3 的患者以后出现关节疼痛的症状。

（二）急性期

常在夜间突然发作，受累关节剧痛，使患者从梦中惊醒，首次发作一般只累及一个关节。常累及的一个关节是脚大踇趾的跖趾关节，其次是足背、足跟、踝、膝等关节。受累关节在数小时之内明显肿胀，局部温度升高，皮肤暗红，压痛明显。患者体温多升高，并有头痛、心悸、厌食等症状。青年患者常为暴发型，突然高热，并累及多数关节。引起发作的诱因常为暴饮暴食、着凉、过劳、精神紧张、手术刺激等。

（三）间歇期

可为数月或数年内，多无明显症状，以后发作次数渐增加，间歇期渐缩短，受累关节数目增多，最后发展为慢性关节炎期。

（四）慢性期

约半数患者在急性发作数年或数十年后转为慢性关节炎期，此时多数受累关节僵硬、变形，关节炎的发作已不明显。部分晚期病例可在耳郭、尺骨鹰嘴和受累关节附近出现直径 1 mm 到数厘米的痛风石。皮肤破溃后可流出白色牙膏样物质。

四、实验室检查

痛风患者化验检查血尿酸增高，但还有些患者在发病的时候去检查尿酸比例下降，这主要是血液中的尿酸释放到肌肉、经脉间，使血液中尿酸指标下降。痛风石针可吸出粉笔末样的尿酸盐结晶，镜检可见针状结晶。X线片在关节附近的骨质中可见穿凿样破坏，周围骨质稍致密；软组织肿胀，尿酸盐沉积多的骨质广泛破坏，局部软组织膨隆，痛风石钙化阴影。

五、治疗

（一）一般治疗

低嘌呤饮食，忌食醇酒厚味、膏粱辛辣之品，每日饮水 2000 mL 以上。慎起居，畅情志，避风寒、潮湿。急性发作期应卧床休息，抬高患肢，避免负重减轻关节损伤。

（二）辨证论治

1. 寒湿痹阻

临床证候：肢体重着、关节疼痛，痛有定处，屈伸不利，或见皮下结节或痛风石，肌肤麻木不仁，于阴雨天加重，苔薄白或白腻，脉弦紧或濡缓。

主要治法：温经散寒，除湿通络。

推荐方剂：乌头汤（出自《金匮要略》）合薏苡仁汤（出自《奇效良方》）加减。

推荐处方：羌活、独活、防风、川乌、麻黄、薏苡仁、苍术、当归、川芎、桂枝、生姜、甘草。

2. 湿热蕴结

临床证候：关节红肿热痛，痛不可触，得冷则舒，病势较急，伴发热，口渴，烦躁不安，汗出不解，舌红，苔黄或黄腻，脉滑数。

主要治法：清热利湿，通络止痛。

推荐方剂：四妙丸（出自《丹溪心法》）合当归拈痛汤（出自《医学启源》）加减。

推荐处方：炒苍术、黄柏、川牛膝、生薏仁、茵陈蒿、羌活、独活、当归、川芎、虎杖、防风、防己、土茯苓、萆薢、泽泻。

3. 痰瘀痹阻

临床证候：关节疼痛日久不愈，反复发作，时轻时重，关节肿大，甚至强直畸形、屈伸不利，皮下结节，舌淡体胖或舌有瘀斑，舌苔白腻，脉沉涩。

主要治法：化痰祛瘀，活血通络。

推荐方剂：桃红饮（出自《类证治裁》）加减。

推荐处方：桃仁、红花、当归尾、川芎、威灵仙、白芥子、僵蚕、乌梢蛇、全蝎。

4. 脾虚湿阻

临床证候：久病不愈，反复发作，或呈游走性疼痛，或呈酸楚重着，甚则关节变形，活动不利，痹着不仁，腰脊酸痛，纳食减少，神疲乏力，气短自汗，面色无华，舌淡，苔白或白腻，脉沉细。

主要治法：健脾利湿，益气通络。

推荐方剂：防己黄芪汤（出自《金匮要略》）加减。

推荐处方：黄芪、汉防己、白术、桂枝、细辛、当归、独活、羌活、防风、生薏苡仁、淫羊藿、土茯苓、萆薢、甘草。

（三）中成药

1. 痛风定胶囊

（1）组成：秦艽、黄柏、延胡索、赤芍、川牛膝、泽泻、土茯苓。

（2）功效：清热祛风除湿，活血通络定痛。

（3）适用于湿热痹阻证。

（4）用法：一次 4 粒，一日 3 次。

2. 尪痹冲剂

（1）组成：生地黄、熟地黄、附片、骨碎补、淫羊藿、独活、桂枝、防风、蜈蚣等。

（2）功效：补益肝肾，祛风活血，通络止痛。

（3）适用于寒湿痹阻证。

（4）用法：一次 6 g，一日 3 次。

3. 湿热痹胶囊

（1）组成：防风、防己、地龙、萆薢、苍术、黄柏、生薏米、川牛膝、威灵仙等。

（2）功效：清热除湿，活血通络。

（3）适用于湿热痹阻证。

（4）用法：一次 4 粒，一日 3 次。

4. 淤血痹颗粒

（1）组成：当归、丹参、乳香、没药、片姜黄、川牛膝、红花、威灵仙、川芎、炙黄芪等。

（2）功效：活血化瘀，通络止痛。

（3）适用于痰瘀痹阻证。

（4）用法：一次 10 g，一日 3 次。

（四）针灸治疗

以疼痛局部穴为主，结合循经及辨证选穴，以督脉及足太阳经背俞穴为主。

（1）主穴：受累关节局部阿是穴、大椎、身柱、膈俞、脾俞、肾俞、膀胱俞。

（2）配穴：寒湿痹阻加命门；湿热蕴结加曲池；痰瘀痹阻加丰隆、血海；脾虚湿阻加阴陵泉。

（3）耳针穴位：肾、脾、肝、内分泌、神门、交感。

（4）操作：毫针刺，平补平泻或补泻兼施法。病变关节局部点刺放血或刺络拔罐。寒湿及脾虚证可配合相应的灸法。

（五）西医治疗

临床治疗痛风要求达到以下四个目的：①尽快终止急性关节炎发作。②防治关节炎复发。③纠正高尿酸血症，防治尿酸盐沉积于肾脏、关节等所引起的并发症。④防止尿酸肾结石形成。坚持生活方式干预治疗，慎用抑制尿酸排泄的药物如噻嗪类利尿药等，避免诱发因素和积极治疗相关疾病如代谢综合征等。纠正高尿酸血症可选择排尿酸药（如苯溴马隆、丙磺舒等）或抑制尿酸生成药物（如别嘌呤醇等）。应用排尿酸药时须同时服用碳酸氢钠以碱化尿液，并多饮水。急性痛风性关节炎期，应尽早开始药物治疗，秋水仙碱对本病有特效；选择一种非甾体类抗感染药消炎镇痛；有上述药物应用禁忌证或治疗无效时，可考虑糖皮质激素或 ACTH 短程治疗。较大痛风石或经皮溃破者可手术剔除。

第八章 神经系统疾病

第一节 缺血性脑血管疾病

缺血性脑血管疾病是脑血管狭窄或闭塞等各种原因使颅内动脉血流量减少，造成脑实质缺血的一类疾病，包括短暂性脑缺血发作、可逆性缺血性神经功能缺损，进展性卒中和完全性卒中。

一、病理生理

（一）脑血流量和脑缺血阈

正常成人在休息状态下脑血流量（CBF）为 $50\sim55$ mL/（100 g·min），脑白质的脑血流量为 25 mL/（100 g·min），脑灰质的血流量为 75 mL/（100 g·min）。某区域的脑血流量，称为局部脑血流量（r CBF）。

正常时，脑动、静脉之间的氧含量差约为 7% 容积，称为脑的氧抽取量，用以维持氧代谢率在正常水平。当脑血流量不能维持正常水平时，为了维持氧代谢率，必须加大氧抽取量，在脑血流量降到 20 mL/（100 g·min）时，氧抽取量增至最高限度，如脑血流量继续下降，脑氧需求不再能满足，氧代谢率即会降低，脑组织就会发生缺氧。

当脑血流量降到 20 mL/（100 g·min）时，脑皮质的诱发电位和脑电波逐渐减弱，降到 $15\sim18$ mL/（100 g·min）时，脑皮质诱发电位和脑电图消失。此时神经轴突间的传导中断，神经功能丧失，该脑血流量阈值称为"轴突传导衰竭阈"。脑血流量降到 10 mL/（100 g·min）以下时，细胞膜的离子泵功能即发生衰弱，此时细胞内 K^+ 逸出于细胞外，Na^+ 和 Ca^{2+} 进入细胞内，细胞的完整性发生破坏，此脑血流量阈值称为"细胞膜衰竭阈"或"离子泵衰竭阈"。

脑血流量降低到缺血阈值以下并非立即发生脑梗死，决定缺血后果的关键因素是缺血的程度与缺血持续时间。在脑血流量降低到 18 mL/（100 g·min）以下时，经过一定的时间即可发生不可逆转的脑梗死，脑血流量水平愈低，脑梗死发生愈快。在脑血流量为 12 mL/（100 g·min）时，仍可维持 2 小时以上不致发生梗死。在 $18\sim20$ mL/（100 g·min）时，虽然神经功能不良，但仍可长时期不发生梗死。

在缺血性梗死中心的周边地带，由于邻近侧支循环的灌注，存在一个虽无神经功能但神经细胞仍然存活的缺血区，称为缺血半暗区。如果在一定的时限内提高此区的脑血流量，则有可能失神经功能恢复。

(二) 脑缺血的病理生理变化

脑血流量下降导致脑的氧代谢率降低，当脑血流量降到离子泵衰竭阈以下时，如不能在短时间内增加脑血流量，即可发生一系列继发性病理改变，称为"缺血瀑布"。"缺血瀑布"一旦启动后，即一泻而下，最终导致脑梗死。

脑缺血引起的脑水肿先是细胞毒性水肿，以后发展为血管源性水肿，此过程在脑梗死后数小时至数天内完成，称为脑水肿的成熟。

二、病因

(一) 脑动脉狭窄或闭塞

颅内脑组织由两侧颈内动脉和椎动脉供血，其中两侧颈内动脉供血占脑的总供血量的 $80\%\sim90\%$，椎动脉占 $10\%\sim20\%$。由于存在颅底动脉环和良好的侧支循环，在其中一条动脉发生狭窄或闭塞时，不一定出现临床缺血症状；若侧支循环不良或有多条动脉发生狭窄，使局部或全脑的脑血流量减少到脑缺血的临界水平 [$18\sim20$ mL/ (100 g·min)] 以下时，就会产生临床脑缺血症状。全脑组织缺血的边缘状态的血流量为 31 mL/ (100 g·min)，此时如有全身性血压波动，即可引发脑缺血。

脑动脉粥样硬化是造成脑动脉狭窄或闭塞的主要原因，并且绝大多数累及颅外段大动脉和颅内的中等动脉，其中以颈动脉和椎动脉起始部受累的机会最多。

一般认为必须缩窄原有管腔横断面积的 80% 以上才足以使血流量减少。由于在脑血管造影片上无法测出其横断面积，只能测量其内径，所以，动脉内径狭窄超过其原有管径的 50% 时，相当于管腔面积缩窄 75%，才具有外科治疗意义。

(二) 脑动脉栓塞

动脉粥样硬化斑块上的溃疡面上常附有血小板凝块、附壁血栓和胆固醇碎片。这些附着物被血流冲刷脱落后即可形成栓子，被血流带入颅内动脉时，就会发生脑栓塞，引起供血区脑缺血。

最常见的栓子来自颈内动脉起始部的动脉粥样硬化斑块，也是短暂性脑缺血发作的最常见的原因。

风湿性心瓣膜病、亚急性细菌性心内膜炎、先天性心脏病、人工瓣膜和心脏手术等形成的心源性栓子是脑动脉栓塞的另一个主要原因。少见的栓子如脓毒性栓子、脂肪栓子、空气栓子等也可造成脑栓塞。

(三) 血流动力学因素

低血压、心肌梗死、严重心律失常、休克、颈动脉窦过敏、体位性低血压、锁骨下动脉盗血综合征等影响血流动力学的因素均可造成脑缺血，尤其是存在脑血管的严重狭窄或多条脑动脉狭窄时。

（四）血液学因素

口服避孕药物、妊娠、产妇、手术后和血小板增多症引起的血液高凝状态，红细胞增多症、镰状细胞贫血、巨球蛋白血症引起的血黏稠度增高均可发生脑缺血。

（五）其他因素

各种炎症、外伤、颅内压增高、脑血管本身病变、局部占位性病变、全身结缔组织疾病、变态反应以及某些遗传疾病等均可影响脑血管供血，出现脑组织缺血。

三、临床分类与临床表现

（一）短暂性脑缺血发作（TIA）

短暂性脑缺血发作为脑缺血引起的短暂性神经功能缺失。其特征为：①发病突然。②局灶性脑或视网膜功能障碍的症状。③持续时间短暂，一般 10～15 分钟，多在 1 小时内，最长不超过 24 小时。④恢复完全，不遗留神经功能缺损体征。⑤多有反复发作的病史。⑥症状多种多样，取决于受累血管的分布。短暂性脑缺血发作是脑卒中的重要危险因素和即将发生脑梗死的警告。未经治疗的短暂性脑缺血发作患者约有 1/3 在数年内有发生完全性脑梗死的可能，1/3 由于短暂性脑缺血反复发作而损害脑功能，另 1/3 可能出现自然缓解。TIA 发作后一个月内发生卒中的机会是 4%～8%；在第一年内发生的机会是 12%～13%；以后5 年则高达 24%～29%。

1. 颈动脉系统短暂性脑缺血发作

主要表现为颈动脉供血区的神经功能障碍。以突然发作性一侧肢体无力或瘫痪、感觉障碍、失语和偏盲为特点，可反复发作；有的出现一过性黑矇，表现为突然单眼失明，持续 2～3 分钟，很少超过5 分钟，然后视力恢复。有时一过性黑矇伴有对侧肢体运动和感觉障碍。

2. 椎-基底动脉系统短暂性脑缺血发作

椎-基底动脉系统短暂性脑缺血发作的症状比颈动脉系统短暂性脑缺血发作复杂。发作性眩晕是最常见的症状，其他依次为共济失调、视力障碍、运动感觉障碍、吞咽困难、面部麻木等。有的患者还可发生"跌倒发作"，即在没有任何先兆的情况下突然跌倒，无意识丧失，患者可很快自行站起来。

（二）脑血栓形成

本病好发于中年以后，50 岁以上有脑动脉硬化、高脂血症和糖尿病者最易发生。男性多于女性。占全部脑血管病的 30%～50%。部分患者起病前多有前驱症状如头晕、头痛、一过性肢体麻木无力，约 25％左右患者有 TIA 病史。起病较缓慢，多在安静休息状态或夜间睡眠中发病，清晨或夜间醒来时发现偏瘫、失语等；部分患者白天发病，常先有短暂性脑缺血发作症状，以后进展为偏瘫。脑血栓患者多数发病时无意识障碍，无头痛、恶心、呕吐等症状，局灶症状可在数小时或数天内进行性加重。大面积脑梗死患者或椎-基底动脉血栓形成因累及脑干网状结构，则可出现不同程度的意识障碍，如同时合并严重脑水肿，也可伴有颅内压增高症状。

1. 临床类型

临床中脑血栓形成的临床表现各异，按病程常可分为以下临床类型。

（1）可逆性缺血性神经功能缺损（reversible ischemic neurologic deficits，RIND）：患者的神经症状和体征在发病后 3 周内完全缓解，不遗留后遗症，常因侧支循环代偿完善和迅速，血栓溶解或伴发的血管痉挛解除等原因未导致神经细胞严重损害。

（2）稳定型：神经症状和体征在几小时或 2～3 天达到高峰，以后不再发展，病情稳定，病初可有短暂性意识丧失。以后由于侧支循环建立，梗死区周围脑水肿消退，症状可减轻。

（3）缓慢进展型：由于血栓逐渐发展，脑缺血、水肿的范围继续扩大，症状逐渐加重，历时数日甚至数周，直到出现完全性卒中，常见于颈内动脉颅外段以及颈内动脉的进行性血栓。

（4）急性暴发型：发病急骤，往往累及颈内动脉或大脑中动脉主干或多根大动脉造成大面积脑梗死，脑组织广泛水肿伴有头痛、呕吐等颅内高压症状及不同程度意识障碍，偏瘫完全、失语等，症状和体征很像脑出血，但 CT 扫描常有助于鉴别。

2. 不同血管闭塞的临床特征

脑血栓形成的临床表现常与闭塞血管的供血状况直接有关，不同的脑动脉血栓形成可有不同临床症状和定位体征。

（1）颈内动脉：颈内动脉血栓的发病形式。临床表现及病程经过，取决于血管闭塞的部位、程度及侧支循环的情况。有良好的侧支循环，可不出现任何临床症状，偶尔在脑血管造影或尸检时发现。脑底动脉环完整，眼动脉与颈外动脉分支间的吻合良好，颈内动脉闭塞时临床上可无任何症状；若突然发生闭塞，则可出现患侧视力障碍和 Horner 综合征以及病变对侧肢体瘫痪、对侧感觉障碍及对侧同向偏盲，主侧半球受累尚可出现运动性失语。检查可见患者颈内动脉搏动减弱或消失，局部可闻及收缩期血管杂音，同侧视网膜动脉压下降，颞浅动脉额支充血搏动增强。多普勒超声示颈内动脉狭窄或闭塞外，还可见颞浅动脉血流呈逆向运动，这对诊断本病有较大意义，脑血管造影可明确颈内动脉狭窄或闭塞。

（2）大脑中动脉：大脑中动脉主干或Ⅰ级分支闭塞，出现对侧偏瘫、偏身感觉障碍和同向性偏盲，优势半球受累时还可出现失语、失读、失算、失写等言语障碍。梗死面积大症状严重者可引起头痛、呕吐等颅高压症状及昏迷等。大脑中动脉深穿支闭塞，出现对侧偏瘫（上下肢瘫痪程度相同），一般无感觉障碍及偏盲，优势半球受损时可有失语。大脑中动脉皮质支闭塞：出现偏瘫（上肢重于下肢）及偏身感觉，优势半球受累可有失语，非优势半球受累可出现对侧偏侧复视症等体象障碍。

（3）大脑前动脉：大脑前动脉主干闭塞，如果发生在前交通动脉之前，因病侧大脑前动脉远端可通过前交通动脉代偿供血，可没有任何症状和体征；如血栓发生在前交通动脉之后的主干，则出现对侧偏瘫和感觉障碍（以下肢为重），可伴有排尿障碍（旁中央小叶受损），亦可出现反应迟钝、情感淡漠、欣快等精神症状以及强握、吸吮反射，在优势半球者可有运动性失语。大脑前动脉皮质支闭塞常可引起对侧下肢的感觉和运动障碍，并伴有排尿障碍（旁中央小叶），亦可出现情感淡漠、欣快等精神症状以及强握、吸吮反射。深穿支闭塞：由于累及纹状体内侧动脉——Huebner 动脉，内囊前支和尾状核缺血，出现对侧中枢性面舌瘫及上肢瘫痪。

（4）大脑后动脉：主要供应枕叶、颞叶底部、丘脑及上部脑干。主干闭塞常引起对侧偏盲和丘脑综合征。皮质支闭塞时常可引起对侧偏盲，但有黄斑回避现象；优势半球可有失读及感觉性失语，一般无肢体瘫痪和感觉障碍。深穿支包括丘脑穿通动脉、丘脑膝状体动脉，丘脑穿通动脉闭塞由于累及丘脑后部和侧部，表现为对侧肢体舞蹈样运动，不伴偏瘫及感觉障碍。丘脑膝状体动脉闭塞时常可引起丘脑综合征，表现为对侧偏身感觉障碍如感觉异常、感觉过度、丘脑痛，轻偏瘫，对侧肢体舞蹈手足徐动症，半身投掷症，还可出现动眼神经麻痹、小脑性共济失调。

（5）基底动脉：基底动脉分支较多，主要分支包括小脑前下动脉、内听动脉、旁正中动脉、小脑上动脉等，该动脉闭塞临床表现较复杂。基底动脉主干闭塞可引起广泛脑桥梗死，出现四肢瘫痪、瞳孔缩小、脑神经麻痹以及小脑症状等，严重者可迅速昏迷、高热以至死亡。脑桥基底部梗死可出现闭锁综合征，患者意识清楚，因四肢瘫、双侧面瘫、球麻痹、不能言语、不能进食、不能做各种动作，只能以眼球上下运动来表达自己的意愿。基底动脉之分支一侧闭塞，可因脑干受损部位不同而出现相应的综合征：①Weber 综合征，因中脑穿动脉闭塞，病侧动眼神经麻痹，对侧偏瘫；②Ciaude 综合征，同侧动眼神经麻痹，对侧肢体共济失调；③Millard-Gubler 综合征，因脑桥旁中央支动脉闭塞，出现病侧外展神经和面神经麻痹，对侧肢体瘫痪；④Foville 综合征，因内侧纵束及外展神经受损，出现病侧外展和面神经麻痹，双眼向病灶侧水平凝视麻痹，对侧肢体瘫痪。内听动脉闭塞，则常引起眩晕发作，伴有恶心、呕吐、耳鸣、耳聋等症状。小脑上动脉闭塞，因累及小脑半球外侧面、小脑蚓部和中脑四叠体及背外侧，可引起同侧小脑性共济失调，对侧痛温觉减退，听力减退。

（6）椎动脉：此处闭塞为小脑后下动脉损害，典型为延髓外侧综合征或Wallenberg综合征。临床表现为突然眩晕、恶心、呕吐、眼球震颤（前庭外侧核及内侧纵束受刺激），病灶侧软腭及声带麻痹（舌咽、迷走神经疑核受损），共济失调（前庭小脑纤维受损），面部痛觉、温觉障碍（三叉神经脊束核受损），Horner综合征（延髓网状结构下行交感神经下行纤维受损），对侧半身偏身痛、温觉障碍（脊髓丘脑束受损）。偶或表现为对侧延髓综合征，因锥体梗死而发生对侧上下肢瘫痪，可有病侧吞咽肌麻痹和对侧身体的深感觉障碍。

（7）小脑梗死：表现为眩晕、恶心、呕吐、头痛、共济失调。患者有明显运动障碍而无肌力减退或锥体束征，大面积梗死可压迫脑干而出现外展麻痹、同向凝视、面瘫、锥体束征。严重颅压增高可引起呼吸麻痹，昏迷。

（三）脑栓塞

（1）任何年龄均可发病，但以青壮年多见。多在活动中突然发病，常无前驱症状，局限性神经缺失症状多在数秒至数分钟内发展到高峰，是发病最急的脑卒中，且多表现为完全性卒中。个别病例因栓塞反复发生或继发出血，于发病后数天内呈进行性加重，或局限性神经功能缺失症状，一度好转或稳定后又加重。

（2）大多数患者意识清楚或仅有轻度意识模糊，颈内动脉或大脑中动脉主干的大面积脑栓塞可发生严重脑水肿、颅内压增高、昏迷及抽搐发作，病情危重；椎-基底动脉系统栓塞也可发生昏迷。

（3）局限性神经缺失症状与栓塞动脉供血区的功能相对应。约4/5脑栓塞累及Villis环部，多为大脑中动脉主干及其分支，出现失语、偏瘫、单瘫、偏身感觉障碍和局限性癫痫发作等，偏瘫多以面部和上肢为主，下肢较轻；约1/5发生在Villis环后部，即椎基底动脉系统，表现眩晕、复视、共济失调、交叉瘫四肢瘫、发音与吞咽困难等；栓子进入一侧或两侧大脑后动脉可导致同性偏盲或皮层盲；较大栓子偶可栓塞在基底动脉主干，造成突然昏迷、四肢瘫或基底动脉尖综合征。

（4）大多数患者有栓子来源的原发疾病，如风湿性心脏病、冠心病和严重心律失常等；部分病例有心脏手术、长骨骨折、血管内治疗史等；部分病例有脑外多处栓塞证据如皮肤、球结膜、肺、肾、脾、肠系膜等栓塞和相应的临床症状和体征，肺栓塞常有气急、发绀，胸痛、咯血和胸膜摩擦音等，肾栓塞常有腰痛、血尿等，其他如皮肤出血或成瘀斑，球结膜出血、腹痛、便血等。

（四）腔隙性脑梗死

老年人多见，60岁左右。常有高血压、高血脂和糖尿病。症状突然或隐袭发生，约 30%患者症状可在 36 小时内逐渐加重。也有部分患者可以没有任何症状，仅在影像学检查时发现，所以有人又将其归类为无症状性脑梗死。临床上常见的腔隙综合征有纯运动卒中、纯感觉卒中、感觉运动卒中、构音障碍-手笨拙综合征、共济失调轻偏瘫综合征。

1. 纯运动卒中

约占腔隙性脑梗死的 50%左右，有偏身运动障碍，表现为对侧面、舌瘫和肢体瘫。也可为单纯的面舌瘫或单肢瘫痪，常不伴有失语、感觉障碍或视野缺损。病灶主要在内囊、脑桥基底部，有时在放射冠或大脑脚处。

2. 纯感觉卒中

约占腔隙性脑梗死的 5%，主要表现为一侧颜面、上肢和下肢感觉异常或感觉减退。病灶主要位于丘脑腹后核，也可在放射冠后方、内囊后肢、脑干背外侧部分等。

3. 感觉运动卒中

约占腔隙性脑梗死的 35%，累及躯体和肢体部分的纯运动卒中伴有感觉障碍。病变部位累及内囊和丘脑，由大脑后动脉的丘脑穿通支或脉络膜动脉病变所致。

4. 构音障碍-手笨拙综合征

约占腔隙性脑梗死的 10%，其临床特征为突然说话不清，一侧中枢性面舌瘫（常为右侧）伴有轻度吞咽困难以及手动作笨拙，共济失调（指鼻试验欠稳），但无明显肢体瘫痪。病灶位于脑桥基底部上1/3和2/3交界处或内囊膝部上方。

5. 共济失调轻偏瘫

约占腔隙性脑梗死 10%，常表现为突然一侧轻偏瘫，下肢比上肢重，伴有同侧肢体明显共济失调。病损通常在放射冠及脑桥腹侧。

此外，腔隙脑梗死还可引起许多其他临床综合征，如偏侧舞蹈性综合征、半身舞动性综合征、闭锁综合征、中脑丘脑综合征、丘脑性痴呆等。

（五）基底动脉尖综合征（TOB 综合征）

本病以老年人发病为多，发病年龄 23～82 岁，平均为 59～76 岁。症状可有眩晕、恶心、呕吐、头痛、耳鸣、视物不清、复视、肢体无力、嗜睡、意识障碍、尿失禁等。

神经系统查体可见以下表现。

1. 中脑和丘脑受损的脑干首端栓塞表现

（1）双侧动眼神经瘫，出现眼球运动及瞳孔异常：一侧或双侧动眼神经部分或全部麻痹、眼球上视不能（上丘受累），瞳孔反应迟钝而调节反应存在，类似 Argyu-Robertson 瞳孔（顶盖前区病损）。

（2）意识障碍，注意行为的异常：一过性或持续数天，或反复发作［中脑及（或）丘脑网状激活系统受累］。

（3）异常运动与平身投掷、偏瘫、共济运动障碍及步态不稳，癫痫发作，淡漠，记忆力定向力差（丘脑受损）。

2.大脑后动脉区梗死（枕叶、颞叶内侧面梗死）表现

视物不清，同向象限性盲或偏盲，皮质盲（双侧枕叶视区受换），Balint 综合征（注视不能症、视物失认症、视觉失用症），严重记忆障碍（颞叶内侧等）。

四、辅助检查

（一）脑血管造影

脑血管造影是诊断缺血性脑血管疾病的重要辅助检查，尤其是外科治疗中所必需的最基本的检查评估措施，它不仅能提供脑血管是否存在狭窄、部位、程度、粥样斑块、局部溃疡、侧支循环情况，而且还可发现其他病变以及评估手术疗效等。

如狭窄程度达到 50％，表示管腔横断面积减少 75％；狭窄度达到 75％，管腔面积已减少 90％；如狭窄处呈现"细线征"（图 8-1），则管腔面积已减少 90％～99％。

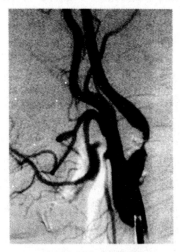

图 8-1　DSA 显示颈内动脉重度狭窄（细线征）

动脉粥样硬化上的溃疡形态可表现为：①动脉壁上有边缘锐利的下陷。②突出的斑块中有基底不规则的凹陷。③当造影剂流空后在不规则基底中有造影剂残留。

颈动脉狭窄程度（％）＝（1－狭窄动脉内径/正常颈内动脉管径）×100％。颈动脉狭窄可分为轻度狭窄（＜30％）、中度狭窄（30％～69％）、重度狭窄（70％～99％）和完全闭塞。

（二）经颅多普勒超声（TCD）

多普勒超声可测定颈部动脉内的峰值频率和血流速度，可借以判断颈内动脉

狭窄的程度。残余管腔愈小其峰值频率愈高，血流速度也愈快。根据颈动脉峰值流速判断狭窄程度的标准见表 8-1。

表 8-1　多普勒超声探测颈内动脉狭窄程度

狭窄的百分比（％）	颈内动脉 / 颈总动脉峰值收缩期流速比率	峰值收缩期流速（cm / s）
41～50	<1.8	>125
60～79	>1.8	>130
80～99	>3.7	>250 或<25（极度狭窄）

颈动脉指数等于颈总动脉的峰值收缩期频率除颈内动脉的峰值收缩期频率。根据颈动脉指数也可判断颈内动脉狭窄的程度（表 8-2）。

表 8-2　颈动脉指数与颈内动脉狭窄

狭窄程度	狭窄的百分比（％）	残余管径（mm）	颈动脉指数
轻度	<40	>4	2.5～4
中度	40～60	2～4	4～6.9
重度	>60	<2	7～15

经颅多普勒超声（TCD）可探测颅内动脉的狭窄，如颈内动脉颅内段、大脑中动脉、大脑前动脉和大脑后动脉主干的狭窄。

（三）磁共振血管造影（MRA）

MRA 是一种无创检查方法，可显示颅内外脑血管影像。管腔狭窄 10％～69％者为轻度和中度狭窄，此时 MRA 片上显示动脉管腔虽然缩小，但血流柱的连续性依然存在。管腔狭窄 70％～95％者为重度狭窄，血流柱的信号有局限性中断，称为"跳跃征"。管腔狭窄 95％～99％者为极度狭窄，在信号局限性中断中，若血流柱很纤细甚至不能显示，称为"纤细征"。目前在 MRA 像中尚难可靠地区分极度狭窄和闭塞，MRA 的另一缺点是难以显示粥样硬化的溃疡。与脑血管造影相比，MRA 对狭窄的严重性常估计过度，因此，最好与超声探测结合起来分析，可提高与脑血管造影的附和率。

（四）CT 脑血管造影（CTA）

CT 脑血管造影是另一种非侵袭性检查脑血管的方法。先静脉注入 100～150 mL 含碘造影剂，然后进行扫描和重建。与脑血管造影的诊断附和率可达90％。其缺点是难以区分血管腔内的造影剂与血管壁的钙化，因此，对狭窄程度的估计不够准确。

（五）正电子发射计算机断层扫描（PET）

PET 即派特 CT，在短暂性脑缺血发作（TIA）与急性脑梗死的早期定位诊断、疗效评价以及是否需做血管重建手术及其评价等方面具有重要的诊断价值。派特 CT 主要测量的指标是局部脑血容量（CBV）、局部脑血流量（rCBF）和脑血流灌注量（PR）。在脑缺血早期的 1 小时到数天形态学发生变化之前，派特 CT 图像表现为病灶区低灌注，脑血流量减少，大脑氧摄取量增加，脑血容量增加，这在一过性脑缺血发作和半暗区组织表现非常明显；脑缺血进一步发展，脑血流量公降低，图像表现为放射性缺损。

五、诊断

缺血性脑血管疾病要根据病史、起病形式、症状持续的时间与发作频率，神经系统查体以及辅助检查，进行综合分析，作出诊断。依据脑血管造影、经颅多普勒超声、MRA、CTA 及 PET 检查，不仅可对缺血性脑血管疾病作出定性、定量诊断，还可指导选择治疗方案与判断疗效。

诊断要点为：①年龄在 50 岁以上具在动脉硬化、糖尿病、高血脂者。②既往有短暂性脑缺血发作史。③多在安静状态下发病，起病缓慢。④意识多清楚，较少头痛、呕吐，有局限性神经系统体征。⑤神经影像学检查显示有脑缺血表现。

六、治疗

（一）TIA

应针对能引起 TIA 的病因与危险因素进行积极治疗，如高血压、高脂血症、糖尿病、心脏病等。

1. 抗血小板聚集治疗

研究表明，抗血小板聚集能有效地防止血栓形成和微栓子的形成，减少 TIA 发作，常用：①阿司匹林，可抑制环氧化酶，抑制血小板质内花生四烯酸转化为血栓素 A_2，故能抑制血小板的释放和聚集。但使用阿司匹林剂量不宜过大，否则同时亦抑制血管内皮细胞中的前列环素的合成，不利于对血栓素 A_2 作用的对抗与平衡。阿司匹林的剂量为每日口服 50～300 mg 为宜，有消化道溃疡病及出血性疾患者慎用。②潘生丁可抑制磷酸二酯酶，阻止环磷酸腺苷（cAMP）的降解，抑制 ADP 诱发血小板聚集的敏感性，而有抗血小板聚集作用。常用剂量 25～50 g，3 次/天，可与阿司匹林合用。急性心梗时忌用。③抵克力得是一新型有效的抗血小板聚集药物，疗效优于阿司匹林，常用剂量为 125～250 mg，1 次/天。

2. 抗凝治疗

对 TIA 发作频繁，程度严重，发作症状逐渐加重，或存在进展性卒中的可能性时，尤其是椎-基底动脉系统的 TIA，如无明显的抗凝禁忌证，应在明确诊断后及早进行抗凝治疗。

常用药物：包括以下几种。①肝素：在体内外均有迅速抗凝作用，静脉注射

10分钟即可延长血液的凝血时间。方法：用肝素100 mg（12 500 U）加入10％ GS 1000 mL中，缓慢静脉滴注（20滴/分）维持治疗7～10天。定期监测凝血时间，并根据其凝血时间调整滴速，使凝血酶原时间保持在正常值的2～2.5倍，凝血酶原活动20％～30％。维持24～48小时。②口服抗凝剂：病情较轻或肝素治疗控制病情后可用此法，华法令片首剂4～6 mg，以后2～4 mg/d维持。新抗凝疗片首剂为8 mg，以后7～2 mg/d维持。新双香豆素片，首剂300 mg，维持量为150 g/d。口服抗凝药一般要连用半年至1年，用药期间应及时查出凝血时间。抗凝治疗的禁忌证：70岁以上者、出血性疾病、血液病创口未愈、消化道溃疡活动期、严重肝肾疾病及颅内出血，妊娠者等。③低分子肝素：这是通过化学解聚或酶解聚生成的肝素片等，其大小相当于普通肝素的1/3，其出血不良反应小，同时有促纤溶作用，增强血管内皮细胞的抗血栓作用而不干扰血管内皮细胞的其他功能。因此低分子肝素比其他肝素更安全，用法：低分子肝素5000 U，腹部皮下垂直注射，1～2次/天，7～10天为一个疗程。

3. 手术治疗

经检查短暂性脑缺血发作是由于该部大动脉病变致闭塞所引起时，为了消除微栓子来源，恢复和改善脑血流，建立侧支循环，对颈动脉粥样硬化颈动脉狭窄＞70％者，可考虑手术治疗。常用方法有：颈动脉内膜剥离术，颅外-颅内血管吻合术，及近年来发展起来的颈动脉支架成形术。

4. 血管扩张药物

能增加全脑的血流量，扩张脑血管，促进侧支循环。引用罂粟碱30～60 mg加入5％ GS液体中滴注或川芎嗪80～160 mg加入5％ GS液体中滴注，14天为一个疗程，其他如丹参、烟酸等。

（二）脑血栓形成

脑血栓形成急性期治疗原则：①要特别重视超早期和急性期处理，要注意整体综合治疗与个体化治疗相结合，针对不同病情、不同病因采取针对性措施。②尽早溶解血栓及增加侧支循环，恢复缺血区的血液供应、改善微循环，阻断脑梗死的病理生理。③重视缺血性细胞的保护治疗，应尽早应用脑细胞保护剂。④积极防治缺血性脑水肿，适时应用脱水降颅压药物。⑤要加强监护和护理，预防和治疗并发症。⑥尽早进行康复治疗，促进神经功能恢复。⑦针对致病危险因素的治疗，预防复发。

1. 一般治疗

是急性缺血性脑血管病的基础治疗，不可忽视，否则可发生并发症导致死亡。意识障碍患者应予气道支持及辅助呼吸，定期监测PaO_2和$PaCO_2$。注意防治褥疮及呼吸道或泌尿系感染，维持水、电解质平衡及心肾功能，预防肺栓塞、下肢深静脉血栓形成等并发症。

2. 调整血压

急性脑梗死后高血压的治疗一直存在争论，应慎用降血压药。急性脑卒中时血管自主调节功能受损，脑血流很大程度取决于动脉压，明显降低平均动脉压可能对缺血脑组织产生不利影响。Yamagnchi 提出缺血性脑卒中急性期的血压只有在平均动脉压超过 17.3 kPa 或收缩压超过 29.3 kPa 时才需降压，降压幅度一般降到比卒中前稍高的水平。急性缺血性脑血管病患者很少有低血压。如血压过低，应查明原因，及时给予补液或给予适当的升压药物如多巴胺、间羟胺等以升高血压。

3. 防治脑水肿

脑血栓形成后，因脑缺血、缺氧而出现脑水肿，在半小时即可出现细胞毒性水肿，继而在 3～5 天出现血管源性水肿，7～10 天后水肿开始消退，2～3 周时水肿消失。大面积脑梗死或小脑梗死者可致广泛而严重的脑水肿，如不及时处理，可并发脑疝死亡。常用有效降颅内压药物为甘露醇、呋塞米、甘油果糖和清蛋白。甘露醇快速静脉注射后，因它不易从毛细血管外渗入组织，从而能迅速提高血浆渗透压，使组织间液水分向血管内转移，达到脱水作用，同时增加尿量及尿 Na^+、K^+ 的排出，尚有清除自由基的作用。通常选用 20% 甘露醇 125 mL 静脉快速滴注，每 6～12 小时 1 次，直至脑水肿减轻。主要不良反应有循环负担而致心力衰竭或急性肺水肿，剂量过大，应用时间长可出现肾脏损害。为减少上述不良反应，可配合呋塞米使用，速尿常用剂量为 20～40 mL/次静脉滴注，2～4 次/天。用药过程中注意水电解质平衡。甘油果糖具有良好的降颅压作用，常用量250 mL静脉滴注，1～2 次/天；清蛋白具有提高血浆胶体渗透压作用，与甘露醇合用，取长补短，可明显提高脱水效果。用法 2～10 g/次，静脉滴注，1 次/天或 1 次/2 天，连用7～10 天。

4. 溶栓治疗

适用于超早期（发病 6 小时以内）及进展型卒中。应用溶栓治疗应严格掌握溶栓治疗的适应证与禁忌证。

（1）适应证：①年龄小于 75 岁。②对 CA 系梗死者无意识障碍，对 VBA 梗死者由于本身预后极差，对昏迷较深者也不必禁忌，而且治疗开始时间也可延长。③头颅 CT 排除颅内出血和与神经功能缺损相应的低密度影者。④可在发病 6 小时内完成溶栓。⑤患者或家属同意。

（2）禁忌证：①溶栓治疗之前瘫痪肢体肌力已出现改善。②活动性内出血和已知出血倾向。③脑出血史，近 6 个月脑梗死史及颅内、脊柱手术外伤史。④近半年内活动性消化溃疡或胃肠出血。⑤严重心、肝、肾功能不全。⑥正在使用抗凝剂。⑦未控制的高血压，收缩压高于 26.7 kPa，或舒张压高于 14.7 kPa。⑧收缩压低于 13.3 kPa（年龄小于 60 岁）。

(3) 血栓溶解的原理：血栓溶解主要是指溶解血栓内纤维蛋白。纤维蛋白降解主要依靠纤溶酶，它产生于纤溶酶原被一系列活化因子激活时，纤溶酶原是一种相对分子质量为 92 000 的糖蛋白，由 790 个氨基酸组成，分为谷氨酸纤溶酶原和赖氨酸纤溶酶原，这两种酶原可被内源性的t-PA和外源性的尿激酶和链激酶所激活，在溶栓过程中，给予患者某些药物（如尿激酶、链激酶、t-PA 等）可以促进血栓溶解，将血栓分解为可溶性纤维蛋白降解产物。

(4) 常用溶栓剂及作用机制：溶栓剂共 3 代：①第一代：非选择性溶栓剂——链激酶（SK）、尿激酶（UK）。SK 是国外应用最早、最广的一种溶栓剂，它通过与血中纤维蛋白原形成 1:1 复合物，再促进游离的纤溶酶原转化为纤溶酶，因此它是间接的纤溶酶激活剂。链激酶由于抗原性较强，易引起变态反应，溶栓同时也易引起高纤溶血症，目前临床上较少使用。欧洲几项大规模临床研究结果证实，SK 溶栓病死率及出血发生率高，效果不明显，不推荐使用。UK 是一种丝氨酸蛋白酶，它可使纤溶酶原中的精氨酸 560-缬氨酸 561 化学键断裂，直接使纤溶酶原转变为纤溶酶，由于其无抗原性、无热源性、毒副反应小，且来源丰富等特点，至今仍是亚洲一些国家（如中国和日本）临床应用的主要药物。②第二代：选择性溶栓剂——重组组织型纤溶酶原激活剂（rt-PA），重组单链尿激酶型纤溶酶原激活剂（rscu-PA）ort-PA 分子上有一纤维蛋白结合点，故能选择性地和血栓表层的纤维蛋白结合，所形成的复合物对纤溶酶有很高的亲和力及触酶活性，使纤溶酶原在局部转变为纤溶酶，从而溶解血栓，而很少产生全身抗凝、纤溶状态。但它价格非常昂贵，大剂量使用也会增加出血的可能性，同时由于其半衰期更短，因此有一定的血管再闭塞情况，使其临床应用受到一定的限制。Rscu-PA 是人血、尿中天然存在的一种蛋白质，它激活与纤维蛋白结合的纤溶酶原比激活血循环中游离的纤溶酶原容易。③第三代：试图用基因工程选择技术改良天然溶栓药物的结构，以提高选择性溶栓剂效果，延长半衰期，减少剂量，这类药物有嵌合型溶栓剂（将 t-PA、scu-PA 二级结构进行基因工程杂交而得）单克隆抗体导向溶栓。

(5) 溶栓剂量：脑梗死溶栓治疗剂量尚无统一标准，由于人体差异、给药途径的不同，剂量波动范围也较大。通常静脉溶栓剂量大，SK 15 万～50 万 U，UK 100 万～150 万 U，rt-PA 10～100 mg；动脉用药 SK 0.6 万～25 万 U，UK 10 万～30 万 U，rt-PA 20～100 mg。

(6) 溶栓治疗时间：Astrup 根据动物实验首次提出了"缺血半暗带"的概念，表明缺血半暗带仅存在 3～4 小时，因此大多数临床治疗时间窗定在症状出现后 6 小时内进行。美国食品与药物管理局（FDA）批准在发病 3 小时内应用rt-PA。尿激酶一般在发病 6 小时内进行。近来有学者提出 6 小时的治疗时间窗也绝不是僵化的，有些患者卒中发病超过 6 小时，如果侧支循环好，仍可考虑延迟性溶栓。

（7）溶栓治疗的途径：溶栓治疗的途径主要有静脉和动脉用药两种。在DSA下行动脉内插管，于血栓附近注入溶栓药，可增加局部的药物浓度，减少用药剂量，直接观察血栓崩解。一旦再通即刻停止用药，便于掌握剂量。但它费时（可能延误治疗时间）、费用昂贵，需要造影仪器及训练有素的介入放射人员，因而受到技术及设备的限制。相反静脉溶栓简便易行，费用低。近来有一些学者提出将药物注入ICA，而不花更多时间将导管插入MCA或在血栓近端注药。至于何种用药途径更佳，尚未定论，Racke认为动脉、静脉用药两者疗效无明显差异。

（8）溶栓治疗脑梗死的并发症：如下。

继发脑出血。①发生率：多数文献报告，经CT证实的脑梗死后出血性梗死自然发生率为5%～10%；脑实质出血为5%。WardLaw等综述1992年以前30多篇文献的1573例应用UK、SK、rt-PA经静脉或动脉途径溶栓治疗，出血性脑梗死发生率为10%。1781例溶栓治疗继发脑实质出血发生率为5%。当然不同给药方法和时机，出血的发生率不同，据现有资料颅内出血的发生率为4%～26%。②最主要危险因素：如下。a. 溶栓治疗时机：高血压，溶栓开始前收缩压超过24～26.7 kPa或舒张压超过14.7～16 kPa。b. 溶栓药物的剂量：脑水肿，早期脑CT检查有脑水肿或占位效应患者有增加出血性梗死的发生率。③潜在的危险因素：年龄（70岁以上）、病前神经状况、联合用药（如肝素、阿司匹林等）。④发生机制可能是：继发性纤溶亢进和凝血障碍；长期缺血的血管壁已经受损，在恢复血供后由于通透性高而血液渗出；血流再灌注后可能因反射而使灌注压增高。

再灌注损伤：再灌注早期，脑组织氧利用率低，而过氧化脂质含量高，过剩氧很容易形成活性氧，与细胞膜脂质发生反应，使脑细胞损害加重。通常脑梗死发病12小时以内缺血脑组织再灌注损伤不大，脑水肿较轻，但发病12小时以后则可能出现缺血脑组织过度灌注，加重脑水肿。

血管再闭塞：脑梗死溶栓后血管再闭塞发生率约为10%～20%，其发生原因目前尚不十分清楚，可能与溶栓药物的半衰期较短有关，尿激酶的半衰期为16分钟，PA仅为7分钟；溶栓治疗可能伴有机体凝血活性增高。

5. 抗凝治疗

临床表现为进展型卒中的患者，可有选择地应用抗凝治疗。但有引起颅内和全身出血的危险性，必须严格掌握适应证和禁忌证。抗凝治疗包括肝素和口服抗凝剂。肝素：12 500 U加入10%葡萄糖1000 mL中，缓慢静脉滴注（每分钟20滴），仅用1～2天，保持凝血酶原时间在正常值的2～2.5倍，凝血酶原活动度在20%～30%。但有关其疗效及安全性的确切资料有限，结果互有分歧。低分子肝素安全性增加，但其治疗急性缺血性脑血管病的疗效尚待评估，目前已有的资料难以做出肯定结论。用法：速避凝3000～5000 U，腹部皮下垂直注射，1～2 次/天。口服抗凝剂：新双香豆素 300 mg，双香豆素100～200 mg或华法林4～6 mg，刚开始时每天检查凝血酶原时间及活动度，待稳定后可每周查 1 次，以便调整口服药物剂量。治疗期间应注意出血并发症，如有出血情况立即停用。

6. 降纤治疗

降解血栓纤维蛋白原、增加纤溶系统活性及抑制血栓形成或帮助溶解血栓。适用于脑血栓形成早期，特别是合并高纤维蛋白血症患者。常用药物有巴曲酶、蛇毒降纤酶及 ancrod 等。

7. 抗血小板凝集药物

抗血小板凝集药物能降低血小板聚集和血黏度。目前常用有阿司匹林和盐酸噻氯匹定。阿司匹林以小剂量为宜，一般 50～100 mg/d，盐酸噻氯匹定 125～250 mg/d。

8. 血液稀释疗法

稀释血液和扩充血容量可以降低血液黏稠度，改善局部微循环。常用低分子右旋糖酐或 706 代血浆 500 mL，静脉滴注，1 次/天，10～14 天为 1 个疗程。心肾功能不全者慎用。

9. 脑保护剂

目前临床上常用的制剂有以下几种。①钙离子拮抗药：能阻止脑缺血、缺氧后神经细胞内钙超载，解除血管痉挛，增加血流量，改善微循环。常用的药物有尼莫地平、尼莫通、盐酸氟桂嗪等。②胞二磷胆碱：它是合成磷脂胆碱的前体，胆碱在磷脂酰胆碱生物合成中具有重要作用，而磷脂酰胆碱是神经膜的重要组成部分，因此具有稳定神经细胞膜的作用。胞二磷胆碱还参与细胞核酸、蛋白质和糖的代谢，促进葡萄糖合成乙酰胆碱，防治脑水肿。用法：500～750 mg 加入5%葡萄糖液 250 mL。静脉滴注，1 次/天，10～15 天为 1 个疗程。③脑活素：主要成分为精制的必需和非必需氨基酸、单胺类神经介质、肽类激素和酶前体，它能通过血脑屏障，直接进入神经细胞，影响细胞呼吸链，调节细胞神经递质，激活腺苷酸环化酶，参与细胞内蛋白质合成等。用法：20～50 mL 加入生理盐水250 mL，静脉滴注，1 次/天，10～15 天为 1 个疗程。

10. 外科治疗和介入治疗

半球大面积脑梗死压迫脑干，危及生命时，若应用甘露醇无效时，应积极进行去骨瓣手术减压和坏死脑组织吸出术。对急性大面积小脑梗死产生明显肿胀及脑积水者，可行脑室引流术或去除坏死组织以挽救生命。对颈动脉粥样硬化颈动脉狭窄＞70%者，可考虑手术治疗。常用的手术方法有颈动脉内膜剥离修补术，颅外-颅内血管吻合术及近年来发展起来的颈动脉支架成形术。

11. 康复治疗

主张早期进行系统、规范及个体化的康复治疗。急性期一旦病情平稳，应立即进行肢体功能锻炼和语言康复训练，降低致残率。

（三）脑栓塞

（1）发生在颈内动脉前端或大脑中动脉主干的大面积脑栓塞，以及小脑梗死可发生严重的脑水肿，继发脑疝，应积极进行脱水、降颅压治疗，必要时需要进行大颅瓣切除减压。大脑中动脉主干栓塞可立即施行栓子摘除术，据报道70%可取得较好疗效，亦应争取在时间窗内实验溶栓治疗，但由于出血性梗死更多见，溶栓适应证更应严格掌握。

（2）由于脑栓塞有很高的复发率，有效的预防很重要。房颤患者可采用抗心律失常药物或电复律，如果复律失败，应采取预防性抗凝治疗。由于个体对抗凝药物敏感性和耐受性有很大差异，治疗中要定期监测凝血功能，并随时调整剂量。在严格掌握适应证并进行严格监测的条件下，适宜的抗凝治疗能显著改善脑栓塞患者的长期预后。

（3）部分心源性脑栓塞患者发病后2～3小时内，用较强的血管扩张剂如罂粟碱点滴或吸入亚硝酸异戊酯，可收到较满意疗效，亦可用烟酸羟丙茶碱（脉栓通、烟酸占替诺）治疗发病1周内的轻中度脑梗死病例收到较满意疗效者。

（4）对于气栓的处理应采取头低位，左侧卧位。如系减压病应立即行高压氧治疗，可使气栓减少，脑含氧量增加，气栓常引起癫痫发作，应严密观察，及时进行抗癫痫治疗。脂肪栓的处理可用血管扩张剂，5%硫酸氢钠注射液250 mL静脉滴注，2次/天。感染性栓塞需选用有效足量的抗生素抗感染治疗。

（四）腔隙性脑梗死

该病无特异治疗其关键在于防治高血压动脉粥样硬化和糖尿病等。急性期适当的康复措施是必要的。纯感觉性卒中主要病理是血管脂肪透明变性，巨噬细胞内充满含铁血黄素，提示红细胞外渗，因此禁用肝素等抗凝剂，但仍可试用阿司匹林、潘生丁；纯运动型较少发生血管脂肪变性，可以应用肝素、东菱精纯克栓酶及蝮蛇抗栓酶，但应警惕出血倾向。腔隙梗死后常有器质性重症抑郁，抗抑郁药物患者常不易耐受，最近有人推荐选择性 8-羟色胺重摄取抑制药Ciralopram 10～14 mg/d，治疗卒中后重症抑郁安全有效，无明显不良反应。无症状型腔隙性脑梗死主要针对其危险因素：高血压、糖尿病、心律失常、高脂、高黏血症及颈动脉狭窄等，进行积极有效的治疗，对降低其复发率至关重要，对本病的预防也有极其重要的意义。

第二节 自发性蛛网膜下腔出血

自发性蛛网膜下腔出血（spontaneous subarachnoid hemorrhage，SSAH）是指各种非外伤性原因引起的脑血管破裂，血液流入蛛网膜下腔的统称。它不是一种独立的疾病，而是某些疾病的临床表现，占急性脑血管疾病的 10％～20％。

一、病因病机

最常见的病因为颅内动脉瘤，占自发性蛛网膜下腔出血的 75％～80％，其次为脑血管畸形（10％～15％），高血压性动脉硬化、动脉炎、烟雾病、脊髓血管畸形、结缔组织病、血液病、颅内肿瘤卒中、抗凝治疗并发症等为少见原因。

本病的发生是由于脏腑功能失调，气血逆乱于脑，致血溢脑络之外而成。

(一) 情志失调

平素情志不遂或肝肾阴亏，阴阳失调，肝失其条达舒畅，使气机郁结，郁久化火。若突受情志刺激，则肝阳上亢化风，风火上扰，血随气逆，血溢脑络之外而为昏仆，此即《素问·生气通天论》所谓："阳气者，大怒则形气绝，而血菀于上，使人薄厥"。

(二) 饮食偏嗜

嗜酒肥甘，酿湿生痰；偏嗜辛辣，则生痰热。脾胃受损，中焦气机不畅，升清降浊失常，宿舍积滞内阻胃肠，腑气不通，致痰浊上蒙清窍或痰火内盛，上扰脑府，脑络受损，或为疼痛，或为昏仆。

(三) 劳累过度

年老体衰，肝肾阴虚，肝阳偏亢，兼之思虑烦劳过度，"阳气者，烦劳则张，精绝"，致水不涵木，肝阳暴张，夹风夹痰上冲，气血逆乱于上而发病。

(四) 素体虚弱

平素体弱，气血不足，气虚则血行乏力，瘀滞不畅，使肌肉、筋骨失养；若气不摄血，溢于脑络之外，则可出现"不通则痛"及"不荣则痛"之头痛。

二、临床表现

(一) 性别、年龄

男女比例为 1∶（1.3～1.6）。可发生在任何年龄，发病率随年龄增长而增加，并在 60 岁左右达到高峰，以后随年龄增大反而下降。各种常见病因的自发性蛛网膜下腔出血的好发年龄见本节鉴别诊断部分。

（二）起病形式

绝大部分在情绪激动或用力等情况下急性发病。

（三）症状、体征

（1）出血症状：表现为突然发病，剧烈头痛、恶心呕吐、面色苍白、全身冷汗。半数患者可出现精神症状，如烦躁不安、意识模糊、定向力障碍等。意识障碍多为一过性的，严重者呈昏迷状态，甚至出现脑疝而死亡。20％可出现抽搐发作。有的还可出现眩晕、项背痛或下肢疼痛，脑膜刺激征明显。

（2）颅神经损害：6％～20％患者出现一侧动眼神经麻痹，提示存在同侧颈内动脉后交通动脉动脉瘤或大脑后动脉动脉瘤。

（3）偏瘫：20％患者出现轻偏瘫。

（4）视力、视野障碍：发病后1小时内即可出现玻璃体膜下片状出斑，引起视力障碍。10％～20％有视盘水肿。当视交叉、视束或视放射受累时产生双颞偏盲或同向偏盲。

（5）约1％的颅内动静脉畸形和颅内动脉瘤出现颅内杂音。部分蛛网膜下腔出血发病后可有发热。

（四）并发症

1. 再出血

以出血后5～11天为再出血高峰期，80％发生在1个月内。颅内动脉瘤初次出血后的24小时内再出血率最高，为4.1％，第2次再出血的发生率为每天1.5％，到第14天时累计为19％。表现为在经治疗病情稳定好转的情况下，突然再次发生剧烈头痛、恶心呕吐、意识障碍加重、原有局灶症状和体征重新出现等。

2. 血管痉挛

通常发生在出血后第1～2周，表现为病情稳定后再出现神经系统定位体征和意识障碍。腰穿或头颅CT检查无再出血表现。

3. 急性非交通性脑积水

常发生在出血后1周内，主要为脑室内积血所致，临床表现为头痛、呕吐、脑膜刺激征、意识障碍等，复查头颅CT可以诊断。

4. 正常颅压脑积水

多出现在蛛网膜下腔出血的晚期，表现为精神障碍、步态异常和尿失禁。

三、辅助检查

（一）CT

颅脑CT是诊断蛛网膜下腔出血的首选方法，诊断急性蛛网膜下腔出血准确率几乎100％，主要表现为蛛网膜下腔内高密度影，即脑沟与脑池内高密度影（图8-2A、B）。动态CT检查有助于了解出血的吸收情况、有无再出血、继发脑梗死、脑积水及其程度等。强化 CT 还显示脑血管畸形和直径大于 0.8 cm 的动脉瘤。

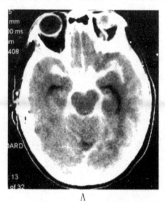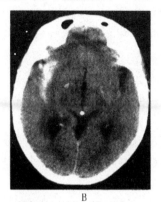

图 8-2　自发性蛛网膜下腔出血 CT 表现

A. 自发性蛛网膜下腔出血（鞍上池与环池）的 CT 表现；

B. 自发性蛛网膜下腔出血（外侧裂池）的 CT 表现

蛛网膜下腔出血的 CT 分级（Fisher）见表 8-3。

表 8-3　蛛网膜下腔出血的 CT 分级（Fisher 法）

级别	CT 发现
Ⅰ	无出血所见
Ⅱ	蛛网膜下腔一部分存在弥散性薄层出血（1 mm）
Ⅲ	蛛网膜下腔有较厚（1 mm 以上）出血或局限性血肿
Ⅳ	伴脑实质或脑室内积血

由于自发性蛛网膜下腔出血的原因脑动脉瘤占一半以上，因此，可根据 CT 显示的蛛网膜下腔出血的部位初步判断或提示颅内动脉瘤的位置。如颈内动脉动脉瘤破裂出血常见鞍上池不对称积血，大脑中动脉动脉瘤破裂出血多见外侧裂积血，前变通动脉动脉瘤破裂出血则见纵裂池、基底部积血，而出血在脚间池和环池者，一般不是动脉瘤破裂引起。

（二）脑脊液检查

通常 CT 检查已确诊者，腰穿不作为临床常规检查。如果出血量较少或者距起病时间较长，CT 检查无阳性发现时，需要行腰穿检查脑脊液。蛛网膜下腔的新鲜出血，脑脊液检查的特征性表现为均匀血性脑脊液；脑脊液变黄或发现了含有红细胞、含铁血黄素或胆红素结晶的吞噬细胞等，则提示为陈旧性出血。

（三）脑血管影像学检查

1. DSA

即血管造影的影像通过数字化处理，把不需要的组织影像删除掉，只保留血管影像，这种技术叫作数字减影技术。其特点是图像清晰，分辨率高，对观察血管病变，血管狭窄的定位测量，诊断及介入治疗提供了真实的立体图像，为脑血管内介入治疗提供了必备条件（图8-3A～D）。主要适用于全身血管性疾病、肿瘤的检查及治疗。DSA 是确定自发性蛛网膜下腔出血病因的首选方法，也是诊断动脉瘤、血管畸形、烟雾病等颅内血管性病变的最有价值的方法。DSA 不仅能及时明确动脉瘤大小、部位、单发或多发、有无血管痉挛，而且还能显示脑动静脉畸形的供应动脉和引流静脉，以及侧支循环情况。对怀疑脊髓动静脉畸形者还应行脊髓动脉造影。脑血管造影可加重脑缺血、引起动脉瘤再次破裂等，因此，造影时机宜避开脑血管痉挛和再出血的高峰期，即出血 3 天内或 3 周后进行为宜。

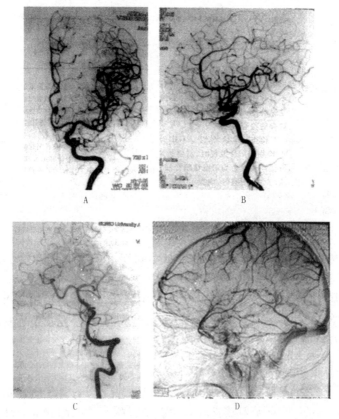

图 8-3　脑血管 DSA 表现

A. 正常一侧颈内动脉 DSA 表现（正位片动脉期）；B. 正常一侧颈内动脉 DSA 表现（侧位片动脉期）；C. 正常椎-基底动脉 DSA 表现（动脉期）；D. 正常一侧颈内动脉 DSA 表现（侧位片静脉期）

　　旋转 DSA 及三维重建技术的应用，使其能在三维空间内做任意角度的观察，清晰地显露出动脉瘤体、瘤颈、载瘤动脉及与周围血管解剖关系；有效地避免了邻近血管重叠或掩盖。此项技术突破了常规 DSA 一次造影只能显示一个角度和图像后处理手段少等局限性，极大地方便了介入诊疗操作，对脑血管病变的诊断和治疗具有很大的应用价值。

由于 DSA 显示的是造影剂充盈的血管管腔的空间结构，因此，目前仍被公认为是血管性疾病的诊断"金标准"，诊断颅内动脉瘤的准确率达 95％以上。但是，随着 CTA、MRA 技术的迅速发展，在某些方面大有取代 DSA 之势。

2.CT 血管成像（CTA）

CTA 检查经济、快速、无创，可同时显示颈内动脉系、椎动脉系和 Willis 环血管全貌，因此，是筛查颅内血管性疾病的首选影像学诊断方法之一。由于 CTA 受患者病情因素限制少，急性脑出血或蛛网膜出血患者，当临床怀疑动脉瘤或脑动静脉畸形可能为出血原因时，DSA 检查受限，CTA 可作为早期检查的可靠方法（图 8-4A～C）。

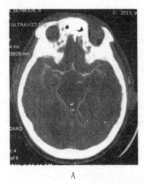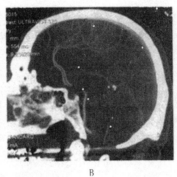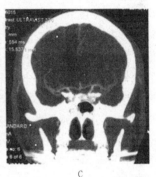

A   B   C

图 8-4   正常 CTA 表现

A. 轴位；B. 矢状位；C. 冠状位

由于脑血流循环时间短，脑动脉 CTA 容易产生静脉污染以及颅底骨质难以彻底清除，Willis动脉环近段动脉重建效果欠佳，血管性病变漏诊率高。但是，近年来，64 层螺旋 CT 的扫描速度已超越动脉血流速度，因此，无论是小剂量造影剂团注测试技术还是增强扫描智能触发技术，配合 64 层螺旋 CT 扫描，纯粹的脑动脉期图像的获取已不成问题，尤其是数字减影 CTA（subtraction CT angiography，DSCTA）技术基本上去除了颅底骨骼对 CTA 的影响。超薄的扫描层厚使其能最大限度地消除了常规头部 CT 扫描时颅底骨质伪影，显著地提高了 Willis 动脉环近段动脉 CTA 图像质量，真正地使其三维及二维处理图像绝对无变形、失真，能最真实的显示脑血管病变及其邻近结构的解剖关系，图像质量媲美 DSA，提供诊断信息量超越 DSA。表面遮盖法（SSD）及最大密度投影法（MIP）是最常用的三维重建方法，容积显示法（VR）是最高级的三维成像方法。DSCTA 对脑动脉瘤诊断的特异性和敏感性与 DSA 一致，常规 CTA 组诊断

Willis 动脉环及其远段脑动脉瘤的特异性和敏感性亦与 DSA 一致，但对 Willis 动脉环近段动脉瘤有漏诊的情况，敏感性仅 71.4%。但是，DSCTA 也存在一定局限性，基础病变如血肿、钙化、动脉支架及动脉银夹等被减影导致漏诊或轻微运动，可致减影失败，患者照射剂量增加及图像噪声增加等也是问题。近期临床上应用的 320 层螺旋 CT 更显示出了其优越性。

目前，CTA 主要用于诊断脑动脉瘤、脑动静脉畸形、闭塞性脑血管病、静脉窦闭塞和脑出血等。CTA 能清晰观察到脑动脉瘤的瘤体大小、瘤颈宽度及与载瘤动脉的关系；能清晰观察到脑动静脉畸形血管团大小、形态及供血动脉和引流静脉；能清晰观察到脑血管狭窄或闭塞部位、形态及血管壁硬、软斑块。64 层螺旋 CTA 对脑动脉瘤检查有较高的敏感性和特异性，诊断附和率达 100%，能查出约 1.7 mm 大小的动脉瘤。采用多层面重建（MPR）、曲面重建（CPR）、容积显示（VR）和最大密度投影（MIP）等技术可清楚地显示动脉瘤的瘤体大小、瘤颈宽度及与载瘤动脉的关系；并可任意旋转图像，多角度观察，能获得完整的形态及与邻近血管、颅骨的空间解剖关系，为制定治疗方案和选择手术入路提供可靠依据。CTA 可显示脑动静脉畸形的供血动脉、病变血管团和引流静脉的立体结构，有助于临床医生选择手术入路，以避开较大脑血管和分支处进行定位和穿刺治疗。脑动静脉畸形出血急性期的 DSA 检查，其显示受血肿影响，而 CTA 三维图像能任意角度观察，显示病灶与周围结构关系较 DSA 更清晰。CTA 诊断颈内动脉狭窄的附和率为 95%，最大密度投影法可更好地显示血管狭窄程度。在脑梗死早期显示动脉闭塞，指导溶栓治疗。CTA 可清晰显示静脉窦是否通畅。CTA 显示造影剂外溢的患者，往往血肿增大。

总之，CT 血管造影（CTA）与数字减影血管造影（DSA）相比，最大优势是快速和无创伤，并可多方位、多角度观察脑血管及病变形态，提供近似实体的解剖概念，对筛查自发性蛛网膜下腔出血的病因和诊断某些脑血管疾病不失为一种重要而有效的检查方法。但是，CTA 的不足之处在于造影剂用量大，需掌握注药与扫描的最佳时间间隔，不能显示扫描范围以外的病变，可能漏诊。并且 CTA 对侧支循环的血管、直径小于 1.2 mm 的穿动脉、动脉的硬化改变及血管痉挛的显示不如 DSA。

3. 磁共振血管成像（MRA）

MRA 包括时间飞越法 MRA 及相位对比法 MRA，其具有无创伤、无辐射、不用对比剂的特点，被广泛应用于血管性病变的诊断中，可显示颈内动脉狭窄、颅内动静脉畸形、动脉瘤等疾病。主要用于有动脉瘤家族史或破裂先兆者的筛查，动脉瘤患者的随访以及急性期不能耐受脑血管造影检查的患者。不足之处是由于扫描时间长及饱和效应，使得血流信号下降，血管分支显示不佳，大大降低了图像的效果及诊断的准确性（图 8-5A～C）。

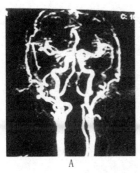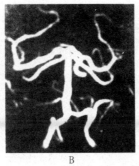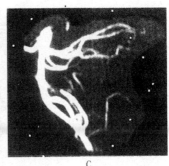

图 8-5　正常 MRA 表现

A. 全脑；B. 椎-基底动脉正位片；C. 椎-基底动脉侧位片

MRA 探测脑动脉瘤有很高的敏感性，特别是探测没有伴发急性蛛网膜下腔出血的动脉瘤。MRA 能完全无创伤性地显示血管解剖和病变及血流动力学信息，能清楚的显示瘤巢的供血动脉和引流静脉的走行、数量、形态等。另外，MRI 可通过其直接征象"流空信号簇"对脑动静脉畸形作出明确的诊断。因此，MRI 与 MRA 的联合应用，作为一种完全无损伤性的血管检查方法，在临床症状不典型或临床症状与神经系统定位不相符时，可以大大提高脑血管畸形的发现率和确诊率。

四、诊断与鉴别诊断

（一）诊断

根据急性发病方式、剧烈头痛、恶心呕吐等临床症状、体征，结合 CT 检查，确诊蛛网膜下腔出血并不困难。进一步寻找蛛网膜下腔出血的原因，即病因诊断更为重要，尤其是确定外科疾病引起蛛网膜下腔出血的原因。因此，对于自发性蛛网膜下腔出血患者，若无明显的血液病史、抗凝治疗等病史，均要常规行脑血管造影或（和）CTA、MRA 检查，以寻找出血原因，明确病因。

（二）病因鉴别诊断

临床上常见的自发性蛛网膜下腔出血的病因鉴别诊断见表 8-4。

表 8-4　自发性蛛网膜下腔出血的病因鉴别诊断

病因	动脉瘤	动静脉畸形	高血压	烟雾病	脑瘤出血
发病年龄	40～60 岁	35 岁以下	50 岁以上	青少年多见	30～60 岁
出血前症状	无症状，少数动眼神经麻痹	常见癫痫发作	高血压史	可见偏瘫	颅压高和病灶症状
出血	正常或增高	正常	增高	正常	正常
复发出血	常见且有规律	年出血率 2%	可见	可见	少见

续表

病因	动脉瘤	动静脉畸形	高血压	烟雾病	脑瘤出血
意识障碍	多较严重	较重	较重	有轻有重	较重
脑神经麻痹	第Ⅱ~Ⅵ对颅神经	无	少见	少见	颅底肿瘤常见
偏瘫	少见	较常见	多见	常见	常见
眼部症状	可见玻璃体积血	可见同向偏盲	眼底动脉硬化	少见	视盘水肿
CT 表现	蛛网膜下腔高密度	增强可见AVM影	脑萎缩或梗死灶	脑室出血铸型或梗死灶	增强后可见肿瘤影
脑血管造影	动脉瘤和血管痉挛	动静脉畸形	脑动脉粗细不均	脑底动脉异常血管团	有时可见肿瘤染色

五、治疗

(一) 急性期治疗

1. 一般处理

(1) 密切观察：生命体征监测；密切观察神经系统体征的变化；保持呼吸道通畅，维持稳定的呼吸循环系统功能。

(2) 降低颅内压：常用的有甘露醇、呋塞米、甘油果糖或甘油氯化钠，也可以酌情选用清蛋白。

(3) 纠正水、电解质平衡紊乱：记出入液体量；注意维持液体出入量平衡。适当补液、补钠、补钾，调整饮食和静脉补液中晶体胶体的比例可以有效预防低钠血症。

(4) 对症治疗：烦躁者给予镇静药，头痛给予镇痛药，禁用吗啡、哌替啶等镇痛药。癫痫发作，可采用抗癫痫药物，如地西泮（安定）、卡马西平或者丙戊酸钠。

(5) 加强护理：卧床休息，给予高纤维、高能量饮食，保持尿便通畅。意识障碍者可放置鼻胃管，预防窒息和吸入性肺炎。尿潴留者，给予导尿并膀胱冲洗，预防尿路感染。定时翻身、局部按摩、被动活动肢体、应用气垫床等措施预防褥疮、肺不张和深静脉血栓形成等并发症。

2. 防治再出血

(1) 安静休息：绝对卧床 4~6 周，镇静、镇痛，避免用力和情绪激动。

(2) 控制血压：如果平均动脉压＞16.7 kPa（125 mmHg）或收缩压＞24 kPa（180 mmHg），可在血压监测下使用降压药物，保持血压稳定在正常或者起病前水平。可选用钙离子通道阻滞药、β-受体阻滞药等。

(3) 抗纤溶药物：常用 6-氨基己酸（EACA）、止血芳酸（PAMBA）或止血环酸（氨甲环酸）。抗纤溶治疗可以降低再出血的发生率，但同时也增加脑动脉痉挛和脑梗死的发生率，建议与钙离子通道阻滞药同时使用。

（4）外科手术：已经确诊为动脉瘤性蛛网膜下腔出血者，应根据病情，及早行动脉瘤夹闭术或介入栓塞治疗。

3. 防治并发症

（1）脑动脉痉挛及脑缺血。①维持正常血压和血容量：保持有效的血液循环量，给予胶体溶液（清蛋白、血浆等）扩容升压。②早期使用尼莫地平：常用剂量 10～20 mg/d，静脉滴注 1 mg/h，共10～14 天，注意其低血压的不良反应。③腰穿放液：发病后1～3 天行腰穿释放适量的脑脊液，有利于预防脑血管痉挛，减轻脑膜刺激征等。但是，有诱发颅内感染、再出血及脑疝的危险。

（2）脑积水。①药物治疗：轻度脑积水可先行醋氮酰胺等药物治疗，酌情选用甘露醇、呋塞米等。②脑室穿刺脑脊液外引流术：蛛网膜下腔出血后脑室内积血性扩张或出现急性脑积水，经内科治疗后症状仍进行性加重者，可行脑室穿刺外引流术。但是，可增加再出血的概率。③脑脊液分流术：对于出血病因处理后，出现慢性交通性脑积水，经内科治疗仍进行性加重者，可行脑室-腹腔分流术。

（二）病因治疗

（1）手术治疗：对于出血病因明确者，应及时进行病因手术治疗，例如开颅动脉瘤夹闭术、脑动静脉畸形或脑肿瘤切除术等。

（2）血管内介入治疗：适合血管内介入治疗的动脉瘤、颅内动静脉畸形患者，也可采用动脉瘤或动静脉畸形栓塞术。

（3）立体定向放射治疗：主要用于小型动静脉畸形以及栓塞或手术后残余病灶的治疗。

（三）辨证治疗

1. 风火上扰

（1）症状：剧烈头痛，恶心呕吐，烦躁易怒，口苦咽干，面红目赤，抽搐时作，甚则谵语，昏迷，不省人事。舌红苔黄，脉弦数。

（2）治法：清肝泄热，熄风开窍。

（3）方药：羚角钩藤汤加减。羚羊角粉 3 g（冲服），钩藤 15 g，菊花 10 g，生地 15 g，生白芍 15 g，黄芩 10 g，夏枯草 15 g，地龙 12 g，川牛膝 15 g。若肝火旺可合龙胆泻肝汤；昏迷、谵语先服安宫牛黄丸；大便燥结加生大黄、芒硝；腹胀加枳实、厚朴；恶呕较重加竹茹、姜半夏；手足蠕动、筋惕肉瞤加龟甲、生龙牡。

2. 痰火交炽

（1）症状：剧烈头痛，恶心呕吐，项强身热，烦躁或神昏、谵语，肢体强痉拘急，喉中痰鸣，口渴口臭，畏光怕声，尿黄便结。舌红苔黄腻，脉洪数或沉滑。

（2）治法：清热泻火，涤痰通腑。

（3）方药：星蒌承气汤。胆南星10 g，瓜蒌15 g，生大黄10 g（后下），枳实10 g，厚朴8 g，葛根20 g，芒硝10 g（冲服）。热象明显加生石膏、知母；抽搐加天麻、钩藤；昏迷加菖蒲、郁金，或先服至宝丹、牛黄清心丸。

3. 痰浊上蒙

（1）症状：头部胀痛沉重，项强不舒，眩晕，恶心呕吐，胸闷脘痞，嗜睡，甚则昏不知人。舌淡红，苔白腻，脉弦滑。

（2）治法：化痰降浊，熄风开窍。

（3）方药：半夏白术天麻汤加减。制半夏10 g，天麻10 g，炒白术15 g，橘红10 g，茯苓15 g，钩藤15 g，菖蒲10 g，郁金10 g，葛根15 g。嗜睡、昏迷加服苏合香丸；抽搐时作加全蝎、僵蚕、蜈蚣；便秘加大黄、瓜蒌、枳实；苔黄腻、脉弦滑数加黄芩、栀子、胆南星。

4. 痰瘀阻窍

（1）症状：剧烈头痛，如针刺刀劈，部位固定，入夜加重，恶心呕吐，眩晕，咯吐白痰量多，脘腹胀满，神志恍惚，思睡神疲，谵语。舌淡暗，有淤点、瘀斑，苔白腻，脉弦滑或细涩。

（2）治法：活血化瘀，豁痰开窍。

（3）方药：通窍活血汤合涤痰汤加减。麝香0.1 g（冲服），赤芍15 g，川芎12 g，桃仁10 g，红花10 g，枳实10 g，橘红10 g，制半夏10 g，生南星8 g，菖蒲10 g，远志6 g，茯苓15 g，竹茹6 g，生姜10 g。痰多嗜睡加郁金、天竺黄；抽搐加僵蚕、钩藤；便秘加焦大黄、芒硝；瘀象明显加三七粉；呕吐剧烈加代赭石、旋覆花。

5. 瘀热内阻

（1）症状：头痛剧烈，颈项强直，烦躁如狂，善忘、谵语，胸中烦痛，口干，但欲漱水不欲咽，呕吐频频，呈喷射状，尿赤便秘。舌红绛起刺，苔黄燥，脉弦细数。

（2）治法：清热泻火，凉血消瘀。

（3）方药：犀角地黄汤加味。犀角5 g（磨汁冲服）（现用水牛角代），生地20 g，赤芍15 g，丹皮15 g，三七粉3 g（冲服），葛根15 g，生大黄10 g（后下）。发热加生石膏、连翘；短暂神昏、抽搐加羚羊角粉、钩藤或冲服紫雪丹；腹胀便秘加芒硝、枳实；苔黄腻、恶心呕吐加黄连、竹茹；谵语、昏迷加服安宫牛黄丸。

6. 气虚血瘀

(1) 症状：头痛绵绵，项强不舒，眩晕，时有呕吐，神疲乏力，心悸气短，手足肿胀、麻木，纳少便溏。舌淡暗，或有淤点、瘀斑，苔薄白或白腻，脉细涩或沉细。

(2) 治法：益气活血，通络止痛。

(3) 方药：补阳还五汤加减。生黄芪 30 g，当归 15 g，川芎 12 g，赤芍 10 g，红花 10 g，丹参 20 g，地龙 10 g。气虚明显加党参，并重用黄芪；手足肿胀、麻木加桑枝、川牛膝、木瓜、泽泻；健忘、言语不利加菖蒲、远志、郁金；病程长、瘀象明显加水蛭粉。

(四) 其他疗法

1. 针刺疗法

(1) 体针：风池、风府、百会、合谷、太阳、内庭。恶心呕吐加内关、足三里、公孙；昏迷不省人事加人中、太冲、涌泉。均用泻法。

(2) 耳针：取神明、皮质下、脑干、心、肝、肾等穴。

(3) 穴位封闭：顽固性呃逆，用 654-2 3 mg 封闭内关穴（双），每日 1 次。

2. 推拿疗法

恢复期常以推、拿、摩、搓等手法，结合穴位推拿，循序渐进，逐渐增加强度，以疏通经络，促进肢体麻木、拘急的恢复。

六、预后

自发性蛛网膜下腔出血的预后与病因、治疗等诸多因素相关，脑动静脉畸形引起的蛛网膜下腔出血预后最佳，血液病引起的蛛网膜下腔出血效果最差。动脉瘤第 1 次破裂后，病死率高达 30％～40％，其中半数在发病后 48 小时内死亡，5 年内病死率为 51％；存活的病例中，1/3 生活不能自理，1/3 可再次发生出血，发生再次出血者的病死率高达 60％～80％。脑动静脉畸形初次出血病死率 10％左右。80％血管造影阴性的蛛网膜下腔出血患者能恢复正常工作，而动脉瘤破裂引起的蛛网膜下腔出血患者只有 50％能恢复健康。

第三节　原发性脑出血

脑出血（ICH）是指原发性非外伤性脑实质和脑室内出血，占全部脑卒中的20％～30％。从受损破裂的血管可分为动脉、静脉及毛细血管出血，但以深部穿通支小动脉出血为最多见。常见者为高血压伴发的脑小动脉病变在血压骤升时破裂所致，称为高血压性脑出血。

一、临床表现

（一）脑出血共有的临床表现

（1）高血压性脑出血多见于 50～70 岁的高血压患者，男性略多见，冬春季发病较多。多有高血压病史。

（2）多在动态下发病，如情绪激动、过度兴奋、排便用力过猛时等。

（3）发病多突然急骤，一般均无明显的前驱症状表现。常在数分钟或数小时内致使患者病情发展到高峰。

（4）发病时常突然感到头痛剧烈，并伴频繁呕吐，重症者呕吐物呈咖啡色。继而表现意识模糊不清，很快出现昏迷。

（5）呼吸不规则或呈潮式呼吸，伴有鼾声、面色潮红、脉搏缓慢有力、血压升高、大汗淋漓、大小便失禁，偶见抽搐发作。

（6）若患者昏迷加深、脉搏快、体温升高、血压下降，则表示病情危重，生命危险。

（二）基底节区出血

约占全部脑出血的 70%，壳核出血最常见。由于出血常累及内囊，并以内囊损害体征为突出表现，又称内囊区出血；壳核出血又称为内囊外侧型，丘脑出血又称内囊内侧型。本征除具有以上脑出血的一般表现外，患者的头和眼转向病灶侧凝视和偏瘫、偏身感觉障碍及偏盲。病损如在主侧半球可有运动性失语。个别患者可有癫痫发作。三偏的体征多见于发病早期或轻型患者，如病情严重意识呈深昏迷状，则无法测得偏盲，仔细检查可能发现偏瘫及偏身感觉障碍。因此，临床一定要结合其他症状与体征，切不可拘泥于三偏的表现。

（三）脑桥出血

约占脑出血的 10%，多由基底动脉脑桥支破裂所致。出血灶多位于脑桥基底与被盖部之间。大量出血（血肿＞5 mL）累及双侧被盖和基底部，常破入第四脑室。

（1）若开始于一侧脑桥出血，则表现交叉性瘫痪，即病变侧面瘫和对侧偏瘫。头和双眼同向凝视病变对侧。

（2）脑桥出血常迅速波及双侧，四肢弛缓性瘫痪（休克期）和双侧面瘫。个别病例有去脑强直的表现。

（3）因双侧脑桥出血，头和双眼回到正中位置，双侧瞳孔极度缩小，呈针尖状，是脑桥出血的特征之一。此系脑桥内交感神经纤维受损所致。

（4）脑桥出血因阻断丘脑下部的正常体温调节功能，而使体温明显升高，呈持续高热状态，此是脑桥出血的又一特征。

（5）双侧脑桥出血由于破坏或阻断上行网状结构激活系统，常在数分钟内进入深昏迷。

（6）由于脑干呼吸中枢受到影响，表现呼吸不规则或呼吸困难。

（7）脑桥出血后，如出现两侧瞳孔散大、对光反射消失、脉搏血压失调、体温不断上升或突然下降、呼吸不规则等为病情危重的表现。

（四）小脑出血

小脑出血的临床表现较复杂，临床症状和体征多种多样，因此，常依其出血部位、出血量、出血速度，以及对邻近脑组织的影响来判断。小脑出血的临床特点如下。

（1）患者多有高血压、动脉硬化史，部分患者有卒中史。

（2）起病凶猛，首发症状多为眩晕、头痛、呕吐、步态不稳等小脑共济失调的表现，可有垂直性或水平性眼球震颤。

（3）早期患者四肢常无明显的瘫痪，或有的患者仅感到肢体软弱无力，可有一侧或双侧肢体肌张力低下。

（4）双侧瞳孔缩小或不等大，双侧眼球不同轴，角膜反射早期消失，展神经和面神经麻痹。

（5）脑脊液可为血性，脑膜刺激征较明显。

（6）多数患者发病初期并无明显的意识障碍，随着病情的加重而出现不同程度的意识障碍，甚至迅速昏迷、瞳孔散大、眼－前庭反射消失、呼吸功能障碍、高热、强直性或痉挛性抽搐。

根据小脑出血的临床表现将其分为3型。

暴发型（闪电型或突然死亡型）：约占20%，患者暴发起病，呈闪电样经过，常为小脑蚓部出血破入第四脑室，并以手抓头或颈部，表示头痛严重剧烈，意识随即丧失而昏迷，亦常出现双侧脑干受压的表现，如出现四肢瘫、肌张力低下、双侧周围性面瘫、发绀、脉细、呼吸节律失调、瞳孔散大、对光反射消失。由于昏迷深，不易发现其他体征。可于数分钟至1～2小时内死亡，病程最长不超过24小时。

恶化型（渐进型或逐渐恶化型或昏迷型）：此型约占60%，是发病最多的一型。常以严重头痛、不易控制的呕吐、眩晕等症状开始，一般均不能站立行走，逐渐出现脑干受压三联征：瞳孔明显缩小，时而又呈不等大，对光反射存在；双眼偏向病灶对侧凝视；周期性异常呼吸。更有临床意义的三联征：肢体共济失调；双眼向病灶侧凝视麻痹；周围性面瘫。迅速发生不同程度的意识障碍，直至昏迷。此时患者瞳孔散大、去大脑强直，常在48小时或数日内死亡。

良性型（缓慢进展型）：此型约占20%，多数为小脑半球中心部小量出血，病情进展缓慢，早期小脑体征表现突出，如头痛、眩晕、呕吐、共济失调、眼震、角膜反射早期消失，如出血停止，血液可逐渐被吸收，使之完全恢复，或遗留一定程度的后遗症；如继续出血病情发展转化为恶化型。

自从 CT 和 MRI 检查技术问世以来该病的病死率明显下降，尤其以上前二型如能及时就诊并做影像学检查经手术治疗常能挽救生命。

（五）脑室出血

一般为脑实质内的出血灶破入脑室，引起继发性脑室出血。由于脑室内脉络丛血管破裂引起原发性脑室出血非常罕见。较常见的是由内囊、基底节出血破入侧脑室或第三脑室。脑干或小脑出血则可破入第四脑室。出血可限于一侧脑室，但以双侧侧脑室及第三四脑室即整个脑室系统都充满了血液者多见。脑室出血的临床表现通常是在原发出血的基础上突然昏迷加深，阵发性四肢强直，脑膜刺激征阳性，高热、呕吐、呼吸不规则，或呈潮式呼吸，脉弱且速，眼球固定，四肢瘫，肌张力增高或减低，腱反射亢进或引不出，浅反射消失，双侧病理反射阳性，脑脊液为血性。如仅一侧脑室出血，临床症状缓慢或较轻。

二、辅助检查

（一）腰椎穿刺

如依据临床表现脑出血诊断明确，或疑有小脑出血者，均不宜做腰椎穿刺检查脑脊液，以防因穿刺引发脑疝。如出血与缺血性疾病鉴别难以明确时，应慎重地进行腰椎穿刺（此时如有条件最好做 CT 检查）。多数病例脑压升高 19.6 kPa（200 mmH$_2$O）以上，并含有数量不等的红细胞和蛋白质。

（二）颅脑 CT 检查

CT 检查可以直接显示脑内血肿的部位、大小、数量、占位征象，以及破入脑室与否。从而为制订治疗方案、疗效的观察和预后的判断等提供直观的证据。脑出血的不同时期 CT 表现如下。

1. 急性期（血肿形成期）

发病后 1 周以内。血液溢出血管外形成血肿，其内含有大量的血红蛋白，血红蛋白对 X 线吸收系数高于脑组织，故 CT 呈现高密度阴影，CT 值达 60～80 HU。

2. 血肿吸收期

此期从发病第 2 周到 2 个月。自第 2 周血肿周围的血红蛋白逐渐破坏，纤维蛋白溶解，使其周围低密度带逐渐加宽，血肿高密度影像呈向心性缩小，边缘模糊，一般于第 4 周变为等密度或低密度区。在此期若给予增强检查，约有90%的血肿周围可显示环状强化。此环可直接反映原血肿的大小和形状。

3. 囊腔形成期

发病 2 个月后血肿一般完全吸收，周围水肿消失，不再有占位表现，呈低密度囊腔，其边缘清楚。

关于脑出血病因诊断问题：临床上最多见的病因是动脉硬化、高血压所致，但是应想到除高血压以外的其他一些不太常见引起脑出血的病因。尤其对 50 岁以下发病的青壮年患者，更应仔细地考虑有无其他病因的可能：如脑实质内小型动静脉畸形或先天性动脉瘤破裂；结节性动脉周围炎、病毒、细菌、立克次体等感染引起动脉炎，导致血管壁坏死、破裂；维生素 C 和 B 族维生素缺乏；砷中毒、血液病；颅内肿瘤侵犯脑血管或肿瘤内新生血管破裂。

三、诊断与鉴别诊断

（一）诊断要点

典型的脑出血诊断并不困难。一般发病在 50 岁以上，有高血压、动脉硬化史，在活动状态时急骤发病，病情迅速进展，早期有头痛、呕吐、意识障碍等颅内压增高症状，短时内即出现严重的神经系统症状如偏瘫、失语及脑膜刺激征等，应考虑为脑出血。

如果腰椎穿刺脊液呈血性或经颅脑 CT 检查即可确诊。当小量脑出血时，特别是出血位置未累及运动与感觉传导束时，症状轻微，常需要进行颅脑 CT 检查方能明确诊断。

（二）鉴别诊断

对于迅速发展为偏瘫的患者，首先要考虑为脑血管疾病。以昏迷、发热为主要症候者应注意与脑部炎症相鉴别；若无发热而有昏迷等神经症状，应与某些内科系统疾病相鉴别。

1. 脑出血与其他脑血管疾病的鉴别

（1）脑血栓形成：本病多在血压降低状态如休息过程中发病。症状出现较迅速但有进展性，常在数小时至 2 天而达到高峰。意识多保持清晰。如过去有过短暂性脑缺血发作，本次发作又在同一血管供应区，尤应考虑本病。若临床血管定位诊断可局限在一个血管供应范围之内（如大脑中动脉或小脑后下动脉等）或既往有过心肌梗死、高脂血症者也有助于血栓形成的诊断。本症患者脑脊液检查，肉眼观察大多数皆为无色透明，少数患者检有红细胞（$10 \sim 100$）$\times 10^6/L$，可能是出血性梗死的结果。脑血管造影可显示血管主干或分支闭塞，脑 CT 显示受累脑区出现界限清楚的楔形或不规则状的低密度区。

（2）脑栓塞：多见于有风湿性瓣膜病的年轻患者，也可见于有严重全身性动脉粥样硬化的老年人。发病急骤，多无前驱症状即出现偏瘫等神经症状。意识障碍较轻。眼底有时可见栓子，脑脊液正常，脑 CT 表现和脑血栓形成引起的脑梗死相同。

（3）蛛网膜下腔出血：多见于青壮年因先天性动脉瘤破裂致病。老年人则先有严重的动脉硬化，受损的动脉多系脑实质外面的中等粗细动脉形成动脉瘤，一旦此瘤破裂可导致本病。起病急骤，常在情绪激动或用力时诱发，表现为头部剧痛、喷射性呕吐及颈项强直。意识障碍一般较轻。多数无局限性体征而以脑膜刺激征为主。由于流出的血液直接进入蛛网膜下腔，故皆可引起血性脑脊液。CT显示蛛网膜下腔，尤其外侧沟及环池中出现高密度影可以确诊。

（4）急性硬膜外血肿：本病有头部外伤史，多在伤后 24～48 小时内进行性出现偏瘫，常有典型的昏迷-清醒-再昏迷的所谓中间清醒期。仔细观察，患者在第 2 次昏迷前，往往有头痛、呕吐及烦躁不安等症状。随偏瘫之发展可有颅内压迅速升高现象，甚至出现脑疝。脑 CT 多在颞部显示周边锐利的梭形致密血肿阴影。脑血管造影在正位片上，可见颅骨内板与大脑皮质间形成一无血管区，并呈月牙状，可确诊。

2.当脑出血患者合并高热时，应注意和下列脑部炎症相鉴别

（1）急性病毒性脑炎：本病患者先有高热、头痛，以后陷入昏迷。常有抽搐发作。查体可有颈项强直及双侧病理征阳性，腰椎穿刺查脑脊液，多数有白细胞尤其单核白细胞升高。如患者有疱疹性皮肤损害，更应考虑本病的可能。

（2）结核性脑膜炎：少数患者因结核性脑血管内膜炎引起小动脉栓塞或因脑底部蛛网膜炎而导致偏瘫，临床颇似脑出血。但患者多先有发热、头痛，脑脊液白细胞数增多，氯化物及糖含量降低可助鉴别。

3.当脑出血患者已处于昏迷状态，尤其老年人应与下列疾病相鉴别

（1）糖尿病性昏迷：患者有糖尿病病史，常在饮食不加控制或停止胰岛素注射时发病。临床出现酸中毒表现如恶心、呕吐、呼吸深而速，呼吸有酮体味，血糖升高＞33.6 mmol/L，尿糖及酮体呈强阳性，因无典型的偏瘫及血性脑脊液可与脑出血鉴别。

（2）低血糖性昏迷：常因应用胰岛素过量或严重饥饿引起。除昏迷外，尚有面色苍白、脉速而弱、瞳孔散大、血压下降、出汗不止及局部或全身抽搐发作，可伴有陈施呼吸。血糖在2.8～3.4 mmol/L以下，又无显著的偏瘫及血性脑脊液，可以排除脑出血。

（3）尿毒症：患者有肾脏病史，昏迷多呈渐进性，皮肤黏膜干燥呈慢性病容及失水状态，可有酸中毒表现。眼底动脉痉挛，可在黄斑区见有棉絮状弥散样白色渗出物。血压多升高，呼吸有尿素味，血 BUN 及 CR 明显升高，无显著偏瘫可以鉴别。

（4）肝性昏迷：有严重的肝病史或因药物中毒引起，可伴黄疸、腹腔积液及肝大，可出现病理反射，但偏瘫症状不明显，可有抽搐，多为全身性。根据血黄疸指数增高、肝功异常及血氨增高、脑脊液无色透明不难鉴别。

（5）一氧化碳中毒性昏迷：老年患者常出现轻偏瘫，但有明确的一氧化碳接

触史，体温升高，皮肤及黏膜呈樱桃红色，检测血中碳氧血红蛋白明显升高可助鉴别。

四、治疗与预后

在急性期，特别是已昏迷的危重患者应采取积极的抢救措施，其中主要是控制脑水肿，调整血压，防止内脏综合征及考虑是否采取手术消除血肿。采取积极合理的治疗，以挽救患者的生命，减少神经功能残废程度和降低复发率。

（一）稳妥运送

发病后应绝对休息，保持安静，避免频繁搬运。在送往医院途中，可轻搬动，头部适当抬高 15°，有利于缓解脑水肿及保持呼吸道通畅，并利于口腔和呼吸道分泌物的流出。患者可仰卧在担架上，也可视情况使患者头稍偏一侧，使呕吐物及分泌物易于流出，途中避免颠簸，并注意观察患者的一般状态包括呼吸、脉搏、血压及瞳孔等变化，视病情采取应急处理。

（二）控制脑水肿，常为抢救能否成功的主要环节

由于血肿在颅内占一定的空间，其周围脑组织又因受压及缺氧而迅速发生水肿，致颅内压急剧升高，甚至引起脑疝，因此，在治疗上控制脑水肿成为关键。常用的脱水药为甘露醇、呋塞米及皮质激素等。临床上为加强脱水效果，减少药物的不良反应，一般均采取上述药物联合应用。常用者为甘露醇＋激素、甘露醇＋呋塞米或甘露醇＋呋塞米＋激素等方式，但用量及用药间隔时间均应视病情轻重及全身情况，尤其是心脏功能及有否高血糖等而定。20％甘露醇为高渗脱水药，体内不易代谢且不能进入细胞，其降颅内压作用迅速，一般用量成人为 1 g/kg 体重，每 6 小时静脉快速滴注 1 次。呋塞米有渗透性利尿作用，可减少循环血容量，对心功能不全者可改善后负荷，用量 20～40 mg/次，每日静脉注射 1 或 2 次。皮质激素多采用地塞米松，用量 15～20 mg 静脉滴注，每日 1 次。有糖尿病史或高血糖反应和严重胃出血者不宜使用激素。激素除能协助脱水外，并可改善血管通透性，防止受压组织在缺氧下自由基的连锁反应，免使细胞膜受到过氧化损害。在发病最初几天脱水过程中，因颅内压力可急速波动上升，密切观察瞳孔变化及昏迷深度非常重要，遇有脑疝前期表现如一侧瞳孔散大或角膜反射突然消失，或因脑干受压症状明显加剧，可及时静脉滴注 1 次甘露醇，一般滴后 20 分钟左右即可见效，故初期不可拘泥于常规时间用。一般水肿于 3～7 天内达高峰，多持续 2 周至 1 个月之久方能完全消散，故脱水药的应用要根据病情逐渐减量，再减少用药次数，最后终止，由于高渗葡萄糖溶液静脉注射的降颅内压时间短，反跳现象重，注入高渗糖对缺血的脑组织有害，故目前已不再使用。

（三）调整血压

脑出血后，常发生血压骤升或降低的表现，这是由于直接或间接损害丘脑下

部等处所致。此外，低氧血症也可引起脑血管自动调节障碍，导致脑血流减少，使症状加重。临床上观察血压，常采用平均动脉压，即收缩压加舒张压之和的半数（或舒张压加 1/3 脉压差）来计算。正常人平均动脉压的上限是 $20\sim26.7$ kPa（$150\sim200$ mmHg），下限为 8.00 kPa（60 mmHg），只要在这个范围内波动，脑血管的自动调节功能正常，脑血流量基本稳定。如果平均动脉压降到 6.67 kPa（50 mmHg），脑血流就降至正常时的 60%，出现脑缺血缺氧的症状。对高血压患者来讲，如果平均动脉压降到平常的 30%，就会引起脑血流的减少；如血压太高，上限虽可上移，但同样破坏自动调节，引起血管收缩，出现缺血现象。发病后血压过高或过低，均提示预后不良，故调整血压甚为重要。一般可将发病后的血压控制在发病前血压数值略高一些的水平。如原有高血压，发病后血压又上升至更高水平者，所降低的数值也可按上升数值的 30% 左右控制。常用的降压药物有利血平，$0.5\sim1$ mg/次，肌内注射；或 25% 硫酸镁，$10\sim20$ mg/次，肌内注射。注意不应使血压降得太快和过低。血压过低者可适量用间羟胺（阿拉明）或多巴胺静脉滴注，使之缓慢回升。

（四）肾上腺皮质激素的应用

脑出血患者应用激素治疗，其价值除前述可有改善脑水肿作用外，还可增加脑脊液的吸收，减少脑脊液的生成；对细胞内溶酶体有稳定作用；能抑制血管压素（抗利尿激素）的分泌，促进利尿作用；具有抗脂过氧化反应；减少自由基的生成。此外，尚有改善细胞内外离子通透性的作用，故激素已普遍用于临床治疗脑出血。但也有学者认为激素不利于破裂血管的修复，可诱发感染，加重消化道出血及引起血糖升高，而这些因素均可促使病情加重或延误恢复时间。故激素应用与否，应视患者具体情况而定。如无显著消化道出血、高血糖及血压过高，可在急性期及早应用。常用的激素有地塞米松静脉滴注 $10\sim20$ mg，1 次/天；或氢化可的松静脉滴注 $100\sim200$ mg，1 次/天。一般应用 2 周左右，视病情好转程度而逐渐减量和终止。

（五）关于止血药的应用

由于脑出血是血管破裂所致，凝血机制并无障碍，且多种止血药可以诱发心肌梗死，甚至弥散性血管内凝血。另外，实验室研究发现高血压性脑出血患者凝血、抗凝及纤溶系统的变化与脑梗死患者无差异，均呈高凝状态；再者，高血压性脑出血血管破裂出血一般在 $4\sim6$ 小时内停止，几乎没有超过 24 小时者；还有研究发现应用止血药者，血肿吸收比不用者慢，故目前多数学者不同意用止血药。

（六）急性脑出血致内脏综合征的处理

包括脑心综合征、急性消化道出血、中枢性呼吸形式异常、中枢性肺水肿及中枢性呃逆等。这些综合征的出现，常常直接影响预后，严重者导致患者死亡。

综合征的发生原因，主要是由于脑干或丘脑下部发生原发性或继发性损害之故。脑出血后急性脑水肿而使颅压迅速增高，压力经小脑幕中央游离所形成的"孔道"而向颅后窝传导。此时，脑干背部被迫向尾椎推移，但脑干腹侧，由于基底动脉上端的两侧大脑后动脉和 Willis 动脉环相互联结而难以移动，致使脑干向后呈弯曲状态。如果同时还有颞叶钩回疝存在，则将脑干上部的丘脑下部向对侧推移。继而中脑水管也被挤压变窄，引起脑脊液循环受阻，加重了脑积水，使颅内压进一步增高，这样颅压升高形成恶性循环，脑干也随之扭曲不断加重而受到严重损害。可导致脑干内继发性出血或梗死，引起一系列严重的内脏综合征。

1. 脑心综合征

发病后 1 周内做心电图检查，常发现 S-T 段延长或下移，T 波低平倒置，以及 Q-T 间期延长等缺血性变化。此外，也可出现室性期前收缩，窦性心动过缓、过速或心律不齐以及房室传导阻滞等改变。这种异常可以持续数周之久，有人称作"脑源性"心电图变化。其性质是功能性的还是器质性的，尚有不同的认识，临床上最好按器质性病变处理，应根据心电图变化，给予氧气吸入，服用异山梨酯（消心痛）、门冬酸钾镁，甚至毛花苷 C（西地兰）及利多卡因等治疗，同时密切随访观察心电图的变化，以便及时处理。

2. 急性消化道出血

经胃镜检查，半数以上出血来自胃部，其次为食管，少数为十二指肠或小肠。胃部病变呈急性溃疡，多发性糜烂及黏膜下点状出血。损害多见于胃窦部、胃底腺区或幽门腺区。临床上出血多见于发病后 1 周之内，重者可在发病后数小时内就发生大量呕血，呈咖啡样液体。为了了解胃内情况，对昏迷患者应在发病后 24～48 小时置胃管，每日定时观察胃液酸碱度及有否潜血。若胃液 pH 值在 5 以下，即给予氢氧铝胶凝胶 15～20 mL，使 pH 值保持在 6～7。此外，给予西咪替丁（甲氰咪胍）鼻饲或静脉滴注，以减少胃酸分泌。如已发生胃出血，应局部止血，可给予卡巴克洛（安络血）每次 20～30 mL 与氯化钠溶液 50～80 mL，3 次/天，此外，云南白药也可应用。大量出血者应及时输血或补液，以防发生贫血及休克。

3. 中枢性呼吸异常

多见于昏迷患者。呼吸快、浅、弱及呼吸节律不规则，潮式呼吸，中枢性过度换气和呼吸暂停。应及时给予氧气吸入，人工呼吸器进行辅助呼吸。可适量给予呼吸兴奋药如洛贝林或二甲弗林（回苏灵）等，一般从小剂量开始静脉滴注。为观察有否酸碱平衡及电解质紊乱，应及时送检血气分析，若有异常，即应纠正。

4. 中枢性肺水肿

多见于严重患者的急性期，在发病后 36 小时即可出现，少数发生较晚。肺水肿常随脑部变化加重或减轻，又常为病情轻重的重要标志。应及时吸出呼吸道中的分泌物，甚至行气管切开，以便给氧和保持呼吸通畅。部分患者可酌情给予强心药物。此类患者呼吸道颇易继发感染，故可给予抗生素，并注意呼吸道的雾化和湿化。

5. 中枢性呃逆

呃逆可见于病程的急性期或慢性期，轻者偶尔发生几次，并可自行缓解；重者可呈顽固持续性发作，后者干扰患者的呼吸节律，消耗体力，以致影响预后。一般可采用针灸处理，药物可肌内注射哌甲酯（利他林），每次 10～20 mg，也可试服奋乃静，氯硝西泮 1～2 mg/次也有一定的作用，但可使睡眠加深或影响对昏迷患者的观察。膈神经刺激常对顽固性呃逆有缓解作用。部分患者可试用中药治疗如柿蒂、丁香及代硝石等。

近来又发现脑出血患者可引起肾脏损害，多表现为血中尿素氮升高等症状，甚至可引起肾衰竭。脑出血患者出现两种以上内脏功能衰竭又称为多器官功能衰竭，常为导致死亡的重要原因。

（七）维持营养

注意酸碱平衡及水、电解质平衡及防治高渗性昏迷。初期脱水治疗时就应考虑这些问题，特别对昏迷患者，发病后 24～48 小时即可置鼻饲以便补充营养及液体。在脱水过程中，每日入量一般控制在1000～2000 mL，其中包括从静脉给予的液体。因需要脱水，故每日应是负平衡，一般水分以负 500～800 mL 为宜，初期每日热量至少为 6279 kJ（1500 kcal），以后逐渐增至每日至少 8372 kJ（2000 kcal），且脂肪、蛋白质及糖等应配比合理，必要时应及时补充复合氨基酸、人血清蛋白及冻干血浆等。对于高热者尚应适当提高入水量。由于初期加强脱水治疗，或同时有呼吸功能障碍，故多数严重患者可出现酸碱平衡紊乱及水、电解质失衡，常见者为酸中毒、低钾及高钠血症等，均应及时纠正。应用大量脱水药和皮质激素，特别是对有糖尿病者应防止诱发高渗性昏迷，表现为意识障碍程度加重、血压下降、有不同程度的脱水症，可出现癫痫发作。高渗性昏迷的确诊还要检查是否有血浆渗透压增高提示血液浓缩。此外，高血糖、尿素氮及血清钠升高、尿比重增加也均提示有高渗性昏迷的可能。另外，低渗液不宜输入过多、过快；有高血糖者应尽早应用胰岛素，避免静脉注射高渗葡萄糖溶液。此外，应经常观察血浆渗透压及水、电解质的变化。

（八）手术治疗

当确诊为脑出血后，应根据血肿的大小、部位及患者的全身情况，尽早考虑是否需要外科手术治疗。如需要手术治疗，又应考虑采用何种手术方法为宜，常用的手术方法有开颅血肿清除术、立体定向血肿清除术以及脑室血液引流术等。关于手术的适应证、手术时机及选用的手术方式目前尚无统一意见，但在下述情况，多考虑清除血肿：①发病之初病情尚轻，但逐步恶化，并有显著的颅压升高症状，几乎出现脑疝，如壳核出血、血肿向内囊后肢及丘脑进展者。②血肿较大，估计应用内科治疗难以奏效者，如小脑半球出血，血肿直径＞3 cm；或小脑中线血肿，估计将压迫脑干者。③患者全身状况能耐受脑部手术操作者。

关于脑出血血肿清除治疗的适应证：

1. 非手术治疗的适应证

（1）清醒伴小血肿（血肿直径＜3 cm 或出血的量＜20 mL），常无手术治疗的必要。

（2）少量出血的患者，或较少神经缺损。

（3）格拉斯哥昏迷指数（GCS）≤4 分的患者，由于手术后无一例外的死亡或手术结果非常差，手术不能改变临床结局。但是，GCS≤4 分的小脑出血的患者伴有脑干受压，在特定的情况下，手术仍有挽救患者生命的可能。

2. 手术治疗的适应证

（1）手术的最佳适应证是清醒的患者，中至大的血肿。

（2）小脑出血量＞3 mL，神经功能恶化、脑干受压和梗阻性脑积水的患者，尽可能快地清除血肿或行脑室引流，可以挽救生命，预后良好。即使昏迷的患者也应如此。

（3）脑出血合并动脉瘤、动静脉畸形或海绵状血管瘤，如果患者有机会获得良好的预后并且手术能达到血管部位，应当行手术治疗。

（4）年轻人中等到大量的脑叶出血，临床恶化的应积极行手术治疗。

立体定向血肿清除术与以往开颅血肿清除术比较更有优越性。采用 CT 引导立体定向技术将血肿排空器置入血肿腔内，采用各种方法将血肿粉碎并吸出体外。该方法定位准确，减少脑组织损伤，对急性期患者也适用。立体定向血肿抽吸术治疗壳核血肿效果较好。但一般位于大脑深部的血肿，包括基底节及丘脑部位的血肿，手术虽可挽救生命，但后遗瘫痪较重。脑干及丘脑出血也可手术治疗，但危险性较大。脑叶及尾状核区域出血，手术治疗效果较佳。

血肿清除后临床效果不理想的原因很多，但目前注意到脑出血后引起的脑缺血体积可以超过血肿体积的几倍，可能是重要原因之一，缺血机制包括直接机械压迫、血液中血管收缩物质的参与及出血后血液呈高凝状态等。因此，血肿清除后应同时应用神经保护药、钙通道阻滞药等，以提高临床疗效。

（九）康复治疗

脑出血后生存的患者，多数遗留瘫痪及失语等症状，重者不能起床或站立。如何最大限度地恢复其运动及语言等功能，物理及康复治疗起着重要作用。一般主张只要可能应尽早进行，诸如瘫肢按摩、被动运动、针灸及语言训练等。有一定程度运动功能者，应鼓励其主动锻炼和训练，直到患者功能恢复到最好的状态。失语患者训练语言功能应有计划，由简单词汇开始逐渐进行训练。感觉缺失障碍，似难康复，但仍随全身的康复而逐渐好转。

病程依出血的多少、部位、脑水肿的程度及有否并发内脏综合征而各不相同。发病后生存时间可自数小时至几个月，除非大的动脉瘤破裂引起的脑出血，一般不会发生猝死。丘脑及脑干部位出血，出血量虽少，但容易波及丘脑下部以及生命中枢故生存时间短。脑内出血量、脑室内出血量和发病后格拉斯哥昏迷指数（GCS）是预测脑出血的病死率的重要因素。CT 显示出血量 $\geqslant 60$ cm^3，GCS$\leqslant 8$，30 天死亡的可能性为 91%，而 CT 显示出血量$\leqslant 30$ cm^3，GCS$\geqslant 9$ 的患者，死亡的可能性为 19%。平均动脉压对皮质下、小脑、脑桥出血的预后无相关性；但影响壳核、丘脑出血的预后，平均动脉压越高，预后越差，血肿破入脑室有利于丘脑出血的恢复，但不利于脑叶出血的恢复。

第四节　高血压脑病

高血压脑病是伴随着血压升高而发生的一种暂时性急性脑功能障碍综合征，是高血压危象之一。临床表现起病急骤，以血压升高和全脑或局灶性神经损害为主要症状。早期及时降血压处理后，各种症状或体征可在数分钟或数天内部分或完全恢复，如得不到及时治疗，可致死亡。

一、病因及病理

（一）病因和发病机制

各种病因所致的动脉性高血压，无论是原发性还是继发性，均可引起高血压脑病，其中最重要的是恶性高血压。长期服用抗高血压药物的患者，突然停药可诱发高血压脑病。服用单胺氧化酶抑制药的患者同时用酪胺（奶油、乳酪）也可激发血压升高而引起高血压脑病。

高血压脑病的发病机制尚未完全清楚。但可以肯定的是与动脉血压增高有关。至于动脉血压升高如何引起脑部损害，目前主要有两种学说。

1. 脑内小动脉痉挛学说

高血压脑病常发生在血压极度且急剧升高时，此时由于脑血流自身调节作用存在，因而脑内小动脉强烈收缩而痉挛，从而导致毛细血管缺血，通透性增加，血管内液体渗透到细胞外间隙，引起脑水肿。同时，脑以外的其他器官也存在血管痉挛，如视网膜血管痉挛导致一过性失明，肢体末端血管痉挛引起缺血性坏死等，均支持脑血管痉挛学说。

2. 自动调节崩溃学说

动物实验研究发现，血压急剧升高致血脑屏障破坏时，该区域的脑血流量大于血脑屏障完整区，血管扩张区的血脑屏障破坏比收缩区更明显，提示导致血脑屏障破坏的主要因素是血管扩张，而不是痉挛。因此，有研究者认为脑血流自动调节功能崩溃或被动性血管扩张才是高血压脑病的真正发病机制。脑内小动脉收缩是脑血流自动调节的早期表现。当急剧升高的血压超过脑血流自动调节的上限时，脑内小动脉就被动扩张而不再收缩，从而使自动调节功能崩溃，结果导致脑血流被动增加，脑组织因血流过度灌注而发生脑水肿，毛细血管壁被破坏，从而引起继发性小灶性出血和梗死。

事实上，高血压脑病的发生，除与血管痉挛、自动调节功能崩溃外，血管内皮细胞损伤、血小板激活导致广泛性微血管闭塞、凝血机制紊乱、前列腺素-血栓素失平衡、内皮细胞源性舒张因子释放减少等均可能有联系。

（二）病理

高血压脑病的脑外观呈水肿、发白，脑沟消失，脑回扁平，脑室缩小，脑实质最具特征性的变化是表面或切面可见淤点样或裂隙状出血及微梗死灶。有的可见海马沟回疝及小脑扁桃体疝形成。

脑血管病变特征性的改变是脑内细小动脉节段性、局灶性纤维性样坏死；非特征性的改变有脑内细小动脉透明样变性、中层肥厚、大中动脉粥样硬化等，还可见小动脉及毛细血管内微血栓形成。

二、临床表现

高血压脑病的发病年龄以原有的疾病而定，如急性肾小球肾炎多见于少年儿童，慢性肾小球肾炎多见于青年或成年人，子痫仅见于妊娠期妇女，恶性高血压在 30～45 岁多见。

（一）症状与体征

高血压脑病的发病特点为起病急骤，病情进展非常迅速，在数小时或数十小时可达十分严重的程度。主要临床表现有：

1. 动脉血压增高

原有高血压的患者，脑病起病前血压进一步升高，收缩压可超过 26.7 kPa（200 mmHg），舒张压达16 kPa（120 mmHg）以上。但急性起病的继发性高血压患者，血压水平可能不甚高，收缩压可在24 kPa（180 mmHg）以下，也发生脑病。这主要与慢性高血压患者脑血流自动调节的上限上调有关。

2. 头痛

几乎所有高血压脑病患者均有头痛。可局限于后枕部或全头痛，初起时呈隐痛、胀痛或搏动性痛，严重时表现为持续性压榨样或刀割样剧痛，伴恶心、呕吐或视力模糊。

3. 抽搐

抽搐发生率可高达 41%，多为全身性，亦可局灶性，表现为癫痫样发作。严重者发展成癫痫持续状态，并致死亡。

4. 颅内高压

主要症状为头痛、恶心、呕吐、视盘水肿。视盘水肿可在高血压脑病发生后数分钟内出现，严重者可在视盘周围出现火焰状出血。

5. 脑功能障碍的其他表现

全脑功能障碍除头痛、呕吐、全身抽搐外，意识障碍是常见表现，其程度与病情严重程度有关，轻者反应迟钝，也可出现定向、记忆、判断、计算障碍，甚至冲动、谵妄或精神错乱等精神症状；重者浅昏迷，甚至深昏迷。局灶性脑功能障碍可表现为短暂性失语、偏瘫、偏身感觉障碍、视力或听力障碍等。

6. 内脏并发症

当脑水肿影响到丘脑下部和脑干时，可出现上消化道出血、应急性溃疡和急性肾衰竭等。

7. 呼吸和循环障碍

脑干受损时，出现中枢性呼吸循环衰竭。

以上症状一般只持续数分钟至数小时，经适当降压治疗后完全缓解。但有尿毒症的患者可持续较长时间，甚至 1~2 个月。癫痫持续状态、急性心力衰竭或呼吸衰竭是本病的主要致死原因。本病可反复发作，每次发作的症状可以相似或不同。

（二）辅助检查

1. 血尿常规和生化检查

血常规可有白细胞计数增高，尿常规可发现蛋白、红细胞、白细胞和管型。

2. 脑脊液检查

腰穿脑脊液压力多数明显增高，少数可正常。脑脊液中蛋白轻度增高，偶有白细胞增多或有少量红细胞。必须注意的是有明显颅内高压表现的患者，腰穿宜慎重，以免诱发脑疝。

3. 眼底检查

眼底除有视盘水肿、渗出、出血和高血压所致的眼底动脉改变外，视网膜荧光造影可见水肿的视盘周边有扩张的毛细血管，且有液体渗出。

4. 脑电图

可出现双侧同步的尖、慢波，α 节律减少或消失，有些区域可描记到局灶性异常，严重脑水肿时可显示广泛性慢节律脑电活动。

5. 经颅多普勒超声（TCD）

表现为舒张期流速降低，收缩峰上升支后 1/3 倾斜，$P_1 = P_2$ 或 $P_1 < P_2$，P_1 和 P_2 融合成圆钝状，有时可监测到涡流 TCD 信号。颅内高压明显时，收缩峰变尖，舒张峰减低或消失，舒张期峰速和平均速度降低，收缩期血流速度也降低，脑周围血管阻力增加，RI 值增大可达 0.8～0.9，PI 值增大可达 1.55～1.61。

6. CT、MRI 及 SPECT

CT 可显示低密度区，主要位于枕叶，但不甚敏感。MRI 敏感性高，可在血脑屏障破坏区显示 T_2 加权像高信号，主要位于颞枕叶、额叶前部皮质、基底节和小脑皮质，也可见小灶性出血或梗死灶。SPECT 显示 MRI T_2 高信号区与脑血流量增加。经适当降血压治疗后，这些影像学改变可很快恢复正常。但小灶性出血或梗死灶持续较长时间。

三、诊断与鉴别诊断

根据起病急骤，发病时有明显血压增高，剧烈头痛、抽搐、意识改变、眼底病变等表现，应考虑为高血压脑病。治疗后，血压一旦被降低，神经症状立即消失，不留下遗症，即可确诊为高血压脑病。

对血压降低后，症状体征持续数日或数月仍不消失者，应注意是否有尿毒症存在，否则即提示脑内有出血灶或梗死灶。如果血压正常后，局灶性神经体征（偏瘫、失语）等仍持续较长时间，即要注意是脑出血或脑梗死所致。

表现为癫痫或癫痫持续状态的高血压脑病，必须与原发性或其他原因的继发性癫痫鉴别；原有心房颤动病史，突发抽搐者，须注意脑栓塞；青壮年突发头痛、抽搐、血压升高应注意蛛网膜下腔出血。小儿急性肾炎所致的高血压脑病，尿和血的化验有异常；妊娠毒血症所致的高血压脑病多发生在妊娠 6 个月以后，且有水肿和蛋白尿，不难鉴别。

头痛伴眼底改变须与青光眼鉴别，后者除头痛外，还有眼部表现，如视盘凹陷、眼压增高等。

四、治疗与预防

（一）治疗

原则是安静休息，立即控制血压，制止抽搐，减轻脑水肿，降低颅内压，保护心、肺、肾等重要脏器。

1. 一般治疗

应在重症监护病房治疗。卧床休息、保持呼吸道通畅、给氧，心电、血压监护。严密观察神经系统的症状和体征。勤测血压（每隔 15～30 分钟 1 次）。

2. 降低血压

应选用强效、作用迅速、低毒、易于撤离、不影响心排血量、对神经系统影响小的药物，静脉使用。力求简单，避免降血压幅度过大、速度过快，短期内不要求血压降至完全正常水平；对老年人或原有高血压患者，更应警惕降压过度所致的脑缺血。最初目标一般是在数分钟至 2 小时内使平均动脉压（舒张压＋1/3脉压）下降不超过 25％，以后的 2～6 小时使血压降至 160/100 mmHg。也有建议静脉用药的近期目标是在 30～60 分钟以内使舒张压下降 10％～15％，或者降至 14.07 kPa（110 mmHg）左右。一旦血压降全目标水平，应开始口服给药维持。

快速和不可控制的血压下降可以导致心、脑、肾缺血或坏死，或者原有的缺血或坏死加重。有些既往推荐用于静脉给药的降血压药物，由于其不良反应，目前不再主张用于治疗高血压脑病。如静脉使用肼屈嗪（肼苯哒嗪）可以导致严重、长时间和不可控制的低血压。不再推荐用于高血压脑病。舌下含服硝苯地平或者硝苯地平胶囊口服无法控制降压的速度和幅度，并可能导致严重后果，应禁止用于高血压脑病。

降血压药物的选择是控制血压的关键，可选用的降血压药物有以下几种。

（1）拉贝洛尔（labetalol）：静脉注射 2～5 分钟起效，5～15 分钟达高峰，持续 2～4 小时。常用剂量为首次静脉推注 20 mg，接着 20～80 mg/次静脉推注，或者从 2 mg/min 开始静脉注射；24 小时最大累积剂量 300 mg。

（2）尼卡地平：静脉使用起效在 5～15 分钟，作用持续 4～6 小时。常用剂量为 5 mg/h，根据效果每 5 分钟增减 2.5 mg/h，直至血压满意控制，最大剂量 15 mg/h。

（3）硝普钠：静脉给药数秒钟至 1 分钟起效，通过扩张周围血管，明显降低外周阻力而降血压，但失效快，停药后仅维持 2～15 分钟，因此，必须静脉维持用药。在监护条件下，采用输液泵调节滴入速度，可将血压维持在理想水平。如无监护条件，应在开始治疗后每隔 5～10 分钟测血压 1 次。常用剂量为硝普钠50 mg 溶于 5％ 葡萄糖注射液 1000 mL 内，以每分钟 10～30 滴 [0.25～10 μg/（kg·min）] 的速度静脉滴入。因性质不稳定、易分解，必须新鲜配制，并于 12 小时内用完；滴注瓶应用黑纸遮住，避光使用。停药时应逐渐减量，并加服血管扩张药，以免血压反跳。滴速过快可引起严重低血压，必须警惕。用药超过 24 小时者，可引起氰化物中毒，从而导致甲状腺功能减退。如果剂量过大，可引起脑血流量减少。

（4）非诺多泮：静脉使用 5 分钟内起效，15 分钟达到最大效果，作用持续 30～60 分钟。常用剂量为初始 0.1 μg/（kg·min），每次增量 0.05～0.1 μg/（kg·min），最大 1.6 μg/（kg·min）。

（5）二氮嗪：静脉注射后 1 分钟内起效，2～5 分钟降压作用明显，可维持2～12 小时。一般将二氮嗪 200～400 mg 用专用溶剂溶解后，快速静脉注射，在

15～20秒内注完。必要时可在 0.5～3 小时内再注射 1 次，1 天总量不超过 1200 mg由于该药起效快，持续时间长，以前被作为高血压脑病的首选降压药物，但由于不良反应多，且引起脑血流量减少，现认为宜慎重选用。

（6）甲磺酸酚妥拉明：常用剂量为 5～10 mg 静脉注射，使用后应严密监测血压。注射量大时可引起体位性低血压及较严重的心动过速。消化性溃疡病患者慎用。

（7）硫酸镁：用 25%硫酸镁溶液 5～10 mL 加入 50%葡萄糖溶液 40 mL 中，缓慢静脉注射，2 小时后可重复使用 1 次。但注射过快可引起呼吸抑制，血压急剧下降，此时，可用葡萄糖酸钙对抗。

血压降低后，即用口服降血压药物维持，可选用血管紧张素转换酶抑制药、长效钙拮抗药或 β-受体阻滞药等。利血平和甲基多巴由于具有较明显的镇静作用，影响意识观察，故被认为不宜用于高血压脑病急性期的降压治疗。

3. 控制抽搐

对于频繁抽搐或呈癫痫持续状态者，可用地西泮 10～20 mg 缓慢静脉注射，注射时应严密观察有无呼吸抑制，抽搐控制后用地西泮 40～60 mg 加入 5%葡萄糖溶液中维持点滴。也可选用苯巴比妥（鲁米那）钠 0.1 g 肌内注射，每 4～6 小时 1 次；或 10%水合氯醛 15 mL 灌肠，抽搐停止后，应鼻饲或口服苯妥英钠 0.1 g 或丙戊酸钠 0.2 g，每日 3 次，以控制抽搐复发。

4. 降低颅内压

可选用 20%甘露醇 125 mL 快速静脉点滴，每6～8 小时 1 次。静脉注射呋塞米 40～80 mg 也有明显的脱水、降颅压效果，且能减少血容量，降低血压。可单独应用或与甘露醇交替使用。甘油制剂脱水起效慢，人血清蛋白可加重心脏负荷，在高血压脑病时使用应慎重。

5. 其他治疗

有心力衰竭者可用洋地黄治疗。有明显脑水肿、颅内高压时，使用吗啡必须慎重，以免抑制呼吸。合并应激性溃疡者应使用抗酸药和胃黏膜保护药。严重肾功能不全者可配合透析治疗。

（二）预防

早期发现高血压病积极治疗是预防高血压脑病的关键。对各种原因引起的继发性高血压应积极治疗病因，同时有效地控制血压。原发性高血压患者平时须注意劳逸结合，生活规律化，避免过度劳累和紧张，戒烟戒酒，限制食盐每天 4～5 g。有药物治疗适应证者必须长期规则服用抗高血压药物，绝不能突然停药。